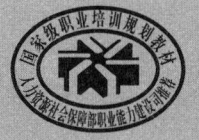 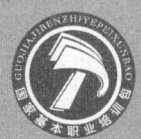

国家职业技能等级认定培训教程
国家基本职业培训包教材资源

健康照护师

（高级）

编审委员会

主　任　吴礼舵　张　斌
副主任　刘文彬　葛　玮
委　员　葛恒双　赵　欢　王小兵　张灵芝　刘永澎　吕红文
　　　　　张晓燕　贾成千　高　文　瞿伟洁

本书编审人员

总主编　王社芬
主　编　张淑爱　黄玉荣
副主编　张海芹　孙盼娜
编　者　（以姓氏笔画为序）
　　　　　王　媛　包　焜　刘志英　刘　莹　孙婷婷　孙盼娜
　　　　　陈　越　姚欣云　张淑爱　张海芹　苑　媛　苑晶晶
　　　　　苏晓静　郑莉萍　岳彩虹　高文娟　黄玉荣　嵇升云

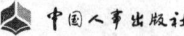

中国人力资源和社会保障出版集团

中国劳动社会保障出版社　中国人事出版社

图书在版编目（CIP）数据

健康照护师：高级 / 中国就业培训技术指导中心，人力资源和社会保障部职业技能鉴定中心，中国研究型医院学会组织编写. -- 北京：中国劳动社会保障出版社：中国人事出版社，2022

国家职业技能等级认定培训教程　国家基本职业培训包教材资源

ISBN 978-7-5167-5281-4

Ⅰ.①健… Ⅱ.①中…②人…③中… Ⅲ.①护理学－职业技能－鉴定－教材 Ⅳ.①R47

中国版本图书馆 CIP 数据核字（2022）第 046662 号

中国劳动社会保障出版社
中国人事出版社 出版发行

（北京市惠新东街1号　邮政编码：100029）

*

北京市白帆印务有限公司印刷装订　　新华书店经销
787 毫米 ×1092 毫米　16 开本　16.25 印张　265 千字
2022 年 6 月第 1 版　　2024 年 1 月第 2 次印刷
定价：49.00 元

营销中心电话：400-606-6496
出版社网址：http://www.class.com.cn

版权专有　　侵权必究

如有印装差错，请与本社联系调换：(010) 81211666
我社将与版权执法机关配合，大力打击盗印、销售和使用盗版图书活动，敬请广大读者协助举报，经查实将给予举报者奖励。
举报电话：(010) 64954652

前　言

为加快建立劳动者终身职业技能培训制度，大力实施职业技能提升行动，全面推行职业技能等级制度，推进技能人才评价制度改革，促进国家基本职业培训包制度与职业技能等级认定制度的有效衔接，进一步规范培训管理，提高培训质量，中国就业培训技术指导中心组织有关专家在《健康照护师国家职业技能标准》（以下简称《标准》）制定工作基础上，编写了健康照护师国家职业技能等级认定培训教程（以下简称等级教程）。

健康照护师等级教程紧贴《标准》要求编写，内容上突出职业能力优先的编写原则，结构上按照职业功能模块分级别编写。该等级教程共包括《健康照护师（基础知识）》《健康照护师（初级）》《健康照护师（中级）》《健康照护师（高级）》《健康照护师（技师　高级技师）》5本。《健康照护师（基础知识）》是各级别健康照护师均需掌握的基础知识，其他各级别教程内容分别包括各级别健康照护师应掌握的理论知识和操作技能。

本书是健康照护师等级教程中的一本，是职业技能等级认定推荐教程，也是职业技能等级认定题库开发的重要依据，已纳入国家基本职业培训包教材资源，适用于职业技能等级认定培训和中短期职业技能培训。

本书在编写过程中得到中国研究型医院学会护理教育专业委员会专家团队和编者单位（河南护理职业学院、解放军总医院、安阳师范学院、郑州黄河护理职业学院、天津医学高等专科学校、郑州人民医院、武警北京市总队医院、北京市海淀医院）的大力支持与协助，在此一并表示衷心感谢。

中国就业培训技术指导中心

目 录 CONTENTS

职业模块 1　基础照护 ··· 1

培训课程 1　基本技术应用 ·· 3
学习单元 1　营养状况及指导 ·· 3
学习单元 2　失智者进食、进水照护 ···································· 13
学习单元 3　吞咽功能障碍者进食、进水照护 ····················· 19
学习单元 4　早产儿喂养照护 ··· 23
学习单元 5　乳腺炎产妇照护 ··· 32
学习单元 6　术后切口观察 ·· 40

培训课程 2　临终照护 ·· 44
学习单元 1　临终者躯体、心理变化观察 ··························· 44
学习单元 2　临终者病痛照护 ··· 49
学习单元 3　临终者心理照护 ··· 55
学习单元 4　逝者家属哀伤照护 ······································· 61

培训课程 3　安全照护 ·· 65
学习单元 1　安全隐患防范措施制定与实施 ······················· 65
学习单元 2　身心安全隐患防范 ······································· 76

职业模块 2　健康问题照护 ··· 83

培训课程 1　生活方式评估与相关健康问题 ························· 85
学习单元 1　生活方式评估 ·· 85
学习单元 2　常见生活方式相关健康问题 ··························· 91

培训课程 2　生活方式指导 ·· 106
学习单元 1　健康的概念、标准与促进健康行为 ················· 106
学习单元 2　养生锻炼指导 ··· 110
学习单元 3　保健品的法律概念 ······································ 128

职业模块 3　活动与康复 ··· 131

培训课程 1　辅助活动 ··· 133
- 学习单元 1　婴幼儿运动训练计划制订与实施 ··· 133
- 学习单元 2　婴幼儿亲子游戏选择及实施 ·· 145
- 学习单元 3　常见假肢穿戴方法及活动 ·· 162

培训课程 2　康复锻炼 ··· 169
- 学习单元 1　吞咽功能障碍评估及训练 ·· 169
- 学习单元 2　产后盆底功能障碍评估及训练 ··· 173
- 学习单元 3　产后腹直肌分离康复锻炼 ·· 181

培训课程 3　失智老年人照护 ··· 187
- 学习单元 1　失智老年人异常行为表现及应对照护措施 ··································· 187
- 学习单元 2　失智老年人认知能力训练 ·· 194

职业模块 4　心理照护 ··· 209

培训课程 1　心理观察 ··· 211
- 学习单元 1　婴幼儿语言、社会交往发育迟缓观察 ·· 211
- 学习单元 2　焦虑、抑郁症状观察 ·· 219
- 学习单元 3　心理问题评估 ·· 225

培训课程 2　心理支持 ··· 234
- 学习单元 1　合理宣泄法应用 ··· 234
- 学习单元 2　移情方法应用 ·· 239
- 学习单元 3　认知方法应用 ·· 244

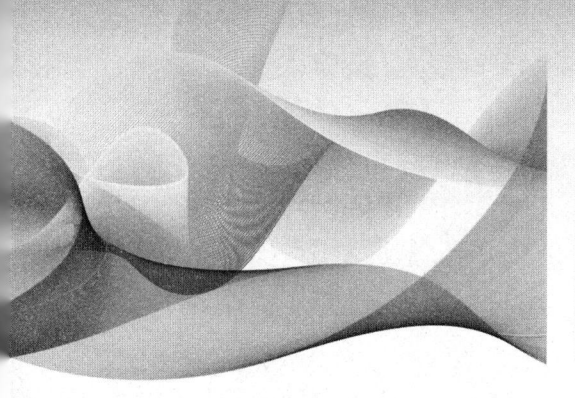

职业模块 1 基础照护

培训课程 1　基本技术应用

　　学习单元 1　营养状况及指导

　　学习单元 2　失智者进食、进水照护

　　学习单元 3　吞咽功能障碍者进食、进水照护

　　学习单元 4　早产儿喂养照护

　　学习单元 5　乳腺炎产妇照护

　　学习单元 6　术后切口观察

培训课程 2　临终照护

　　学习单元 1　临终者躯体、心理变化观察

　　学习单元 2　临终者病痛照护

　　学习单元 3　临终者心理照护

　　学习单元 4　逝者家属哀伤照护

培训课程 3　安全照护

　　学习单元 1　安全隐患防范措施制定与实施

　　学习单元 2　身心安全隐患防范

培训课程 1 基本技术应用

学习单元 1　营养状况及指导

营养状况可作为鉴定健康程度和疾病程度的指标之一,与食物的摄入、消化、吸收和代谢密切相关。健康照护师通过营养指导,可以帮助照护对象改善饮食结构,养成良好的饮食习惯,从而达到合理膳食、促进健康、预防疾病的目的。

一、常见营养问题

常见营养问题包括营养缺乏和营养过剩。营养缺乏是指由于营养素摄入不足或吸收利用障碍等原因而引起各种营养素缺乏,如不能及时改善,会迅速影响人体健康,甚至导致死亡;营养过剩是指由于机体摄入能量超过机体消耗的能量,造成能量储备的现象,一般表现为超重或肥胖,通常会引起一些慢性病。常见营养过剩与缺乏对人体的影响见表1-1。

表1-1　营养过剩与缺乏对人体的影响

营养素	过剩	缺乏
蛋白质	增加肾脏负担,增加患动脉硬化、痛风、骨质疏松的危险	蛋白质-能量营养不良,免疫力下降
脂肪	热能过剩、高脂血症	缺乏必需脂肪酸或脂溶性维生素
碳水化合物	热能过剩	热能缺乏或饥饿性酮症
维生素	维生素A、维生素D中毒	各种维生素缺乏症
矿物质	通过饮食摄入一般不会产生不良影响	各种矿物质缺乏症

1. 常见营养缺乏问题

（1）蛋白质、能量营养不良。当蛋白质和（或）能量供给不足，不能满足机体维持正常的生理功能时就会发生蛋白质、能量营养不良，可分为能量缺乏型、蛋白质缺乏型和混合型。能量缺乏型营养不良又称消瘦型营养不良、单纯饥饿型营养不良、成人干瘦型营养不良，表现为皮下脂肪和骨骼肌显著消耗及内脏器官萎缩，如图1-1所示；蛋白质缺乏型营养不良又称水肿型营养不良、内脏蛋白消耗型营养不良，表现为全身水肿；混合型营养不良临床表现介于上述二型之间，主要表现为患者体重下降并伴有水肿，体重低于标准体重的60%。

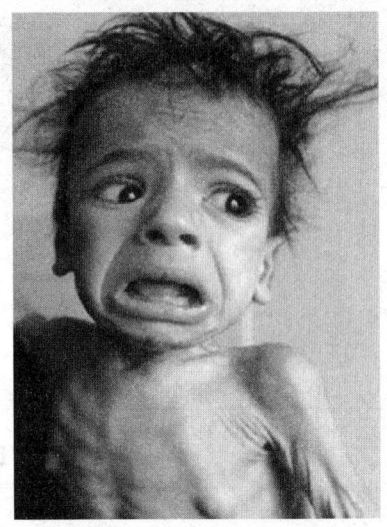

图1-1 消瘦型营养不良

（2）维生素A缺乏。这是一种因缺乏维生素A引起的营养缺乏病，其特征为皮肤干燥，四肢伸面有非炎性的棘刺状毛囊丘疹，如图1-2所示，并伴以眼部症状，如眼干燥、角膜软化或夜盲。

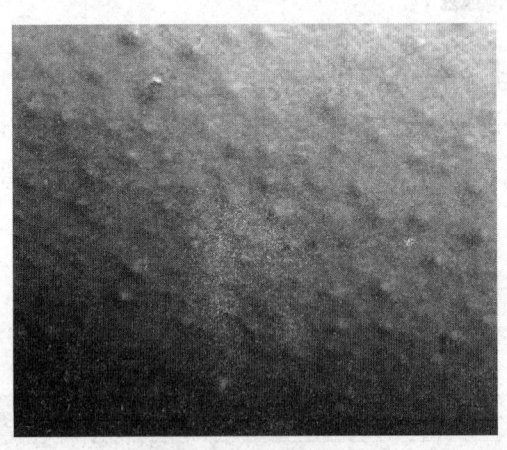

图1-2 棘刺状毛囊丘疹

（3）维生素D缺乏。少年儿童长期摄入维生素D不足，可引起佝偻病，表现为O形腿或X形腿，如图1-3、图1-4所示，患儿常伴有不活泼、食欲缺乏、易激动、睡眠不安、多汗等精神症状；成年人缺乏维生素D，会引起骨软化症，表现为骨痛、肌无力和骨压痛，一般在活动时加重；老年人缺乏维生素D，会引起骨质疏松症，表现为肾功能降低、胃肠吸收欠佳等。

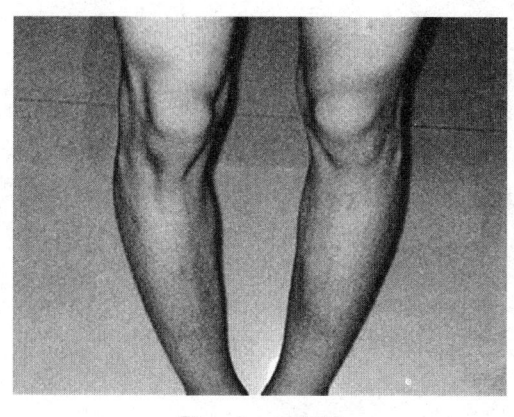

图1-3 O形腿

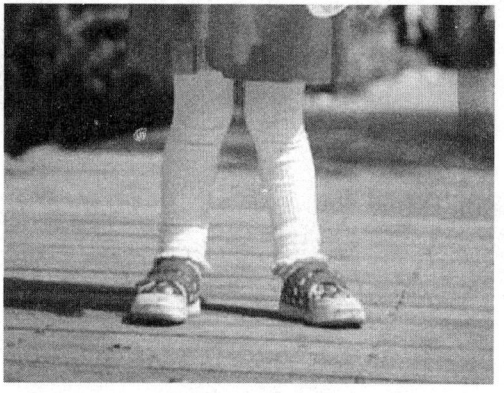

图1-4 X形腿

（4）维生素B_1缺乏。维生素B_1缺乏可引起脚气病，依其典型症状，临床上可分为干性脚气病、湿性脚气病、混合型脚气病等。干性脚气病表现为踝及足有麻木和灼烧感、跟腱及膝反应异常；湿性脚气病多以水肿和心脏症状为主；混合型脚气病既有神经炎，又有心力衰竭和水肿的症状。

（5）维生素B_2缺乏。维生素B_2缺乏主要表现为眼、口腔、皮肤的非特异性炎症反应。眼部症状为角膜血管增生、视力疲劳、夜间视力降低等，口腔和皮肤症状为口角炎（见图1-5）、舌炎（见图1-6）、鼻翼两侧脂溢性皮炎等。

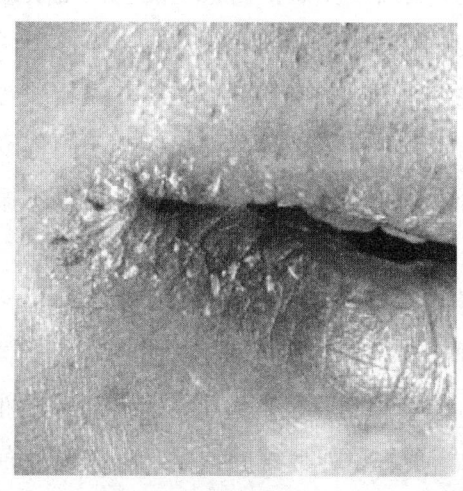

图1-5 口角炎

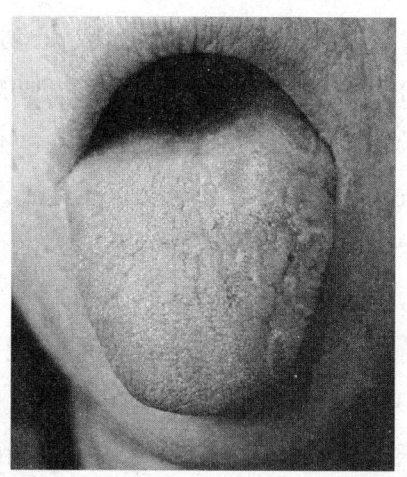

图1-6 舌炎

（6）维生素C缺乏。常见的维生素C缺乏表现为长骨骨膜下、皮肤及黏膜出血，齿龈肿胀（见图1-7）、出血（见图1-8）等。

（7）常量元素钙缺乏。钙缺乏症是常见的营养性疾病。婴幼儿长期缺钙可导致骨骼钙化不良、生长发育迟缓、骨软化、骨骼变形，严重缺乏者可导致佝偻病；

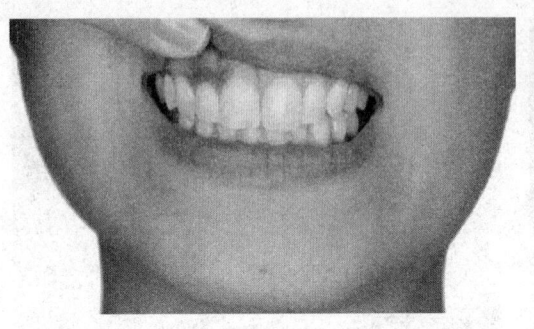
图1-7 齿龈肿胀

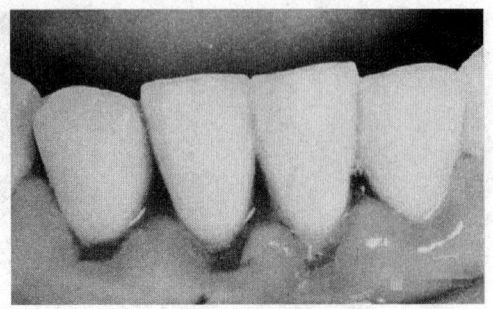
图1-8 齿龈出血

成年人缺钙易导致骨质疏松症。

（8）常量元素磷缺乏。几乎所有的食物中均含有磷元素，所以一般不会由于膳食的原因而引起磷的缺乏。但也有例外，如早产儿仅以母乳喂养时，因母乳含磷量较低，不足以满足早产儿骨磷沉积的需要，可能引起磷缺乏，出现佝偻病样骨骼异常；使用静脉营养过度而未补充磷的患者也可能发生磷缺乏。严重磷缺乏和磷耗竭，可引起低磷血症，表现为厌食、贫血、肌无力、骨痛、佝偻病和骨软化、全身虚弱、对传染病的易感性增加、感觉异常、共济失调、精神错乱，严重者甚至会造成死亡。

（9）微量元素铁缺乏。铁缺乏可引起缺铁性贫血，症状主要包括皮肤黏膜苍白、易疲劳、头晕、畏寒、气促、心动过速、记忆力减退等。

（10）微量元素锌缺乏。儿童长期缺锌可导致生长停滞；青少年长期缺锌除导致生长停滞外，还导致第二性征发育不良和发育障碍；孕妇缺锌会不同程度影响胎儿发育。此外，无论是儿童还是成人缺锌，都可引起味觉减退及食欲不振、皮肤干燥、免疫功能下降等症状。

2. 常见营养过剩问题

营养过剩主要表现为超重或肥胖，通常用体重指数"BMI"进行判定，$24 \leq BMI < 28$ 为超重，$BMI \geq 28$ 为肥胖。超重和肥胖是高血压、高血脂等慢性代谢性疾病的重要危险因素之一，因此平衡膳食、培养良好的饮食习惯以避免营养过剩导致的超重或肥胖是十分必要的。

二、营养状况评估方法

营养状况评估方法包括膳食调查与评价、人体体格测量与评价、实验室检测与评价和临床检查。

1. 膳食调查与评价

膳食调查是指调查某一个体在一定时间内各种食品的摄取量,再根据"食物成分表"计算出该个体各种营养素的摄入量,以便对膳食进行评价,进而评定调查对象正常营养需要的满足程度。膳食调查通常采用的方法有称重法、记账法、化学分析法、询问法和食物频数法等,这些方法可单独进行,也可联合进行。

2. 体格测量

体格测量是评估个体营养状况的常用方法,包括体重、身高、皮褶厚度及身体各个围度的测量。个体的身体形态和人体测量数据可以较好地反映营养状况,这是评价体格健康程度和生长速度的灵敏指标。

3. 实验室检测

营养状况的实验室检测是指借助生化、生理实验手段,检测人体临床营养状态,判断人体是否有营养不足、营养储备水平低下或营养素过量状况,以便较早掌握营养失调征兆和变化动态,及时采取必要的预防措施。

4. 临床检查

临床检查是指运用医学知识,借助感观或检查器具来了解机体营养及健康状况,目的是观察被检查者是否有与营养缺乏或过剩有关的症状、体征等,从而做出营养正常或失调的临床诊断。

三、营养问题饮食指导

1. 营养缺乏的饮食指导

(1)蛋白质、能量营养不良。对蛋白质、能量营养不良者,应从增加摄入和促进吸收两方面来进行饮食指导。首先,宜食富含蛋白质的食物,如牛奶、豆制品、蛋类,食量要足够,以保证身体能够摄入充足的能量;饮食结构要合理,肉、蛋、奶、水果和蔬菜都要有,不能挑食和偏食,保证饮食营养均衡。其次,由于每天热量和蛋白质的吸收主要取决于胃肠道功能的耐受情况,因此宜食易消化的食物,如酸奶是很好的营养食物,易消化吸收,还可促进肠蠕动。最后,在改善营养过程中忌浓茶、咖啡、烧烤、快餐等刺激性饮食。在婴幼儿喂养过程中,为避免营养不良,应坚持对婴儿进行母乳喂养,断奶后适当增加辅食,辅食添加应由少到多、逐步增加量和品种,以免引起消化不良。

(2)维生素 A 缺乏。维生素 A 缺乏者宜多吃富含维生素 A 的食物,如绿叶菜类、黄色菜类、水果类等植物性食物,以及动物肝脏、奶及奶制品(未脱脂奶)、禽蛋等动物性食物。

（3）维生素D缺乏。维生素D缺乏者宜常吃富含维生素D、钙、磷、蛋白质的食物，如鱼肝油、三文鱼、沙丁鱼、动物肝脏、蛋黄、维生素D强化奶制品等。由于母乳中的维生素D含量并不足以满足婴幼儿的需要，单纯母乳喂养的婴幼儿应额外补充维生素D，以保证每天400单位的摄入量。除此之外，增加日晒可以促进维生素D的吸收。

（4）维生素B_1缺乏。维生素B_1缺乏者宜多吃富含维生素B_1的食物，如谷类、豆类、坚果类、动物内脏、瘦肉、蛋类。维生素B_1在人体内无法储存，所以应每天补充。值得注意的是，日常膳食中的维生素B_1主要来自谷类，但如今的谷类加工过于精细，维生素B_1含量逐渐减少，且烹调加工也会造成食物中维生素B_1不同程度的损失。因此，可适当多吃粗粮来补充维生素B_1。

（5）维生素B_2缺乏。维生素B_2缺乏者宜多吃富含维生素B_2的食物。动物性食物是维生素B_2的良好来源，其中肝、肾、心、蛋黄尤为丰富。植物性食物中的豆类及绿叶蔬菜（如菠菜、油菜等）含量较多。虽然谷类食物的维生素B_2含量也较高，但是谷类食物的加工会使维生素B_2含量减少，故建议不要只食用精米精面。

（6）维生素C缺乏。维生素C缺乏者宜多吃富含维生素C的新鲜果蔬，如苹果、鲜枣、橘子、西红柿、菠菜、土豆、甘薯、草莓、菠萝等。

（7）常量元素钙缺乏。钙元素缺乏者宜多吃富含钙的食物。奶和奶制品含钙量丰富，吸收率也高，因此是钙的重要来源。豆类、排骨和一些绿色蔬菜类食物以及小虾米皮、海带也是钙的较好来源。需要注意，钙制剂不能替代正常的食物来源钙，人体中的钙主要还是应从膳食中摄取。

（8）常量元素磷缺乏。磷元素缺乏者宜多吃富含磷的食物，无论是动物性食物还是植物性食物都含有丰富的磷元素。瘦肉、禽、蛋、鱼、乳及动物的肝、肾等均是磷的良好来源，海带、紫菜、芝麻酱、花生、坚果、粗粮中含磷也较丰富。需要注意的是，粮谷类食物中的磷主要是以植酸磷的形式存在，若不经过加工处理，吸收利用率低。

（9）微量元素铁缺乏。铁元素缺乏者宜多吃富含铁的食物。铁元素广泛存在于各种食物中，但不同来源的食物吸收率不同。一般动物性食物中铁的含量和吸收率较高，如动物肝脏、动物全血、畜禽肉类、鱼类等都是膳食中铁的良好来源；蔬菜、牛奶及奶制品中铁的含量不高，吸收率也不高。因此，应注意多从动物性食物中摄取铁。此外，用铁锅、铁铲烹调食物也具有强化铁的作用。

（10）微量元素锌缺乏。锌元素缺乏者宜多吃富含锌的食物。动物性食物如贝壳类海产品、红色肉类、动物内脏都是锌的极好来源，干酪、虾、燕麦、花生酱、干果类、谷物胚芽和麦麸也同样富含锌。一般植物性食物的锌含量较低，过细的加工过程会导致大量的锌丢失，如小麦加工成精面粉大约会丢失80%的锌。

2. 营养过剩的饮食指导

超重或肥胖者应按照《中国居民膳食指南》中所倡导的平衡膳食模式进行饮食。《中国居民膳食指南》中有以下6条核心推荐条目。

（1）食物多样，谷类为主。平衡膳食模式是最大程度保障人体营养需要和健康的基础。食物多样是平衡膳食模式的基本原则，每天的膳食应包括谷薯类、蔬菜水果类、畜禽鱼蛋奶类、大豆坚果类等食物。建议平均每天摄入12种以上食物，每周摄入25种以上食物。谷类为主是平衡膳食模式的重要特征，每天应摄入谷薯类食物250～400 g，其中全谷物和杂豆类50～150 g，薯类50～100 g。膳食中谷类碳水化合物提供的能量应占总能量的50%以上。

（2）吃动平衡，健康体重。体重是评价人体营养和健康状况的重要指标，达到吃和动的平衡是保持健康体重的关键。体重过低和过高均易增加疾病的发生风险，各个年龄段人群都应该坚持每天运动，维持能量平衡并保持健康体重。推荐每周应至少进行5天中等强度身体活动，累计150 min以上；坚持日常身体活动，平均每天主动进行身体活动6 000步；尽量减少久坐时间，每小时起来活动一次，动则有益。

（3）多吃蔬果、奶类、大豆。蔬果、奶类和大豆及其制品是平衡膳食的重要组成部分，坚果是膳食的有益补充。蔬菜和水果是维生素、矿物质、膳食纤维和植物化学物的重要来源；奶类和大豆类富含钙、优质蛋白质和B族维生素，对降低慢性病的发病风险具有重要作用。提倡餐餐有蔬菜，推荐每天摄入300～500 g新鲜蔬菜，深色蔬菜应占1/2；天天吃水果，推荐每天摄入200～350 g的新鲜水果，果汁不能代替鲜果；吃各种奶制品，每天摄入量相当于液态奶300 g；经常吃豆制品，每天摄入量相当于大豆25 g以上；适量吃坚果。

（4）适量吃鱼、禽、蛋、瘦肉。鱼、禽、蛋和瘦肉可提供人体所需要的优质蛋白、维生素A和B族维生素等，但这类食物有些也含有较高的脂肪和胆固醇。动物性食物优选鱼和禽类，其脂肪含量相对较低，且鱼类含有较多的不饱和脂肪酸；蛋类各种营养成分齐全；畜肉应选择脂肪含量较低的瘦肉。推荐每周吃鱼

280~525 g，畜禽肉 280~525 g，蛋类 280~350 g，平均每天摄入鱼、禽、蛋和瘦肉总量 120~200 g。不要过多食用烟熏和腌制肉类，避免增加肿瘤发生的风险。

（5）少盐少油，控糖限酒。我国多数居民的食盐、烹调油和脂肪摄入过多，这是我国居民高血压、肥胖和心脑血管疾病等慢性病发病率居高不下的重要因素。因此建议培养清淡饮食习惯，成人每天食用盐不超过 6 g，每天食用烹调油 25~30 g。过多摄入添加糖会增加龋齿和超重发生的风险，建议每天摄入糖不超过 50 g，最好控制在 25 g 以下。水在生命活动中发挥重要作用，应当足量饮水，建议成年人每天饮水 7~8 杯（1 500~1 700 mL），提倡饮用白开水和茶水，不喝或少喝含糖饮料。儿童、少年、孕妇、哺乳期女性不应饮酒，成人如饮酒，男性一天饮酒的酒精量不超过 25 g，女性不超过 15 g。

（6）杜绝浪费，兴新食尚。勤俭节约、珍惜食物、杜绝浪费是中华民族的美德。按需选购食物、按需备餐，提倡分餐不浪费。选择新鲜卫生的食物和适宜的烹调方式，保障饮食卫生。正确阅读食品标签，合理选择食品。创造和支持文明饮食新风的社会环境和条件，应该从每个人做起，回家吃饭，享受食物和亲情，传承优良饮食文化，树立健康饮食新风。

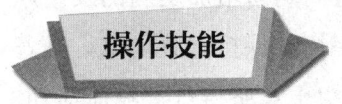

营养状况评估方法——体格测量

体格测量包括体重、身高、皮褶厚度及身体各个围度的测量，是评定个体营养状况的常用方法。体格测量简单易行，且可以较好地反映机体营养状况，是评价人体营养状况的一个重要方法。

一、操作前准备

1. 核对照护对象信息。

2. 解释

向照护对象解释操作目的，以取得配合，如"××女士您好！为了解您当前的营养状况，需测量一下您的身高和体重，请您配合一下"。

3. 准备

（1）健康照护师准备：衣装整洁、做好记录。

（2）物品准备：体重秤、身高测定仪、计算器、笔、记录表。

（3）环境准备：室温保持在28 ℃左右。

（4）照护对象准备：测量身高时，照护对象需赤足；测量体重时，照护对象需脱去外衣、鞋袜和帽子，只穿短衣裤。

二、操作步骤

步骤1　测量身高

照护对象赤足，立正姿势（上肢自然下垂，足跟并拢，足尖分开呈60°）站在身高测定仪底板上，足跟、骶骨部及两肩胛中间（"三点靠立柱"）与立柱相接触，躯干自然挺直，头部正直，两眼平视前方，耳屏上缘与两眼眶下缘最低点呈水平位（"两点呈水平"）。健康照护师站在照护对象右侧，将水平压板轻轻沿立柱下滑，轻压于照护对象头顶，如图1-9所示。

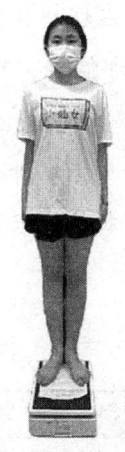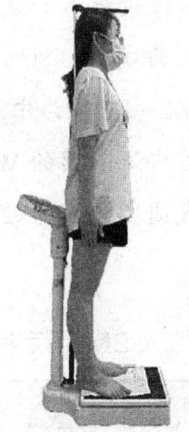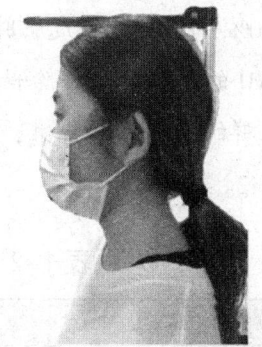

图1-9　测量身高

步骤2　记录身高值

健康照护师读数时双眼应与压板平面等高，准确记录数字，并填写入登记表中。记录以"cm"为单位，精确到小数点后1位。

步骤3　测量体重

测量时，照护对象脱去外衣、鞋袜和帽子，穿短衣裤，自然地站在体重秤上面，如图1-10所示。

步骤4　记录体重值

准确记录数字，并填入登记表中。读数以"kg"为单位，记录至小数点后1位。

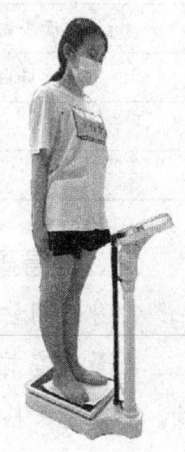

图1-10　测量体重

步骤5　计算实际体重占理想体重的百分比

实际体重占理想体重百分比的计算公式如下：

实际体重占理想体重百分比（%）= 实际体重（kg）/理想体重（kg）×100%

我国计算成人理想体重多采用Broca改良公式和平田公式。

Broca改良公式：理想体重（kg）= 身高（cm）-105

平田公式：理想体重（kg）=［身高（cm）-100］×0.9

步骤6　计算体质指数（BMI）

BMI是目前最常用的体重/身高指数，是评价肥胖和消瘦的良好指标。BMI的计算公式为：

体质指数BMI= 体重（kg）/［身高（m）］^{2}

步骤7　评估

（1）实际体重占理想体重百分比的评价标准。实际体重占理想体重百分比为90%~110%时可判定体重正常，<80%为消瘦，80%~90%为偏轻，110%~120%为超重，120%~130%为轻度肥胖，130%~150%为中度肥胖，>150%为重度肥胖。

（2）BMI的评价标准。除世界各国广泛采用的WHO成人标准外，还有针对亚太地区人群的亚洲成人标准，以及我国国内发布的标准。本教材只介绍我国标准，见表1-2。

表1-2　我国成人BMI评定标准

等级	BMI值（kg/m^2）
正常	18.5~23.9
重度蛋白质-热能营养不良	<16.0
中度蛋白质-热能营养不良	16.0~17.4
轻度蛋白质-热能营养不良	17.5~18.4
超重	24.0~27.9
肥胖	≥28.0

三、注意事项

1. 身高测量

测量身高前，照护对象不应进行体育活动和重体力劳动，否则准确性会受影响。要注意严格遵守"三点靠立柱""两点呈水平"的测量姿势要求；测量者读数时两眼一定要与压板等高，两眼高于压板时要下蹲，低于压板时应垫高；水平压板与头部接触时，松紧要适度，头发蓬松者要将其压实，头顶的发辫、发结要解开，饰物要取下。读数完毕，应立即将水平压板轻轻推至安全高度，以防伤人或损坏仪器。

2. 体重测量

要注意照护对象是否有水肿情况存在，如肝硬化、肾病、甲状腺功能减退等疾病，还要注意是否为肌肉发达者，如举重、健美运动员等，如有这些情况，必须在记录表的备注栏中加以说明。为保证准确性，数显电子体重秤一定要放在水平结实的地面上，称重时避免猛烈撞击台面。长期不用体重秤时，应取出电池或拔掉电源插头，存放时必须保证称重方式开关置于"锁定方式"状态。

学习单元 2　失智者进食、进水照护

失智症是各种原因损伤到脑组织所导致的渐进性认知功能退化的表现，主要影响到记忆力、语言、注意力、思维能力、视空间能力和执行能力，且常伴有精神、行为及人格改变，导致工作或学习能力、社会交往能力及日常生活能力减退。

患有失智症的人称为失智者。失智者由于记忆力下降，常常不记得熟悉食品的名称，无法识别筷子和勺子的用途；由于认知功能障碍，可能出现被食物或水烫伤的情况；由于身体机能出现退行性改变，生活自理能力降低，容易出现吞咽费力、呛咳现象，严重者甚至无法经口进食、进水。由于经口进食、进水不仅可以提高照护对象对于营养和液体的吸收率，还能增加其进食、进水的愉快体验，也可提高照护对象在家庭和社会中的角色参与度，因此恢复照护对象经口进食、进水能力是健康照护师的目标。

一、失智者进食、进水能力评估

进食、进水能力评估是用来判断失智者能否正常进食、进水的基本方法。评估用到的食物有：固体，如馒头、米饭等，这类食物需要较好的咀嚼能力，也可将固体食物加工剁碎或用粉碎机粉碎后食用；半固体，如烂饭、软米饭、面条、

切碎煮烂的菜肉，这类食物需中等咀嚼能力，容易消化；糊状食物，如浓粥、蛋羹、米糊等，这类食物平滑而柔软，最易进食且营养丰富；半流质，如加入加稠剂的水、稀粥、麦片饮料等，这类食物比流质饮食营养成分及营养密度更高；流质，如水、清汤、奶类、果汁等，这类食物易发生呛咳且营养素不足。评估应从少量糊状食物开始，逐步使用半流质、流质，然后过渡到半固体、固体。

吞咽过程分期为口腔前期、口腔准备期、口腔期、咽期、食管期五期，健康照护师应从各个分期观察照护对象是否有进食、进水障碍。

1. 是否存在对食物认知障碍

给照护对象食物和其他物品时问其"这是什么"，将食物、其他物品触及照护对象口唇部观察其是否张口或有张口的意图。

2. 是否存在入口障碍

观察照护对象在进食过程中是否存在张口困难、不能闭唇或鼻腔反流等入口障碍症状。

3. 是否存在送入咽部障碍

观察照护对象在进食时是否有意识障碍、口轮匝肌无力、舌运动减弱等情况，若有即为食物运送至咽部困难。

4. 是否存在经咽部至食管障碍

观察照护对象在进食时是否出现呛咳和哽噎，尤其应注意照护对象每次试图吞咽时，食物是否需要吞咽数次仍难以下咽。

5. 记录吞咽及进食所需时间

正常吞咽仅需 2～3 s，健康照护师应记录照护对象吞咽和进食所需时间，吞咽和进食时间长于正常时间则为异常吞咽。

6. 观察进食状况

观察照护对象能否经口进食，记录照护对象能和不能进食的食物性状。

二、失智者进食、进水照护方法及注意事项

1. 失智者进食照护

（1）进食前的照护。健康照护师应保持着装整齐、双手清洁干净。进行环境准备，应排除危险因素，确保环境整洁、安静、空气清新、温湿度适宜、气氛轻松愉悦，使照护对象心情愉快。根据照护对象的饮食习惯和营养需求，选择食物种类、软硬度、温度，并尽量提供多样化食物，做到色、香、味俱佳。协助照护

对象餐前洗手、漱口,根据需要协助排便。

（2）进食中的照护

1）向照护对象解释操作的目的,进食时需要配合的动作等,以取得照护对象的配合。

2）根据照护对象自理程度及病情采取舒适的进食体位,以端坐位为最佳。围餐巾或毛巾于颌下胸前,以保持衣物及被褥清洁。坐位：协助可下床的照护对象下床坐位进餐；床上坐位：对不能下床者可扶其坐起,在其后背及膝下垫枕,取合适的床上坐位,床上放置餐桌进餐；半卧位：可将照护对象床头摇起抬高30°~45°角,使用普通床具时,可在照护对象背部垫棉被或靠垫使其上半身抬起,注意在身体两侧垫软枕以保持稳定性；侧卧位：对于需绝对卧床的照护对象,健康照护师应分别扶住其肩部和髋部以协助其侧卧,并在其肩背部垫软枕或楔形垫,一般宜采用右侧卧位,或头偏向一侧的仰卧位。

3）令照护对象上半身坐直并稍向前倾,头部前屈以预防误咽,健康照护师将准备好的食物摆放在餐桌上。对于有认知障碍的照护对象,可协助其在进餐时进行食品和餐具的识别,同时要避免照护对象误食、贪食、厌食等异常进食行为。鼓励照护对象自行进食,进食时要细嚼慢咽,不要边进食边说话,以免发生呛咳。对不能自行进食的照护对象,健康照护师应喂食,有些照护对象感知觉减退,可能不能准确感知食物温度,食物温度要适宜,避免烫伤或冷食。用汤勺喂食时,每次喂食量以汤勺的1/3为宜,等到照护对象完全咽下后再喂食下一勺,不要催促。

（3）进餐时特殊问题及紧急措施

1）恶心。暂停进食并引导照护对象深呼吸。

2）呕吐。让照护对象坐起,身体前倾,头偏向一侧,防止呕吐物呛入气管导致窒息。及时清理呕吐后的脏污,协助照护对象用温开水漱口,清除口腔异味,同时开窗通风。健康照护师应观察、记录呕吐量及呕吐物的性质。

3）噎呛。使照护对象立即采取坐位,保持其呼吸道畅通,用手轻拍其后背。若异物堵塞呼吸道且不能自行咳出,应立即采用"海姆立克急救法"施救,即如果照护对象是清醒且可以站立的情况,健康照护师一般应站在照护对象的后面,双手从照护对象腰部环抱,双手握拳,然后用大鱼际向其上腹部给予向内、向上的冲击力,帮助照护对象排出异物。如果照护对象是昏迷的,则必须令其平卧,再给予上腹部向内、向上的冲击力。若仍无效,须立即送医。

（4）进食后的照护。撤去毛巾、餐具等用物，整理床单元。协助照护对象进餐后漱口、洗手，叮嘱照护对象进餐后不能立即平卧，应保持进餐体位 30 min 后再卧床休息。健康照护师洗手并注意做好进食量记录。

2. 失智者进水照护

水是维持人体正常生理功能的重要物质，但有些照护对象由于担心尿多、呛咳等而不愿喝水，这样容易发生缺水或脱水。照护人员需要关注照护对象的水摄入情况，向其解释喝水的重要性，鼓励照护对象少量多次饮水，以满足机体需要。失智者每日进水 1 500~2 000 mL 为宜，晚上 7 点后应控制饮水，以免夜尿增多，影响睡眠。

（1）进水前的照护。健康照护师应保持着装整齐、双手清洁干净。进行环境准备，应排除危险因素，确保进食环境整洁、安静、空气清新、温湿度适宜、气氛轻松愉悦，使照护对象心情愉快。准备茶杯或小水壶盛装 1/3~2/3 温开水、吸管、汤勺、小毛巾等物品，协助照护对象洗手、漱口、排空大小便。

（2）进水中的照护

1）向照护对象解释操作的目的、进水时需要配合的动作等，以取得照护对象的配合。

2）协助照护对象取安全、舒适的体位，如坐位、床上坐位、半卧位、侧卧位、平卧位等。

3）围小毛巾于照护对象颌下胸前，杯壁外试水温，以不烫手为宜。

4）照护对象饮水时，应身体坐直，头部稍前倾，小口慢速饮用，以免呛咳。鼓励能够自己饮水的照护对象手持水杯或借助吸管饮水。对不能自理的照护对象，应每日分次定时喂水或帮助照护对象用吸管饮水。使用汤勺喂水时，水盛装汤勺的 1/2~2/3 为宜，见照护对象咽下后，再喂下一口。

（3）饮水时特殊问题及其急救措施。照护对象出现呛咳时须暂停饮水，休息片刻再继续饮水。若照护对象出现误吸并伴有呼吸困难、发绀等情况时应立即停止饮水，并立即送医。

（4）进水后的照护。照护对象进水后，健康照护师应用小毛巾擦干其口角的水痕，撤去毛巾、水杯或水壶，整理用物。叮嘱照护对象进水后不能立即平卧，保持体位 30 min 后再躺下。健康照护师洗手，并根据病情需要做好照护对象饮水次数、饮水量记录。

3. 注意事项

（1）保证进食、进水安全，摄入足够量的水和食物。

（2）避免俯卧位进食，尽量少食多餐。

（3）由于各种原因导致照护对象不能经口进食、进水则需要采用鼻饲饮食。

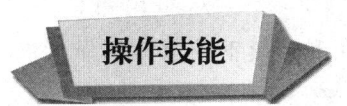
操作技能

失智者进食照护

一、操作前准备

1. 核对照护对象信息。

2. 评估

评估照护对象的健康状况、吞咽反射情况。

3. 解释

向照护对象解释进食照护操作的目的，以取得配合，如："您好！根据评估您的进食情况，需要陪您吃饭，帮助您预防营养不良，希望您能配合！"

4. 准备

（1）健康照护师准备。着装整洁规范，修剪指甲，洗手，戴口罩。

（2）物品准备。汤勺、餐具、水杯、纸巾、餐巾或毛巾。根据照护对象的饮食习惯和营养需求，选择食物种类、软硬度、温度，并尽量提供多样化的食物。

（3）环境准备。整洁、安静、空气清新、温湿度适宜、气氛轻松愉悦，使照护对象心情愉快。

（4）照护对象准备。询问亲属照护对象是否需要餐前、餐中用药。

二、操作步骤

步骤1　协助合适体位

（1）坐位。协助可下床的照护对象下床后以坐位方式进餐。

（2）床上坐位。对不能下床者可扶其坐起，在其后背及膝下垫枕，取合适的床上坐位，床上放置餐桌。

（3）半卧位。可将照护对象床头摇起抬高30°~45°角。使用普通床具时，可在照护对象背部垫棉被或靠垫使其上半身抬起，注意在身体两侧垫软枕以保持稳定性。

（4）侧卧位。对于需绝对卧床的照护对象，健康照护师要分别扶住照护对象肩部和髋部协助其侧卧，并在其肩背部垫软枕或楔形垫，一般宜采用右侧卧位，或头偏向一侧的仰卧位。

步骤2　指导进食

（1）协助照护对象餐前洗手、漱口，围餐巾或毛巾于其颌下胸前，以保持衣物及被褥清洁。

（2）将准备好的食物摆放在餐桌上。有些照护对象的感知觉减退，可能不能准确感知食物温度，食物温度要适宜，避免烫伤或冷食。

（3）对于有认知障碍的照护对象，可协助其在进餐时进行食品和餐具的识别，同时要避免其误食、贪食、厌食等异常进食行为。

（4）指导照护对象上半身坐直并稍向前倾，头部前屈可预防误咽。

（5）鼓励照护对象自行进食，进食时要细嚼慢咽，不要边进食边说话，以免发生呛咳。

（6）对不能自行进食的照护对象，应由照护人员喂食。用汤勺喂食时，每次喂食量以汤勺的1/3为宜。等到照护对象完全咽下后再喂食下一勺，不要催促。

（7）观察进食过程中照护对象有无恶心、呕吐、呛咳、噎食、呼吸困难等症状。

（8）协助照护对象进食后漱口、检查口腔、洗手。

（9）叮嘱照护对象进食后不能立即平卧，保持进餐体位30 min后再卧床休息，防止食物反流。

步骤3　整理用物并记录

（1）撤去毛巾、餐具等用物，整理床单元。

（2）健康照护师洗手，并记录进食时间、种类、数量及照护对象的反应。

三、注意事项

1. 根据照护对象状况选择合适的进食体位。

2. 要给予照护对象充足的进食时间，避免催促，告知照护对象细嚼慢咽，控制进餐速度，防止出现呛咳、噎食等现象，同时注意观察照护对象进食过程中的反应。

3. 对于咀嚼和吞咽困难的照护对象，可将食物打成糊状以方便进食。

4. 注意食物的均衡性及多样性，补充优质蛋白，满足照护对象的营养需求，提高其免疫力。

5.进食中如发生呛咳和噎食等现象，须立即进行紧急处理，同时汇报给医护人员。

学习单元3 吞咽功能障碍者进食、进水照护

吞咽功能障碍与年龄、疾病、药物及精神心理等因素密切相关，常常引起吸入性肺炎、营养不良、心理和社交障碍等并发症，严重影响患者的生活质量，甚至会危害患者的生命健康。因此，进行安全有效的吞咽功能评估及训练，有利于提高患者生活质量，减少吸入性肺炎的发生，降低鼻饲概率，增强患者进食能力和安全性，降低其死亡率。

一、吞咽功能障碍者进食能力评估

进食能力评估常用的方法是洼田吞咽能力评定法。洼田吞咽能力评定法提出3种能减少误吸的条件，分别是帮助的人（健康照护师）、食物的种类、进食方法和时间。根据患者需要条件数量及种类逐步分为1~6级，级别越高，吞咽功能越好，见表1-3。其中1~3级的照护对象应谨慎进食，必要时留置胃管。

表1-3 吞咽功能等级评估

分级	表现
1级	任何条件下均有吞咽困难或不能吞咽
2级	3个条件均具备，误吸减少
3级	具备2个条件，误吸减少
4级	如选择适当食物，则基本上无误吸
5级	如注意进食方法和时间，则基本上无误吸
6级	吞咽正常

二、吞咽功能障碍者进食照护方法及注意事项

1. 照护方法

（1）指导食物选择

1）质地。进食时应选择密度均匀、黏性适当、不易松散的食物。为减少误吸和呛咳，可在水或者稀薄的食物中加入增稠剂。

2）形状及大小。患有吞咽功能障碍的照护对象不可直接食用大块、圆形的食物，如丸子、蛋黄、坚果等，但可以通过压碎等方法处理后，再进行喂食。

3）进食量。"一口量"，即最适合吞咽的每次摄食入口量，正常人一般为30 mL。一般先进食少量（3～4 mL），然后根据照护对象情况，逐渐增加到正常量。

（2）指导餐具选择。以薄而小的勺子为宜，需协助喂食（水）时，可选用长把小勺，尽量不使用吸管。

（3）进餐体位的选择

1）一般协助照护对象靠近餐桌就坐；早期训练进食时，可采用躯干后倾、轻度颈前屈位；对偏瘫者，可采取2）、3）、4）给出的体位进行进食。

2）前低头吞咽体位。坐位，抬高床头30°～45°角，患侧肩部垫软枕。嘱照护对象低头，可减少舌根与咽后壁的距离、会厌与咽后壁的距离、会厌与勺状软骨的距离，以增加吞咽安全性。适用于轻中度吞咽功能障碍者。

3）转头位吞咽体位。嘱照护对象将头转向患侧，可关闭患侧咽部，减少食物参与造成的误吸。

4）声门上吞咽体位。在吞咽前及吞咽时，屏气促进生门闭合，然后将食物咽下，迅速咳嗽，避免残留食物造成呛咳。

2. 注意事项

（1）健康照护师需在照护过程中给予照护对象充足的进食时间，避免催促，告知照护对象细嚼慢咽，控制进餐速度，防止出现呛咳、噎食等现象，同时注意观察照护对象进食过程中的反应。

（2）注意营养均衡，确保食物均衡性及多样性，适当补充优质蛋白，满足照护对象的营养需求，提高其免疫力。

三、吞咽功能障碍者进水照护方法及注意事项

1. 照护方法

在照护对象身体状况允许的情况下,进水前通常采取半坐卧位,对于不能坐起的照护对象,头部需抬高。进水过程中嘱照护对象缓慢咽下水,进水后不可立即采取平卧位。

2. 注意事项

(1)进水前,需用手腕内侧测量水的温度。

(2)进水过程中,保持环境安静、轻松,保证照护对象在进水过程中精力集中,尽量不要被打扰。

(3)对于患有严重吞咽功能障碍的照护对象,不可用吸管喝水,防止发生呛咳。

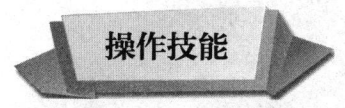

操作技能

吞咽功能障碍者进食、进水的操作步骤基本相似,本章节以进食照护为例进行讲解。

吞咽功能障碍者进食照护法

一、操作前准备

1. 核对照护对象信息。

2. 评估

(1)评估照护对象的健康状况、意识状态。

(2)初步评估照护对象的吞咽能力。

3. 解释

告知照护对象进食操作方法和目的、训练内容及时间,以取得配合。

4. 准备

(1)健康照护师准备。衣帽整齐,洗手,剪指甲,温暖双手。

(2)物品准备。汤勺、餐具、水杯、纸巾、餐巾或毛巾、食物。

（3）环境准备。房间整洁、舒适，温湿度适宜。根据照护对象的需求，可播放一些柔和的轻音乐。

（4）照护对象准备。病情稳定，意识清楚，能够积极配合。

二、操作步骤

步骤1　携用物至照护对象床旁

（1）将用物放置在照护对象的床头上。

（2）与照护对象交流，向其解释操作目的、过程及注意事项，嘱其放松精神，避免紧张，询问是否大小便。

步骤2　摆体位

（1）根据照护对象的情况，协助选择合适的体位。

（2）向照护对象或家属解释进食方法、注意事项以消除紧张情绪，取得配合。

步骤3　协助进食

（1）健康照护师在照护对象健侧指导其洗手，清洁口腔，将餐巾或毛巾围于照护对象胸前，以保持衣物及被褥清洁。

（2）介绍餐食，包括种类、口味、色泽等，提高照护对象进食兴趣。

（3）健康照护师用手腕内侧测量餐具外侧温度，如图1-11所示，并指导照护对象学会测量餐食温度的方法。

（4）指导照护对象自行用餐，并叮嘱其集中精神，缓慢咽下。必要时辅助照护对象用餐，应注意液态食物和固体食物轮流喂食，建议先进食液态食物。

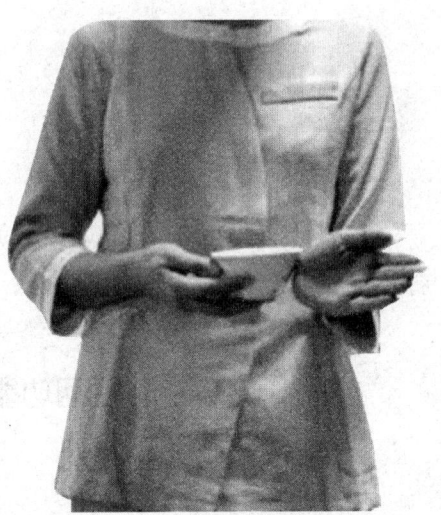

图1-11　测量餐具外温度

（5）保证进食时间充足，询问照护对象口感，观察进食过程中的反应，进食过程中有无呛咳、噎食、呼吸困难症状。

（6）进食后，指导或协助照护对象洗手，清洁和检查口腔。

（7）告知照护对象餐后保持体位30 min后，方可卧位休息，防止出现食物反流。

步骤4　整理用物并记录

（1）整理床单位、用物，洗手。

（2）记录进食时间、种类、进食量及照护对象的反应。

三、注意事项

1. 进食过程中，健康照护师需要有充足的耐心，给予照护对象充分的进食时间，不要催促照护对象。

2. 可以与照护对象共同制定饮食方案，提高其进食的积极性。

3. 一旦出现呛咳、噎食等情况，应立即停止进餐并采取相应措施。

学习单元 4 早产儿喂养照护

早产儿是指胎龄小于 37 周出生的新生儿，其体重较轻，身体各个器官发育不成熟。一般早产儿出生后会在早产儿室住院治疗一段时间，待各项指标平稳后方可回家。为追赶生长、缩短与同龄新生儿之间的差距，早产儿出院后的喂养照护尤为关键。

一、早产儿发育特点

与足月儿相比，早产儿体重更轻，身体发育成熟度低，咀嚼肌发育不完善；呼吸、吸吮和吞咽能力均较弱，容易出现吸吮、吞咽、呼吸动作不协调而导致的吞咽困难或者呛奶；胃肠道发育不成熟，如果喂养不当可能会发生体重不长、胃潴留等现象，严重者还可能导致坏死性小肠结肠炎。

二、早产儿喂养方法及注意事项

1. 母乳喂养

（1）喂养前指导。母乳喂养时协助妈妈取舒适体位，放松肌肉，寻找最适合的姿势。喂养前指导妈妈对早产儿进行几分钟的口周刺激，通过对上唇、脸颊、牙龈等的刺激，提高早产儿面颊部肌肉的运动范围和张力，改善唇闭合功能，扩大舌头运动范围，从而改善吞咽吸吮能力。开始喂养时妈妈与早产儿有磨合的过程，可能需要较长时间，最好少量多次哺喂。母乳的营养价值高，要帮助妈妈建立喂养信心，指导饮食多样化，保持泌乳。

（2）协助早产儿正确含乳和有效吸吮

1）看早产儿是否正确含乳。正确含乳时，早产儿的嘴张得很大，下唇向外翻，舌头成勺状环绕乳晕，面颊鼓起呈圆形，含接上方乳晕比下方多，有慢而深的吸吮动作；妈妈乳头变形。

2）听早产儿是否有效吸吮。有效吸吮时能听到吞咽声。

2. 人工喂养

大部分早产儿吸吮力较弱，在妈妈亲喂不能满足需求时，可以用奶瓶喂养，奶瓶中装母乳为佳。

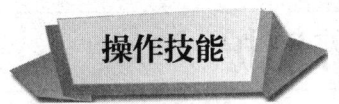

操作技能

早产儿奶瓶喂养

一、操作前准备

1. 核对照护对象信息。

2. 评估

早产儿孕龄、吸吮及吞咽能力、饥饿状况、身体一般状况。

3. 解释

向早产儿家属解释喂养的目的，以取得配合，如："您好！根据评估您宝宝的情况，需要给宝宝用奶瓶喂养，使宝宝获得足够的营养，使其更好地成长。"

4. 准备

（1）健康照护师准备。用流动水彻底清洁双手，用干净毛巾或纸巾擦干，戴口罩。

（2）物品准备。挤好的母乳或配方奶、奶瓶、小方巾、小凳子、有靠背的椅子。

（3）环境准备。房间干净、清洁、安静。

（4）照护对象准备。更换尿布。

二、操作步骤

步骤1 抱早产儿

（1）健康照护师坐在有靠背的椅子上，左（右）脚下垫小凳子，使左（右）侧肘部可置于左（右）腿上。

(2) 在早产儿下颌处围上小毛巾。

(3) 抱早产儿，使其头颈部置于健康照护师左（右）肘部，处于头高脚低位，如图1-12所示。

步骤2 喂养

(1) 检查奶瓶中奶液的温度和流速是否合适，再用奶嘴轻触早产儿嘴唇，当早产儿张开口便放入奶嘴。奶嘴应置于早产儿舌头上，使其将奶嘴含住。

(2) 倾斜奶瓶，使奶液注满奶嘴，防止早产儿吸吮时空气进入。

(3) 进奶时观察早产儿的吸吮、吞咽及呼吸的协调情况。

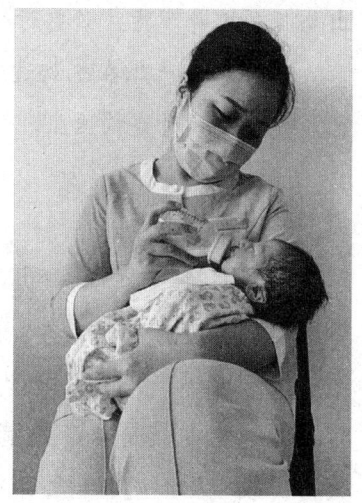

图1-12 抱早产儿用奶瓶喂养

(4) 喂养过程中，如果早产儿停下来，可稍微拉出奶瓶，帮助其拍嗝，拍嗝后继续喂奶。

步骤3 判断吃饱及拍嗝

(1) 判断早产儿是否有吃饱的表现，如合上嘴巴、不再吸吮、放开或吐奶嘴、推开奶瓶、转开头、拗起背、放松睡觉。若有以上表现，健康照护师应拿出奶嘴，停止哺喂。

(2) 协助早产儿拍嗝，将毛巾置于健康照护师右（左）肩膀上，将早产儿抱直，将下颌置于健康照护师右（左）侧肩膀上，健康照护师将手握成空心掌并轻轻向上拍打早产儿背部。

三、注意事项

1. 保持环境安静，有助于早产儿集中注意力，养成良好的进食习惯。

2. 人工喂养时，应选择较软的、奶嘴孔大小合适的奶嘴，若奶嘴太硬或孔洞太小，早产儿吸吮时会比较费力，容易疲劳而不愿意吃奶。

3. 在早产儿吃奶的过程中，应做好早产儿头颈部的支撑。健康照护师务必时刻关注早产儿是否含接正确，如不能正确含接，可指导妈妈使用乳盾帮助其保持正确的含接姿势。吃奶后及时拍嗝。

4. 在喂养过程中，需严密观察早产儿吸吮、吞咽、呼吸的协调能力，如出现面色发绀时，应立即拔出奶瓶，让早产儿休息后再进行喂养；如早产儿要携带氧气，注意在其吃奶时调节好氧流量，氧流量必须遵医嘱，并时刻观察早产儿有无呼吸急促或暂停、口周发绀等情况；如早产儿进奶时出现剧烈的呛咳，应立即拔出奶瓶，侧身叩背，必要时行海姆立克急救法，并立即送医。

5. 留意早产儿在吃奶过程中，有无吃奶吃力、呼吸不顺畅、吞咽不协调等情况，如有要及时咨询医生。

3. 管饲喂养

对于因特殊情况，经儿科医生评估不能直接喂养的早产儿，为保证其生长发育所需，需进行管饲喂养，比较常见的是经口或经鼻胃管喂养。医护人员选择合适的型号为早产儿留置胃管，回家后健康照护师应协助家属妥善维护管路，保持管路通畅，尤其是早产儿躺下时避免使其打折或压出痕迹，胃管末端避污存放。胃管采用防过敏材质的胶布固定，每隔数小时通过鼻饲喂养，待医生评估可正常喂养后再拔出胃管。在每次喂养前先回抽胃管，查看上次喂养的奶是否消化；胃管注奶时尽量依靠重力滴注法，如图 1-13 所示，可减少早产儿肠内营养并发症的发生。

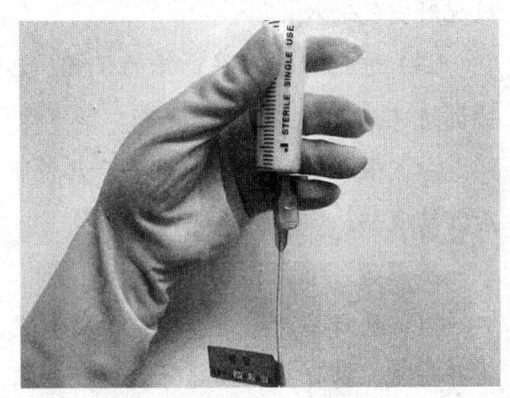

图 1-13 管饲喂养重力滴注

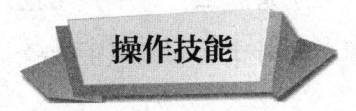

早产儿的管饲喂养

一、操作前准备

1. 核对照护对象信息。

2. 评估

胃管置管时间、刻度及胶布固定情况、早产儿吸吮及吞咽能力、饥饿状况、身体的一般状况。

3. 解释

向早产儿家属解释管饲喂养的目的，以取得配合。如："您好，宝宝现在饿了，因为医生评估宝宝不能直接喂养，因此我们需要进行管饲喂养，以保证宝宝正常生长发育。"

4. 准备

（1）健康照护师准备。用流动水彻底清洁双手，用干净毛巾或纸巾擦干，戴口罩。

（2）物品准备。挤好的母乳或配方奶、注射器、"工"字形胶布、温水。

（3）环境准备。房间干净、清洁、安静。

（4）早产儿准备。头高脚低位，适当保暖。

二、操作步骤

步骤1　吸吮练习

健康照护师首先应帮助早产儿练习吸吮妈妈的乳头，为后期母乳喂养做准备。

步骤2　检查胃管

（1）健康照护师在管饲喂养前先确定胃管是否在早产儿胃内，通常采用回抽胃管的方法，同时判断胃内是否存在残余奶。

（2）检查胶布固定情况，以及胶布下缘刻度固定点与之前刻度是否一致。

（3）更换胃管胶布。

步骤3　管饲喂养

（1）评估奶液温度是否合适。健康照护师将奶液滴在手腕内侧，如果不冷不热，则奶液温度正合适。

（2）确定胃管在胃内后，去掉连接胃管的注射器活塞，把奶液注入空针里，将针管置于距离宝宝口唇35 cm左右的高度，通过重力作用让奶液自然流入胃内。注意不要直接推注奶液，否则会导致早产儿不适。

（3）奶液注入完毕后，用温水冲洗胃管，胃管末端用纱布包裹，避污存放。

（4）帮助早产儿拍嗝。

（5）整理用物，洗手，记录。

三、注意事项

1. 管饲喂养前必须先确定胃管在胃内，如果不在胃内，不能注入任何液体以防止误吸，如果胃管脱出，应咨询医务人员。回抽胃管时动作要轻柔，防止损伤早产儿胃黏膜。

2. "工"字形胶布固定的方法（经口置入胃管）：如图1-14所示。

3. 如果回抽胃管时可见胃内有残余奶，要做好记录，并咨询医生残余奶应重新注回胃内还是弃去，是否继续注入奶液。

4. 在注奶过程中需要观察早产儿面色是否正常、有无出现呛咳等现象，如出现应立即停止胃管注入。

5. 管饲喂养的奶液温度需适宜，太热会发生烫伤，太凉易导致早产儿消化不良。

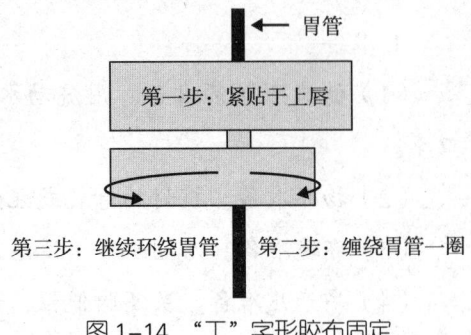

图1-14 "工"字形胶布固定

6. 不同材质胃管更换时间不同，需查看胃管说明书，通知医务人员更换。

7. 协助家属妥善维护胃管，保持管路通畅，尤其是早产儿躺下时应避免胃管打折或被压出痕迹。

4. 注意事项

（1）监测与记录。每日记录早产儿喂养量和大小便情况，每周测量并记录早产儿体重及身长，为医生判断生长发育是否达标提供依据。

（2）喂养频次。早产儿的发育比足月儿慢，觅食反应没有足月儿强，因此无论是白天还是夜间，刚出院的早产儿每天喂养的频次应保证每三小时一次。随着早产儿逐渐发育成熟，胃容量增加、吸吮力增强，每次摄入奶量增多，自然会形成规律的作息时间，可以从刚开始的按时喂养慢慢过渡到按需喂养，频次可逐渐降低。因母乳更容易消化吸收，胃排空时间短于配方奶，所以较配方奶喂养频次要高。

（3）配方奶喂养。吃配方奶的早产儿应现用现配，先倒入温度合适的水，再按照比例加入奶粉，摇匀至奶粉完全溶解后给早产儿饮用。因配方奶含有较高的酪蛋白，较母乳难吸收，一般3~4 h哺喂一次。开启后的奶粉应在一个月内使用完毕。

（4）亲喂困难。早产儿吸吮力弱，妈妈亲喂困难者，可以选择将母乳挤出，通过奶瓶喂养的方法进行喂养。喂养时要掌握循序渐进的原则，在早产儿出院回家的最初几天，应该维持住院期间的哺喂量，若早产儿身体没有出现任何异常反应，再慢慢增加哺喂量，并遵循少量多次的喂养原则。观察早产儿吸吮能力的发展，逐步增加进奶量或者进奶次数。

（5）避免过度喂养。有些家长及健康照护师会陷入误区，认为早产儿长得越胖、身体越壮实就越健康、越不容易生病,结果导致过度喂养的现象。因早产儿胃肠道发育不成熟,进食过多会加重胃肠道的负担,影响消化吸收,造成坏死性小肠结肠炎,还可能造成大运动及精细运动障碍。因此,健康照护师应做到按需喂养,两次喂奶的间隔保持在 2.5~3 h,使早产儿每天大便次数以 3~4 次为宜。

(6)提供非营养性吸吮。安抚奶嘴对早产儿有安慰作用,同时可增强吸吮、吞咽以及呼吸之间的协调性,不会影响到呼吸及睡眠情况。

(7)耐心喂养。因早产儿吸吮力较弱,吃奶时间长,在喂养过程中,健康照护师应具有耐心,动作轻柔,同时也需要安抚妈妈,做好解释工作。

三、早产儿喂养中常见问题及处理方法

1. 转奶困难

为实现早产儿的追赶生长,通常要在母乳中加入强化剂或者转配方奶,但有时早产儿在转奶过程中会出现一些不良反应,即转奶困难。因此,在转奶过程中要注意循序渐进,可先从每天替换一顿新配方奶开始,然后逐渐递增,直至完全过渡。过渡过程中要时刻观察早产儿有无厌奶、腹泻、便秘等不良反应,如果出现,一定要有耐心,将转奶时间拉长。另外,转奶一定要在早产儿状态良好时进行,如果生病或者刚打完疫苗,则应延后转奶。

2. 吸吮力弱

早产儿吸吮力较足月儿弱,通常没吃完奶就睡着了。遇到这种情况,健康照护师除检查奶嘴的软硬度和孔洞大小是否合适外,还可以进行适当的训练,例如非营养性吸吮训练,让早产儿吸吮干净的安抚奶嘴,可以练习吸吮、吞咽及呼吸的协调功能,同时刺激消化酶的分泌,促进奶液的消化;还可采用袋鼠式照护,即早产儿的妈妈以类似袋鼠、无尾熊等有袋动物照顾早产儿的方式,将早产儿直立式地贴在妈妈的胸口,提供早产儿所需的温暖及安全感。采用袋鼠式照护的前提是指导妈妈先吸空乳房,为早产儿做好保暖措施,也可在妈妈乳房上进行非营养性吸吮的练习,还可以同早产儿进行语言交流或者肢体抚触,从而起到刺激消化功能的作用。

3. 吐奶和溢奶

早产儿发育不成熟,胃呈水平位且容量较小,吃完奶后如果立即平躺或者腹部稍微用力,奶液很容易返流回食管,致使嘴角流出奶液,出现吐奶;早产儿吃

奶时很容易将空气吸进到胃内，尤其是哺喂方法不当时吸入的空气会更多，在打嗝的同时将奶液带出，出现溢奶。一般情况下，随着发育成熟，经正确哺喂，早产儿吐奶和溢奶现象会自然消失。但是，当早产儿出现频繁、大量或者喷射状吐奶而影响体重增长时，则要及时就医。如果吐出的奶中发现血丝，应首先检查妈妈的乳头是否有破损、干燥、出血现象，若有，早产儿吸入乳汁时会将破口处血迹一同吸入；如果妈妈乳头完好，或早产儿吃配方奶，而呕吐物带血时则应马上就医。

4. 呛奶

很多早产儿吃奶时容易被呛到，在排除一些特殊疾病的原因后，对于妈妈亲喂的早产儿，首先应保证妈妈体位正确。如果奶量很多，可指导妈妈哺喂前先挤出一部分，以免奶水流得过快或早产儿吞咽不及时而呛奶；对于人工喂养的早产儿，选择孔洞较小的奶嘴，喂奶时使早产儿处于头高脚低位或者侧卧位。如果发生呛奶，要立刻将早产儿的头侧向一边，以空掌心轻拍其后背；如果出现面色发绀，应迅速将其放在健康照护师腿上，使其上身前倾，用力拍打背部，将气管内的奶引流出来。经过处理后如果早产儿哭声响亮，面色红润，则无碍；如果出现呼吸困难，面色青紫，哭声微弱，则需要立即送医。

5. 吃奶后不耐受

母乳喂养的早产儿吃奶后如出现腹泻、呕吐、湿疹等不耐受（过敏）症状，首先要检查妈妈的饮食，指导妈妈暂时停用牛奶、鸡蛋、海鲜等容易导致过敏的食物，如果症状减轻，则证明与妈妈的饮食有关。妈妈禁用这些食物2~4周后，再次分别食用这些可疑食物，但每次只加一种，量不要太少，以防激发不了早产儿的过敏反应，以此类推，从而逐一锁定对早产儿过敏的食物。

如果是配方奶喂养的早产儿出现不耐受（过敏）症状，则应在医生指导下将配方奶更换成深度水解奶粉或氨基酸奶粉。如果早产儿适应了某一品牌水解奶粉，就不要轻易更换，以免再次出现不耐受（过敏）症状。

6. 吃配方奶后便秘

消化后的奶粉含较多皂钙，容易使早产儿大便干燥而引起便秘。如果早产儿大便干结，可在两顿奶中间喂一些温水，10~20 mL即可，不要喂太多以免影响进奶。还可以以顺时针方向对早产儿进行腹部按摩，以有效促进肠蠕动，利于大便排出。

7. 吃奶后腹胀

对于吃奶后腹胀的早产儿,应把握喂奶时机,避免饿太久吃奶时过于急促而吸入大量空气,喂奶后及时拍嗝,使肠胃内的空气由食管排出。母乳喂养时如果母乳糖分过多,糖分在早产儿肠道过度发酵,也容易出现肠胀气,因此应指导妈妈避免摄入含糖高的食物。如果早产儿出现腹胀合并呕吐或者血便等情况,应马上就医。

四、母乳强化剂使用方法及注意事项

1. 使用方法

母乳强化剂是由多种营养素组成的粉状或者液状产品,能够给早产儿提供丰富的蛋白质、矿物质及维生素等,从而实现快速追赶生长。而正常出生的婴幼儿不需要母乳强化剂,只有出生时体重很低的早产儿,需要追赶上正常出生婴幼儿的体重和身高,而单纯的母乳热量和营养不够,才需要添加母乳强化剂,从而促进早产儿生长发育。母乳强化剂的添加应该根据早产儿的生长发育情况,在医生的指导下添加,因此需定期、准确监测早产儿生长发育情况,以便于医生调整剂量。使用前妈妈须将母乳吸出,将母乳强化剂放入母乳中,摇匀后喂给早产儿。

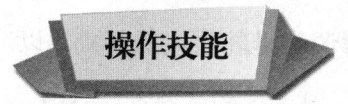

母乳强化剂的使用

一、操作前准备

1. 核对照护对象信息。

2. 评估

早产儿孕龄、母乳添加剂医嘱、早产儿身体一般状况。

3. 解释

向早产儿家属解释目的,取得配合。如:"您好,因宝宝现在生长发育相对缓慢,母乳中的成分不足以提供宝宝身体所需,我们需要添加母乳强化剂,以保证宝宝正常生长发育。"

4. 准备

（1）健康照护师准备。用流动水彻底清洁双手，用干净毛巾或纸巾将手擦干，戴口罩。

（2）物品准备。刚挤好的母乳、母乳强化剂。

二、操作步骤

步骤1　确定剂量

健康照护师根据医嘱确定所需强化剂的剂量。

步骤2　添加母乳强化剂

健康照护师将所需强化剂加入挤好的母乳中。

步骤3　充分溶解

（1）健康照护师左右晃动奶瓶，使强化剂在母乳中充分溶解。

（2）整理用物，洗手，记录。

三、注意事项

1. 严格遵医嘱添加强化剂剂量，不能私自增加或减少剂量。

2. 母乳强化剂应在喂养前加入母乳中。

---

2. 注意事项

（1）应根据早产儿的生长情况，在医生指导下及时调整母乳强化剂剂量，以免造成营养过剩或者营养摄入不足。

（2）把握早产儿吃奶量，现用现配，以免造成浪费。

（3）母乳强化剂切不可单独使用或加入配方奶中。

（4）避免母乳在挤出或添加强化剂时造成污染。

（5）选择正规品牌的母乳强化剂，开始服用后注意观察早产儿有无腹胀、呕吐等不耐受（过敏）现象，如有，应及时咨询医生。

学习单元5　乳腺炎产妇照护

哺乳期乳腺炎是发生于哺乳期产妇乳腺组织的炎症，多见于产后2~6周，是哺乳期产妇常见疾病，其中以初产妇的发病率最高。

一、乳腺炎症状及处理原则

1. 症状

哺乳期乳腺炎是在由各种原因造成的乳汁淤积的基础上引发的乳腺炎症反应,伴有或不伴细菌感染。哺乳期乳腺炎表现为乳房疼痛,排乳不畅;乳腺局部出现肿块,形状为楔形或不规则形,如图 1-15 所示,可发生于乳房的任何部位;乳房皮肤红、肿、热、痛,病变区域有压痛;全身症状包括发热,体温可达 39～40 ℃,伴有寒战、全身出汗、头晕、乏力等症状。任何造成乳汁淤积和致病菌感染的因素都可能成为导致哺乳期乳腺炎发病的危险因素。

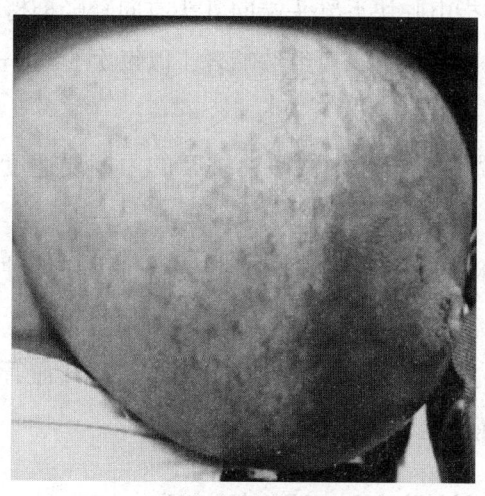

图 1-15 哺乳期乳腺炎

2. 处理原则

(1) 使产妇充分休息,保证充分均衡的营养摄入。

(2) 积极寻找原因,根据具体情况给予指导纠正。

(3) 有效排出感染乳汁,避免乳汁继续淤积。

(4) 对症处理缓解症状,发热、肌肉酸痛者,首选物理降温,如使用温水或 25%～35% 的乙醇擦浴,或根据医嘱采用解热镇痛药物进行退热处理。

(5) 症状较重者,遵医嘱应用抗生素治疗,除应用哺乳期禁用药物外,一般均可继续哺乳。

(6) 出现乳腺脓肿应及时就诊,医生可进行超声引导下穿刺冲洗术或切开引流术,健康照护师需注意观察引流是否通畅,如出现穿刺点及引流口周围皮肤红肿、局部疼痛加重的情况需及时报告;如穿刺点及引流口漏乳,外敷无菌纱布湿透后需及时更换。

（7）尽可能不停止母乳喂养。

二、排出淤积乳汁方法及注意事项

1. 排出淤积乳汁方法

淤积乳汁可采用吸奶器或手工排出，"吸奶器使用方法"及"手工排出乳汁方法"同《健康照护师（中级）》中"预防乳汁淤积"章节有关内容。当乳汁淤积出现肿块时，还可以使用如下乳房按摩的方法排乳：健康照护师用食指、拇指分别从各个方向提捏乳头，边清洁边检查排乳是否通畅；推压乳晕，缓解乳晕区压迫，使乳孔流量增多；食指、中指由肿块近乳头端向乳头方向轻轻推挤积乳，疏通后再后移，逐渐移至肿块远端。排乳畅通后，可继续哺乳，以每次 5~10 min，平均 8 min 为宜。

2. 注意事项

（1）按摩前注意洗手，给产妇保暖，按摩的力度要适度，切忌长时间、用力按摩排乳。

（2）在乳房严重水肿时应避免局部直接按摩，可在无肿胀区域进行适当力度按摩并协助排乳。

（3）按摩时注意力度，不应单纯摩擦皮肤，要避开血管，以免皮肤红肿、损伤，造成乳房局部疼痛甚至诱发新的硬结。

三、乳腺炎局部外敷方法及注意事项

1. 局部外敷方法

（1）冷敷。哺乳后或挤奶后冷敷，可以减轻乳房肿胀和疼痛。可用于冷敷的物品有凉水敷布、卷心菜叶、土豆片等。适用于乳腺炎初期、乳房有红肿的情况。

（2）湿敷。可用 25% 硫酸镁或 3% 高渗盐水湿敷，每次 20 min，每日 3 次，以降低皮肤温度，减少皮肤血流量，间接减少乳汁的分泌，起到消肿、缓解疼痛、辅助控制炎症的作用。适用于局部皮肤红肿的产妇，禁用于皮肤破损处。

（3）中药外敷。将如意金黄散用蜂蜜调和，均匀涂抹在大纱布上，再以一张纱布将其覆盖成片，将制成的金黄散敷贴放在患处，每日 2 次。适用于局部皮肤红肿的产妇，禁用于皮肤破损处。

2. 注意事项

（1）禁止将外敷物品直接敷于乳房皮肤有破损者患处。

（2）冷敷时注意观察照护对象的身体情况，体质虚弱及感觉异常时禁用。

（3）每 10 min 评估 1 次照护对象冷敷部位的皮肤情况，若发现皮肤出现苍白、青紫、疼痛或麻木现象时，应立即停止使用。

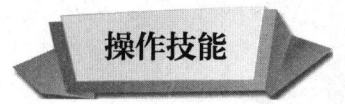

乳腺炎冷敷方法

一、操作前准备

1. 核对照护对象信息。

2. 评估

（1）检查乳房肿胀情况，以及乳房皮肤有无破损。

（2）评估乳房局部疼痛程度。

3. 解释

向照护对象解释冷敷的作用，以取得配合，如："您好！根据对您乳房情况的评估，需要给您做乳房冷敷，帮助您缓解肿胀，减轻疼痛，希望您能配合，请问您现在方便吗？"

4. 准备

（1）健康照护师准备。着装整洁规范，修剪指甲，洗手，戴口罩。

（2）物品准备。根据照护对象乳房情况准备冷敷用物，如敷布、冷水（4～20 ℃）、卷心菜、擀面杖、土豆、水果刀、保鲜膜等。

（3）环境准备。操作环境清洁、安静，温度、光线适宜，使用屏风或拉帘遮挡。

（4）照护对象准备。照护对象穿宽松衣物或喂奶衫，取舒适坐位或卧位。

二、操作步骤

方法 1　敷布冷敷

步骤 1　健康照护师将清洁敷布和冰水端至产妇床旁，如图 1-16 所示。

步骤 2　将敷布置于冷水内浸透，如图 1-17 所示，再将敷布拧至不滴水，如图 1-18 所示。

步骤 3　抖开敷布敷于照护对象患处，如图 1-19 所示，每 3～5 min 更换一次敷布，持续冷敷 15～20 min。

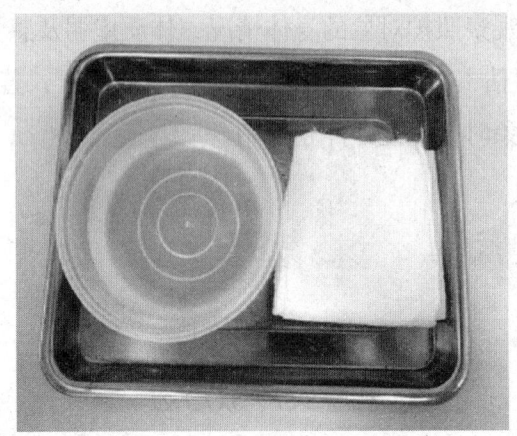

图 1-16 敷布冷敷用物

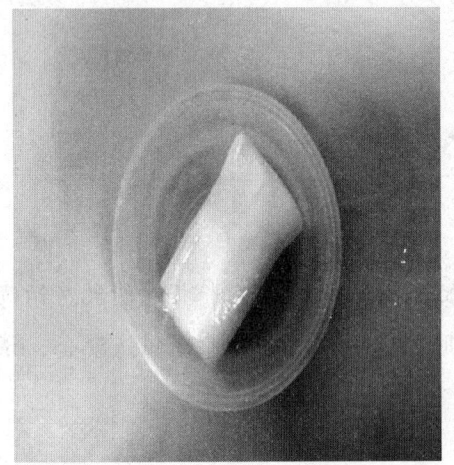

图 1-17 冷水浸泡敷布

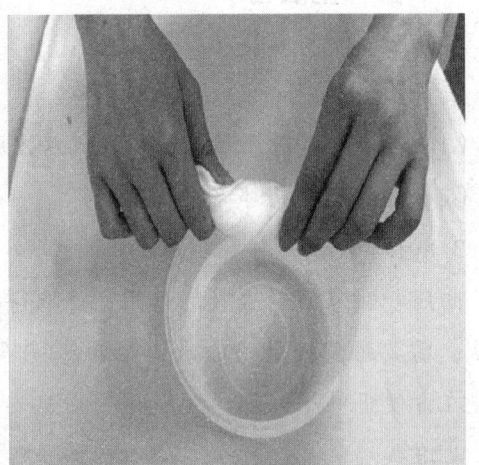

图 1-18 将敷布拧至不滴水

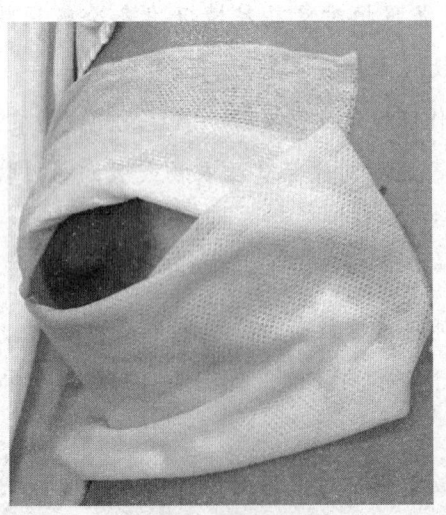

图 1-19 将敷布敷于患处

步骤4　冷敷完毕，撤去敷布，用干毛巾擦干皮肤。

方法2　卷心菜叶冷敷

步骤1　健康照护师将卷心菜、擀面杖、保鲜膜带至照护对象床旁，如图1-20所示。

步骤2　将卷心菜叶一片片完整掰开、洗净，如图1-21所示。

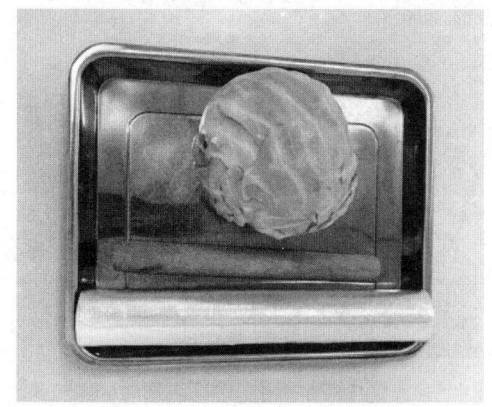

图1-20　卷心菜冷敷用物

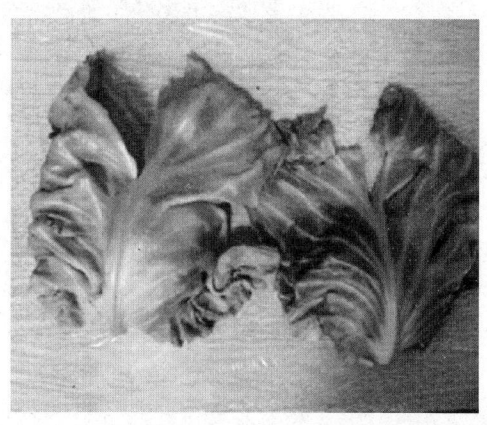

图1-21　掰开菜叶

步骤3　将一片卷心菜叶放进保鲜袋里铺平，用擀面杖把卷心菜叶用力滚压至有菜汁流出，如图1-22所示。

步骤4　取出压好的卷心菜叶并将其敷到乳房上，使卷心菜的形状符合乳房形状，充分贴合乳房，绕开乳晕部分，用保鲜膜保护好，如图1-23所示。

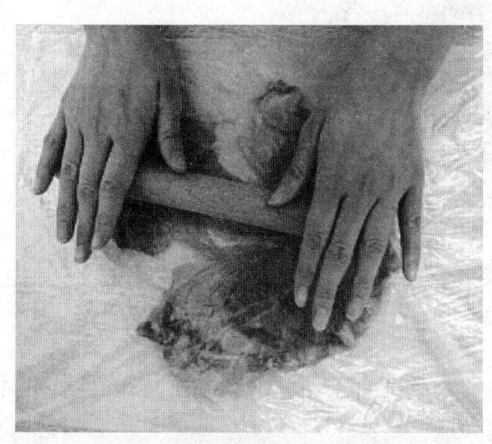

图1-22　擀压菜叶

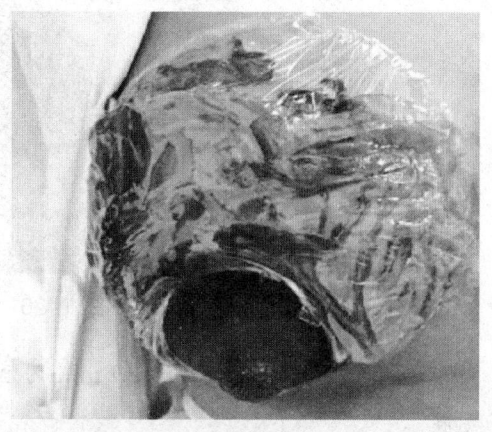

图1-23　敷于乳房

步骤5　冷敷时间以20～30 min为宜。冷敷完毕，撤去卷心菜叶，用干毛巾擦干皮肤。

方法3　土豆片冷敷

步骤1　健康照护师将土豆、保鲜膜、水果刀带至照护对象床旁,如图1-24所示。

步骤2　将土豆切成薄片,如图1-25所示。

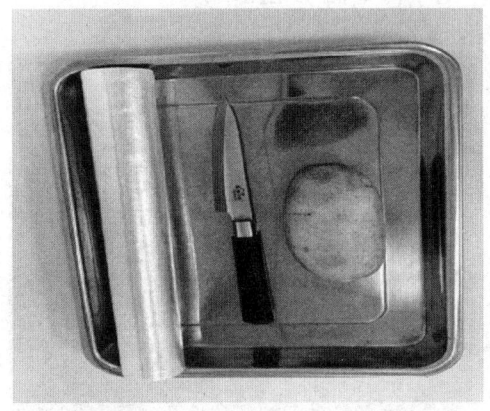

图1-24　土豆片冷敷用物

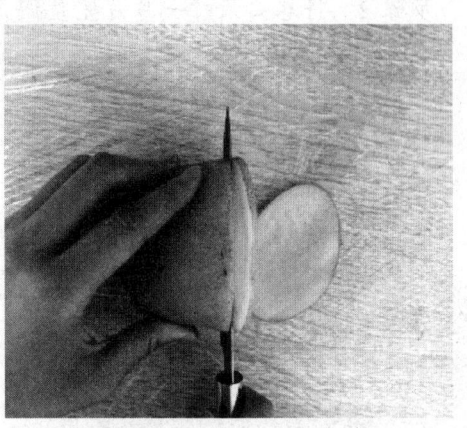

图1-25　将土豆切成薄片

步骤3　将土豆片均匀地敷在乳房上,避开乳头乳晕部分,然后用保鲜膜包裹住乳房,如图1-26所示。

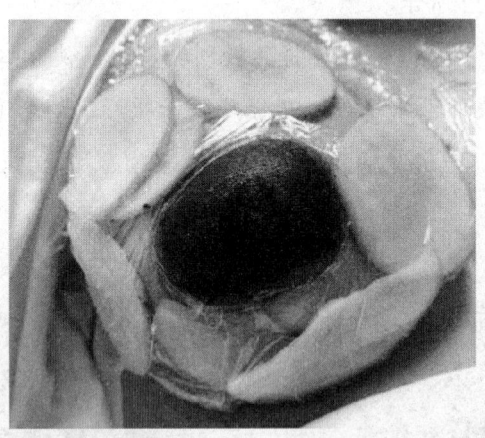

图1-26　敷于乳房

步骤4　冷敷时间以20~30 min为宜。冷敷完毕,撤去土豆片,用干毛巾擦干皮肤。

三、注意事项

1. 局部冷敷,需要尽量覆盖到全部红肿、疼痛处。
2. 冷敷时避开乳头乳晕部分,避免刺激。

3. 如果照护对象冷敷后出现不适、过敏等情况，应尽快撤掉冷敷用物，清洗局部皮肤并观察。

四、乳腺炎产妇喂养指导

1. 婴儿吸吮时，指导照护对象从阻塞部位上方朝乳头方向适度按摩，从而有助于排出淤积乳汁。

2. 根据照护对象乳房阻塞红肿部位变换哺乳体位，因为婴儿的下颌吸吮力最强，让婴儿下颌对着乳房阻塞红肿部位吸吮，有助于排出乳汁。注意保持照护对象和婴儿体位舒适、安全。健康照护师指导照护对象采用摇篮式、卧位、半躺式或趴在肩上哺乳等方式进行哺乳，如图1-27、图1-28、图1-29、图1-30所示。

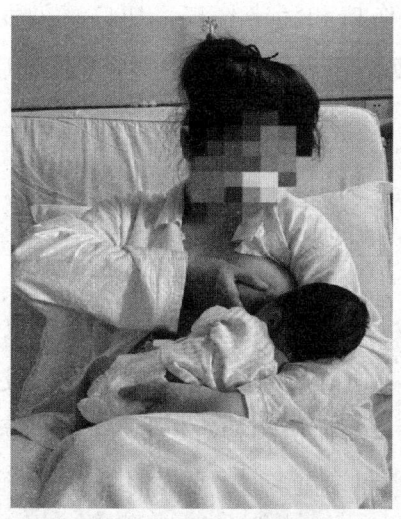
图1-27 摇篮式哺乳

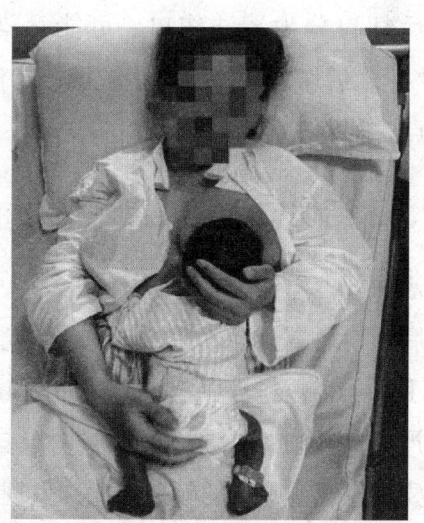
图1-28 半躺哺乳

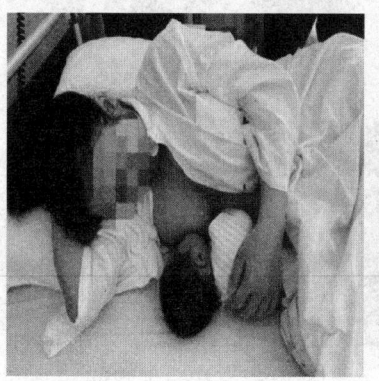
图1-29 卧位哺乳

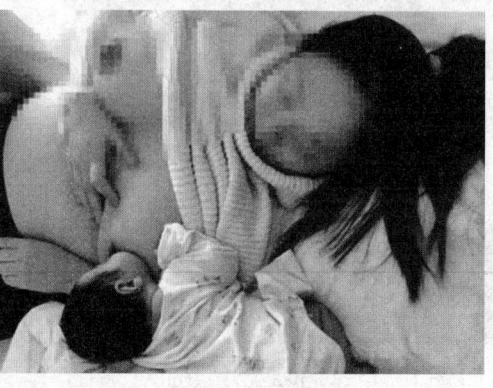
图1-30 趴在肩上哺乳

3. 哺乳后或挤奶后冷敷乳房以减轻疼痛、水肿。

4. 指导照护对象先以健侧乳房哺喂，疼痛可能会抑制喷乳反射，可以在喷乳反射开始后再换到患侧乳房。

5. 照护对象如用消炎药，需询问医生如何避开药物高峰期哺乳。

6. 照护对象如果已在医院进行脓肿切开引流，哺乳时需注意保护引流管，以免其折曲和脱出。

学习单元6　术后切口观察

术后切口分为清洁伤口、可能污染伤口和污染伤口，切口感染发生率为3%~4%，术后切口还可能发生渗血、渗液等情况。健康照护师应掌握术后切口观察的要点，若发现异常，须及时报告。

一、术后切口观察要点

1. 渗血

术后切口通常会在术后的1~2天有少量渗血，如图1-31所示。如果渗血多，特别是手术当日敷料被血液浸染，如图1-32所示，则可能是因为手术的过程中没有做到严格的止血，或是因为照护对象自身凝血机制相对较差等因素导致。健康照护师要注意观察敷料的颜色变化，发现敷料渗血多时，要及时报告护士。

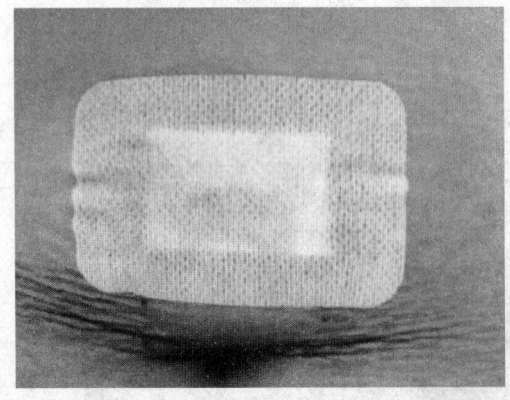
图1-31　术后切口少量渗血

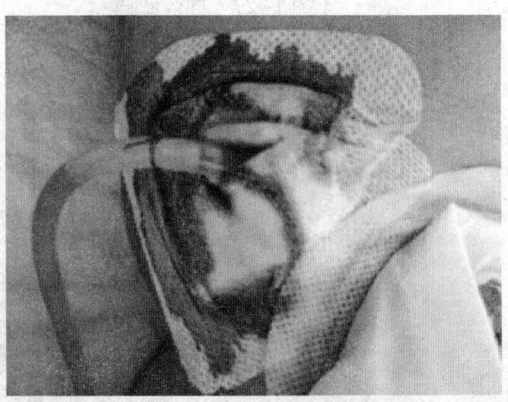
图1-32　术后切口渗血较多

2. 渗液

术后切口渗液，如果颜色是白色或淡黄色，可能是机体为了保护伤口而出现的一种生理性反应，随着伤口的逐渐愈合，渗液会逐渐减少；如果渗液为较混浊的黄色甚至黄绿色，并伴有臭味，则可能有切口感染，需及时报告医护人员。

3. 切口感染

切口浅部感染的局部症状为红、肿、热、痛和功能障碍五个典型症状，如图 1-33 所示；较重的切口深部感染常有发热、头痛、全身不适、乏力、食欲减退等症状；如果外科手术的切口出现了脓液，如图 1-34 所示，则可能发生了化脓性感染。健康照护师发现以上感染症状，需报告医护人员处理。

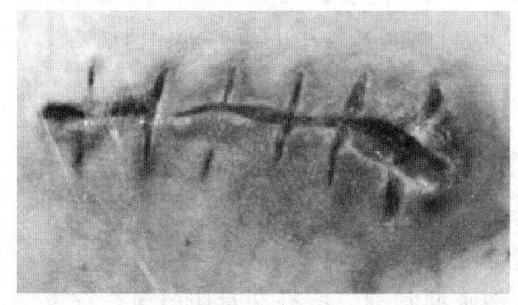

图 1-33　浅部感染

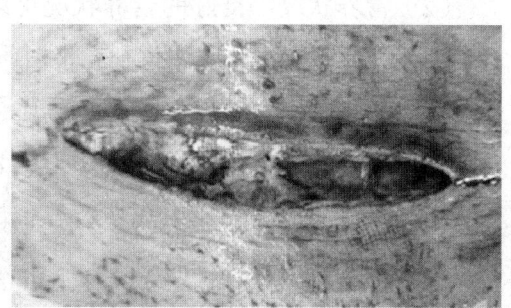

图 1-34　化脓性感染

4. 切口愈合情况

无菌手术切口一般在术后 5~7 天拆线后自然愈合，如图 1-35 所示。有污染的切口容易发生感染或裂开，如图 1-36 所示。健康照护师需观察切口有无裂开及裂开的程度，若发现异常，要及时报告医护人员。

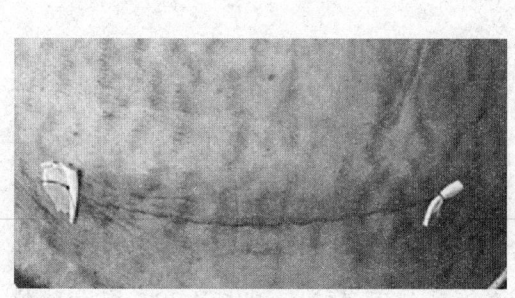

图 1-35　自然愈合的切口

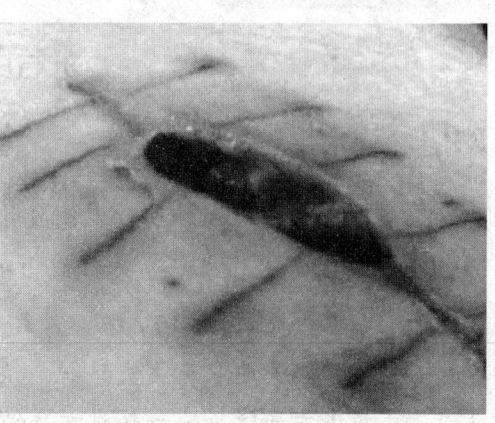

图 1-36　切口裂开

二、影响切口愈合的因素

1. 局部因素

（1）切口皮下脂肪液化或者并发感染，影响切口愈合速度。

（2）切口内存留异物，影响愈合，需要及时取出异物或拆除缝线进行引流。

（3）局部血液循环障碍。

2. 全身性因素

（1）年龄因素。老年患者细胞活性降低，组织再生能力衰退导致切口愈合缓慢。

（2）营养状况。良好的营养状况可以促进切口愈合，营养不良会降低切口愈合速度，因此照护对象应注意补充蛋白质、适量脂肪及维生素以促进切口愈合。

（3）心理状态。过度的紧张、焦虑会抑制机体的免疫功能，进而影响切口愈合，积极的心理状态有利于促进切口愈合。

（4）免疫功能。免疫力在切口愈合过程中起重要作用，若免疫系统功能有缺陷，则容易导致切口愈合不良。

（5）某些药物的应用。免疫抑制剂、细胞抑制剂、抗凝剂对切口愈合有直接的负面影响。

（6）合并某些基础疾病。肿瘤、自身免疫性疾病、糖尿病或动脉硬化、机体免疫功能受损等基础疾病，会影响切口愈合速度。

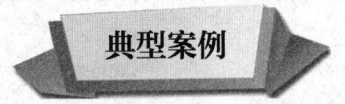
典型案例

术后切口观察

一、情景描述

王女士，64岁，因外伤致左侧股骨干开放性骨折，急症在全麻下行左股骨干复位及钢板固定术，术后7天拆线出院，当日血红蛋白为78 g/L。出院后6天，王女士主诉近两日疲乏无力，切口处疼痛加剧。

王女士抱怨家中只有丈夫陪护，饮食不及时，饭菜不可口。观察其床上物品凌乱，床单上有便迹，切口敷料有黄绿色渗液，伴有臭味。测体温38.5 ℃，脉搏96次/分。

二、案例分析

1. 评估。王女士接受过开放性骨折手术,为污染性手术切口,且其年龄较大,抵抗力弱,血红蛋白低,加之回家后营养不足,清洁卫生条件差,这些因素都极易导致切口感染。现切口敷料有黄绿色渗液,伴有臭味,体温高,应考虑切口感染。

2. 照护措施。联系就医,帮助整理床单位及个人卫生,改善营养状况。

培训课程 2 临终照护

学习单元 1　临终者躯体、心理变化观察

一、临终者概念

临终者是指在已接受治疗性或姑息性治疗（患者患有某些无法治愈的疾病后，为了延长患者生存时间、提高患者生存质量、缓解临床症状而采取的某些治疗手段，该治疗手段并不是以根治为目的）后，虽然意识清楚，但病情加速恶化，各种迹象显示生命即将终结的患者。临终的时长可以是几个月、几天、几小时甚至是几分钟。

健康照护师需要具有丰富的临终照护基础理论知识及扎实的临终照护专业技能才能给患者提供优质的临终照护。

二、临终照护

临终照护是临终关怀中重要的组成部分，其最终目的是让临终者能舒适、安详、有尊严地度过生命的最后阶段，并使临终者家属能够接受其死亡，积极应对，在临终者走后能够更好地生活。健康照护师在临终关怀中扮演着临终照护的角色，为临终者提供一线照护、陪伴、帮助、关爱、聆听等，使照护对象安详、舒适地走完人生。

1.临终照护定义

临终照护是指针对各种疾病晚期、治疗不再生效、生命即将结束者进行的照护，一般在死亡前 3~6 个月实施临终照护。

2. 临终照护目的

（1）缓解症状。治愈性治疗试图帮助临终者活得更久，意味着临终者在短期内要承受更多的疼痛和不适，从而延长几天、几周或几个月寿命。而缓解症状的目的是让临终者在生命的最后阶段获得更好的生活质量，而不是增加生命长度。

（2）提高临终者的生活质量。使用药物或非药物照护措施来缓解临终者的疼痛或其他不适；与临终者进行语言和肢体交流；与临终者及其家属建立良好关系，尽可能满足临终者的要求。

（3）给临终者及其家属提供支持。健康照护师应根据临终者及家属的知识水平、背景、性格特点和情感需求与他们进行沟通，鼓励家属支持、陪伴、照护及探视临终者。对临终者及家属进行死亡教育，鼓励他们表达自己的想法和情绪感受，告知临终者家属丧亲后的处理方式，对临终者家属进行哀伤照护。

3. 临终照护意义

（1）临终照护并不是放弃治疗，也不同于安乐死，而是重视生命本质，尊重临终者的权利，支持临终者积极生活到最后。

（2）临终照护可以降低费用，也可以避免医疗资源的浪费，提高临终者的生活质量，提高临终者及家属的满意度。

（3）临终照护具有社会意义，关注临终者的迫切愿望与要求，是社会进步和文明的重要标志，也是构建和谐社会的一项重要指标。

4. 临终照护原则

（1）舒缓照护。对临终者的治疗与照护，不以延长其生命为目标，而是以提高其临终阶段的生命质量为宗旨。通过舒缓治疗和照护，使其疼痛等临终症状得以缓解与改善，从而获得一种舒适、安宁的状态。

（2）适度照护。临终照护不主张为延长临终者生命而大量采用昂贵的特殊治疗，而是主张解除临终者躯体和心理痛苦。

（3）全方位照护。临终照护是一种以照护为中心的优质照护模式，由全方位的照护团队，包括医生、护士、健康照护师、社工、心理咨询师、治疗师、营养师、志愿者等人士为临终者的身体、心理、社会等方面提供全面照护，并为临终者家属提供心理支持、哀伤照护，是一种全人、全家、全程、全队的"四全"照护模式。

（4）人道主义照护。健康照护师在为临终者实施临终照护时，应关心、理解、帮助临终者，维护其权利和尊严，并向临终者及其家属提供精神、心理和社会支持等方面的慰藉和帮助。

三、临终者躯体、心理变化表现

1. 临终者躯体变化表现

临终者躯体变化是一个渐进的过程，濒死期各系统功能紊乱，机体代谢障碍，各器官功能均已衰竭。

（1）循环衰竭。表现为皮肤苍白或发绀、出现斑点、湿冷，大量出汗，脉搏细快、微弱、不规则或测不出，血压逐渐下降或测不出，少尿等。

（2）呼吸困难。表现为呼吸频率变快或变慢，呼吸深度变深或变浅，出现不规则呼吸，或鼻翼呼吸、张口呼吸、潮式呼吸、点头样呼吸、叹息样呼吸等，最终呼吸停止。呼吸功能减弱，分泌物无法或无力排出，呼吸时出现痰鸣音或鼾声。

（3）胃肠道功能紊乱。表现为恶心、呕吐、腹胀、食欲不振、便秘或腹泻、口干、脱水、体重减轻等。

（4）肌张力丧失。表现为大小便失禁、吞咽困难、无法维持良好舒适的功能体位、疲乏、软弱无力、面肌消瘦、面部呈浅灰色、目光呆滞等。

（5）感知觉丧失。各项感知觉能力逐渐丧失。听觉为最后丧失的感觉。

（6）意识障碍。临终者受中枢神经系统影响，可能出现意识障碍，表现为意识模糊、表情淡漠、谵妄、嗜睡、昏迷等，吞咽反射消失、瞳孔对光反射消失。

（7）疼痛。大部分临终者主诉全身不适或疼痛，表现为烦躁不安、脉搏血压改变、呼吸变快或变慢、瞳孔散大、大声呻吟，出现五官扭曲、眉头紧锁、眼睛睁大或紧闭、双眼无神、咬牙等痛苦面容。

2. 临终者心理变化表现

临终者面对的不仅有生理上的痛苦，还有对死亡的恐惧，其心理变化通常会有以下几个阶段。

（1）否认期。临终者最初的心理表现是没有思想准备，拒绝接受现实，有的临终者会四处求医，希望是误诊。

（2）愤怒期。当临终者得知有关自己疾病的坏消息被证实时就进入愤怒期，常表现为烦躁不安、生气与暴怒、内心不平衡、焦虑，往往将愤怒的情绪向家属、健康照护师等接近他的人发泄。

（3）协议期。临终者开始承认和接受现实，希望延长生命，出现奇迹。此期临终者变得和善，并积极配合治疗。

（4）忧郁期。临终者产生很强烈的失落感，出现悲伤、沉默、哭泣、绝望、抑郁等反应，甚至有轻生念头。抑郁主要表现为对周围事物淡漠、言语减少、反应迟钝，对任何东西均不感兴趣。

（5）接受期。当临终者确信死亡已不可避免，反而会平静地等待死亡来临，此时就进入接受期，表现为睡眠时间增加，喜欢独处。

四、临终者躯体、心理变化观察要点

1. 临终者躯体变化观察要点

（1）密切观察临终者生命体征和尿量、面色等变化。观察脉搏的强弱、节律变化，血压变化，皮肤颜色、温度、湿度变化，是否出现皮肤苍白或发绀、斑点、大汗、少尿等变化或伴随症状。

（2）观察临终者有无呼吸困难。观察呼吸的频率、节律、深浅度变化及伴随症状。应保持呼吸道通畅，及时清理口腔分泌物，必要时给氧，张口呼吸时保持口腔湿润。

（3）观察临终者胃肠道功能有无紊乱。观察进食、饮水量，呕吐物的颜色、性状、量，腹围和腹胀程度，大便的颜色、性状、量。

（4）观察临终者肌张力丧失情况。观察吞咽困难、疲乏、大小便失禁程度，能否维持体位。

（5）观察临终者感知觉变化情况。视力的变化，如是否可以看清1根或2根手指；听力的变化，如大声在其耳边呼叫是否可以听到；感觉的变化，如棉签刺激皮肤是否可以感觉到；知觉的变化，如对时间、地点、人物等是否可认知。

（6）观察临终者意识改变情况。观察临终者是神志清楚还是意识障碍，有无嗜睡、意识模糊、谵妄、昏睡、昏迷等表现，吞咽反射是否消失、瞳孔对光反射是否消失。

（7）观察临终者疼痛等不适情况。观察疼痛及其他不适的部位、性质、程度，是否有伴随症状。

2. 临终者心理变化观察要点

临终者常表现有否认、愤怒、协议、忧郁、接受等心理变化过程，需要进行重点观察、识别，并给予针对性心理照护。需要特别注意的是，临终者在忧郁期，可能有轻生念头甚至自杀倾向，需及时识别、干预，以避免意外情况发生。

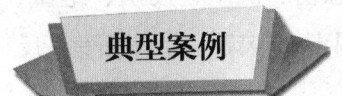

对临终者赵女士进行照护

一、情景描述

赵女士，31岁，因膝关节滑膜肉瘤术后7年余，现已广泛转移，呕吐4个月就诊。就诊时一般状况差，精神萎靡，营养中等，平车推入，生命体征正常，右上腹部肿块，左膝关节活动受限，均疼痛，可耐受。入院时赵女士寡言少语，家属诉患者为硕士学历，本人知晓病情，父母在其高中时离异，与母亲长期生活。患病7年余多次手术化疗但肿瘤仍扩散，渐生绝望情绪，不愿朋友探视，常紧张、恐惧，对治疗没有信心甚至抵触治疗，担心母亲以后的生活，常有轻生念头。

入院后给予止吐、营养支持等症治疗，右上腹疼痛逐渐加重，给予止痛治疗。3个月后患者出现呼之不应、双瞳孔对光反射迟钝、呼吸慢且不规则（5~6次/分钟）、脉搏细弱、血压测不到等症状。家属同意放弃一切抢救措施。10 min后患者呼吸心跳停止，双侧瞳孔散大固定，对光反射消失，颈动脉搏动测不到，血压为0，心电图示直线，呈临床死亡症状。患者入院期间各项照护措施均落实到位，患者离世前已能平静接受死亡，家属对治疗照护表示满意。

二、案例分析

1. 评估赵女士的主要照护问题

（1）适合给予赵女士以缓解症状为主的临终照护，提高其生活质量。因赵女士为恶性肿瘤晚期，治疗性治疗不再生效，预期生存期不超过6个月，不适合以治愈性治疗为主延长生命，而需要根据是否疼痛、恶心等情况给予减轻身体疼痛及不适为主的照护，从而提高生活质量。

（2）赵女士需要心理社会支持

1）赵女士有紧张、恐惧、绝望、抑郁甚至轻生念头。她对疾病自知，担心母亲生活，有未完成的心愿。说明赵女士已开始面对死亡，心理痛苦明显，需给予积极的心理支持与帮助，并协助解决未了心愿，避免遗憾。

2）赵女士未婚、父母离异，与母亲长期生活，不愿同事探望，说明其社会支持少，需要同时给予家属和社会支持。

（3）赵女士病情加重，需要注意躯体及心理变化观察。

2. 给予赵女士临终照护，使其舒适、安详、有尊严地走完人生

（1）给予赵女士临终照护。帮助其减轻疼痛、呕吐等不适，改善营养，进行生活照护，如协助调整舒适的体位，营造安静舒适的环境，保持口腔、皮肤清洁卫生等，以提高赵女士的生活质量。

（2）给赵女士及其家属提供心理社会支持。理解关心赵女士及其家属，了解她们的需求，鼓励其表达情绪与感受，建立信任关系。根据家庭情况，请赵女士母亲陪伴，令其感觉到温暖，使其不感到孤独；给予赵女士及家属死亡教育，使她们能正确面对；鼓励同事探视。通过这些措施使赵女士减少紧张、恐惧、抑郁等心理问题，放弃轻生念头，预防自杀行为。请家属联系父亲看望，并将母亲托付给父亲照顾，满足赵女士的心理需求，完成临终者的未了心愿，使其能够平静面对死亡。

3. 对赵女士进行躯体、心理变化观察

（1）赵女士临终的躯体变化主要体现在意识障碍、呼吸、脉搏、血压、瞳孔等变化，表现出临终者呼吸、循环功能减退等症状，在临终照护中应注意重点观察。

（2）赵女士的心理变化表现，从紧张、恐惧、抑郁甚至有轻生念头，到最后平静地接受死亡，也应进行观察，并注意预防自杀的发生。

学习单元2　临终者病痛照护

病痛指疾病，也指因疾病而引起的痛苦。临终者常见的病痛有疼痛、恶心、呕吐、便秘、食欲减退、口腔炎、吞咽困难、呼吸困难、焦虑、抑郁、意识障碍、惊厥等。因为这些病痛时刻困扰着临终者，因此临终者病痛照护的核心是控制疼痛及其他主要的痛苦，提高临终者的生活质量，维护临终者的尊严。

一、临终者病痛常见原因

1. 循环功能减弱

由于心脏收缩无力，心排血量减少，因此临终者表现出皮肤苍白、湿冷，大量出汗，四肢发绀，脉搏细弱，血压降低等症状。

2. 呼吸功能减弱

表现为呼吸困难、憋气、气短、胸闷、咳嗽、呼吸过快或过慢、呼吸不规则、张口呼吸、间断呼吸等,因呼吸道分泌物无力排出,呼吸时有痰鸣音或鼾声。

3. 胃肠蠕动减慢

表现为恶心、呕吐、食欲减退、腹胀、便秘或腹泻、口干、脱水、体重减轻,也可表现为因焦虑、恐惧、失望、抑郁和药物副作用等引起食欲不振及营养不良。

4. 肌张力丧失

表现为大小便失禁、吞咽困难、疲乏、无力,不能维持良好舒适的功能体位、不能进行自主躯体活动。

5. 感知觉减退

大部分临终者会感到身体疼痛,尤其是癌症患者,而进入濒死状态时疼痛感会逐渐减轻至消失。视力减退,渐渐只有光感,直至完全丧失。临终者的其他感觉能力也会逐渐丧失,听觉是最后丧失的感觉。

6. 意识障碍

病变影响到脑部时,会导致意识障碍,如嗜睡、意识模糊、谵妄、躁动、昏睡、昏迷。

二、减轻临终者病痛的照护措施

1. 减轻疼痛

疼痛是一种主观体验,是令人不快的感觉和情绪上的感受,具有适应性和保护性,伴随着现有的或潜在的组织损伤。疼痛是临终者尤其是癌症患者最常见的症状,也是临终者最恐惧的症状之一。

(1)疼痛评估。遵循常规、量化、全面、动态的原则,评估疼痛的部位、程度、性质、原因、伴随症状等,判断临终者有无心理、情绪、生命体征、面色、面部表情等变化。疼痛评估的方法常用的有以下几种。

1)数字评分法(NRS)。用数字代替文字表示疼痛程度,将疼痛程度用 0~10 个数字依次表示,0 表示无疼痛,10 表示最剧烈的疼痛,由临终者自己选择一个最能代表自身疼痛程度的数字。其中 1~3 为轻度疼痛,4~6 为中度疼痛,7~10 为重度疼痛,如图 1-37 所示。

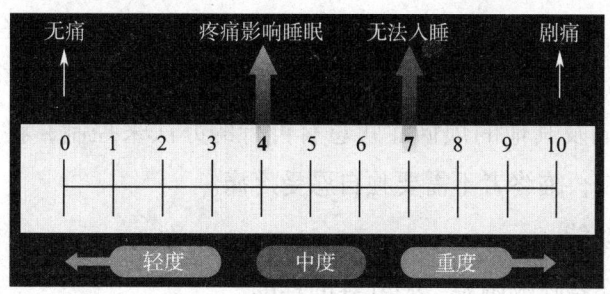

图 1-37 数字评分法（NRS）

2）面部表情评分法。对儿童或无法交流的临终者可通过画有不同面部表情的图画来评估，程度包括无痛、有点痛、稍痛、更痛、很痛、剧痛，如图 1-38 所示。

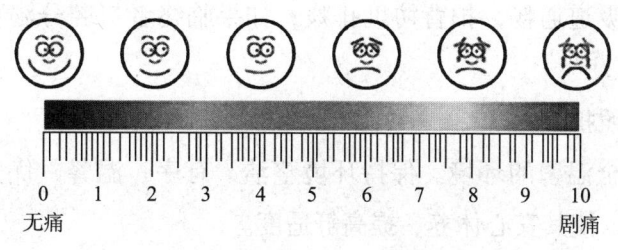

图 1-38 面部表情评分法

3）按世界卫生组织（WHO）的疼痛分级标准进行评估，疼痛分为 4 级：

0 级：无痛。

1 级：轻度疼痛，平卧时无疼痛，翻身咳嗽时有轻度疼痛，但可以忍受，睡眠不受影响。

2 级：中度疼痛，静卧时痛，翻身咳嗽时加剧，不能忍受，睡眠受干扰，要求用镇痛药。

3 级：重度疼痛，静卧时疼痛剧烈，不能忍受，睡眠严重受干扰，需要用镇痛药。

（2）药物止痛。药物止痛是减轻疼痛的最有效方法。健康照护师应协助临终者正确应用药物止痛，密切观察其病痛缓解程度、伴随症状，并采取必要措施，减少药物不良反应，提高止痛效果。

（3）非药物疼痛照护

1）物理止痛。如热敷、冷敷、按摩、改变姿势和体位等。

2）放松及转移注意力。可以通过深呼吸、正念冥想、唱歌、交谈、下棋等方式达到松弛肌肉、止痛的目的。

3）提供心理支持。疼痛感受与人的心理因素有关，安抚临终者紧张、焦虑和惊恐的心理状态，能够减轻其疼痛感。告知临终者及其家属，疼痛时伴有情绪反应是正常的，疼痛及其他的烦恼症状总有可行的办法来控制，将疼痛问题讲出来更有利于疼痛控制，临终者不需要独自忍受疼痛。

2. 改善呼吸功能

（1）评估临终者呼吸困难、憋气等的程度。

（2）选择合适的卧位，神志清醒者可采用半坐卧位或坐位；应注意在床旁陪伴照护体力较弱者，防止其发生跌倒、坠床等损伤。

（3）保持室内空气新鲜，每日定时通风 2~3 次，每次 30 min，以达到置换室内空气的效果。

（4）保持呼吸道通畅，拍背协助排痰；如果临终者口腔分泌物较多，应及时清理擦拭。

3. 做好舒适照护

（1）创造安全温馨的环境。保持环境整洁、有序、温馨、优美，物品放置应方便临终者使用，使其安心休养、提高舒适度。

（2）协助做好临终者的生活照护

1）做好口腔照护。保持口腔清洁、湿润、卫生。对口干者，可少量多次饮水、用棉签湿润口腔、用湿纱布覆盖口唇；对口唇干裂者，给予涂抹液状石蜡；对感染或疼痛者，可涂抹药物或专用稀释液清洗口腔。

2）做好皮肤照护。对大小便失禁者，宜保持会阴部清洁干燥。对出汗较多者，应及时擦洗干净，更换衣物，保持床单位清洁、干燥、平整、无碎屑。

（3）协助调整良好、舒适的卧位。经常翻身，至少每 2 h 一次，避免身体局部长期受压产生压疮。

4. 改善营养，增进食欲

（1）向临终者及家属介绍恶心、呕吐、腹胀、食欲减退等原因，创造良好的进餐环境，获得心理支持，减轻焦虑，稳定情绪。

（2）依据临终者的习惯、口味调整饮食，询问临终者的饮食需要，满足其需求。

（3）对食欲减退者，增加食物的品种及色香味；对出汗较多者，适当增加其食盐的摄入；对吞咽困难者，可给予流食、半流食。注意尽量使临终者食用高热量、易消化的食物，并做到少食多餐。

5. 做好心理照护，减轻心理问题

（1）观察临终者心理问题或情绪的性质、表现，同时给予针对性的心理照护。

（2）鼓励正念冥想、呼吸法等放松疗法，转移临终者注意力，使其关注当下，从而缓解情绪困扰及病痛强度。

（3）采用音乐疗法，优美的音乐可以降低心率，减轻焦虑、抑郁程度，缓解病痛。

（4）给予临终者死亡教育，树立正确、积极的死亡观念，使其正确面对或接受死亡。

（5）获得家属及社会支持，允许家属或亲朋探视，寻求社工、志愿者、心理咨询师、宗教人士等的帮助。

（6）对病痛难以治愈或伴有明显焦虑、抑郁等情绪的临终者可进行心理治疗，如暗示疗法、认知行为疗法、催眠疗法等。

（7）对抑郁程度明显、有自杀念头或行为倾向的临终者，及时予以心理干预和陪伴照护，避免自杀行为发生。

6. 减轻感知觉改变的影响

（1）保持舒适的环境。室内温度、湿度、光线适宜，空气清新，避免临终者因视觉模糊产生恐惧，增加安全感。一般室内温度保持在18~22 ℃为宜，临终者若体温偏低则以22~24 ℃为宜。室内湿度以50%~60%为宜。

（2）保持安静的环境。健康照护师及家属应说话轻柔，语言清晰，说话轻、走路轻、照护轻、开关门轻，也可运用触摸等非语言方式进行交流。

（3）对眼部干燥，或结膜水肿、不能闭眼的临终者，可用刺激性小的眼膏、眼药水点眼以保持湿润，或用凡士林纱布、湿纱布覆盖眼部以缓解症状。

7. 减轻意识改变的影响

（1）观察循环功能情况，维持临终者体温，备好治疗、抢救器材。

（2）应注意保护谵妄、躁动的临终者，如使用床档、适当约束肢体，给予陪伴照护，防止其坠床、自伤或他伤。

（3）对昏迷的临终者，应使其采用仰卧位（头偏一侧）或侧卧位，防止窒息或肺部并发症。保持口腔、头发、皮肤清洁。

8. 做好延续照护

临终者在出院期间，仍需要居家持续进行照护，这种做法就是延续照护。此时仍需要持续做好减轻临终者疼痛及其他病痛的照护。

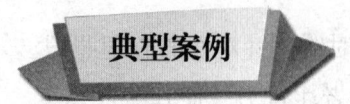

帮助杨先生减轻病痛

一、情景描述

杨先生，31岁，博士，因胃癌多发转移化疗后，神志不清，伴发热1天入院。3个月前无明显诱因出现腰背酸痛不适，进行性加重，行走困难，行骨髓穿刺+活检术，病理诊断为骨髓转移性肿瘤伴骨髓坏死。入院后精神差，间断低热，体温37.5 ℃左右，贫血貌，血红蛋白73 g/L，白蛋白28.5 g/L，予输血、输蛋白、抗感染、化疗、靶向治疗及对症处理后，体温正常，贫血改善。主诉时有腰腿部酸痛不适，NRS评分3~5分，给予药物治疗，疼痛控制效果良好，NRS评分1~2分。杨先生两周期化疗后，腰腿部及右下肢酸痛加重，NRS评分4~6分，加用止痛药物，NRS评分控制在3分以内。患者有恐惧、失眠、焦虑症状，予以心理照护。4个月后患者意识模糊，时有谵妄、疼痛、高热，体温39 ℃，予以止痛、抗感染等治疗，症状逐渐加重，昏迷、高热，体温40 ℃，予对症治疗效果差。晚间体温逐渐下降，血压进行性下降，呼吸心跳停止，心电监测呈直线，患者安然离世。

二、案例分析

1. 评估杨先生主要的病痛问题

（1）疼痛。表现为腰腿部及右下肢酸痛，NRS评分4~6分。

（2）舒适的改变。如行走困难，发热或高热。

（3）营养差。表现为贫血。

（4）心理问题。表现为恐惧、失眠、焦虑。

（5）意识改变的影响。表现为意识模糊，有时谵妄。

（6）循环、呼吸功能减弱的影响。表现为血压进行性下降，呼吸心跳停止。

2. 给予杨先生减轻病痛的照护措施

（1）减轻疼痛。评估杨先生疼痛的部位、性质、程度，协助其遵医嘱用药物止痛，并给予非药物照护措施，如改变姿势、体位的物理止痛，放松、转移注意力等措施。

（2）舒适照护。给予安静、舒适的环境及生活照护。杨先生体温高，可给予物理降温，及时更换衣物，保持口腔、皮肤、头发清洁卫生。

（3）改善营养，增加食欲。给予杨先生高蛋白、高热量、高维生素、易消化的食物，保证食物种类多样，少食多餐。

（4）做好心理照护，减轻心理问题。给予杨先生积极关注、聆听、死亡教育，减轻恐惧、焦虑，满足心理需求。给予家属及社会情感支持帮助。可采用音乐疗法、呼吸法、促进睡眠，甚至心理治疗。

（5）减轻意识改变的影响。做好神志观察。在杨先生意识不清、谵妄时做好安全照护，给予陪伴照护，防止坠床、自伤或他伤。昏迷时给予仰卧位，头偏向一侧，保持呼吸道通畅。

（6）做好循环、呼吸功能减弱的照护。做好病情观察，如随时监测体温、脉搏、呼吸、血压等的变化。

学习单元 3　临终者心理照护

临终者在生命即将终结、临近死亡的过程中，经常会有恐惧、否认、愤怒、悲观、焦虑、抑郁、接受等不同心理反应，也会经历与之对应的心理历程，不同心理历程有不同的特点、需求和注意事项，健康照护师需要仔细甄别并根据实际情况给予适当的心理照护。

一、临终者心理历程

1. 否认期

当临终者得知自己患上不治之症时说"不可能""他们一定是搞错了""这不是真的"等话语，表现出震惊与否认，说明临终者对死亡没有做好思想准备，因此极力否认病情恶化、面临死亡的事实，甚至多方就医，希望疾病诊断错误。这是临终者面对死亡的第一个心理反应——否认，这是一种保护性的心理，可使临终者逐步调整自己，为接纳死亡赢得时间。对这种心理反应的适应时间长短因人而异，大部分人能很快停止否认，但有的临终者到临终前一刻仍处于否认期，乐观地谈论未来的计划及病愈后的设想。

2. 愤怒期

当临终者说"为什么是我""这太不公平了""我为什么这么倒霉"等话语，或时常出现发脾气、无故摔东西等行为，表现出愤怒、怨恨、嫉妒的情绪时，说明临终者无法否认病情，而是确定没有好转的希望，内心产生不平衡的心理。此期临终者通常把不满情绪迁怒于周围的人，抱怨照顾不周，或百般挑剔，甚至无端指责，向家属、朋友、健康照护师等发泄愤怒。

3. 协议期

临终者常常表示"如果能让我好起来，我一定……"，提出种种"协议性"的要求，并期望出现奇迹，此阶段说明临终者愤怒心理消失，已接受自己身患绝症的事实，承认死亡的来临，希望尽可能延长生命，以完成未尽心愿。此期临终者变得非常和善、宽容，对病情抱有一线希望，努力配合治疗，也希望免受死亡的痛苦与不适。有些临终者认为许愿或做善事能扭转死亡的命运，有些临终者则对所做过的错事表示悔恨。

4. 忧郁期

当临终者身体更加虚弱、病情进一步恶化时会说"好吧，那就是我吧"，常沉浸在低落、消沉、退缩、悲伤、沉默、哭泣、绝望、抑郁等情绪中，甚至有轻生的念头，对周围事物淡漠、言语减少、反应迟钝、对任何事情均不感兴趣，说明临终者已充分认识到尽管采取多种努力，病情仍日益恶化，自己已接近死亡，心情极度伤感、失落、郁郁寡欢。此时临终者常要求会见亲朋好友，希望由喜爱的人陪伴，很关心死后家人的生活，同时开始交代后事。此时健康照护师应给予临终者更多的同情、关爱，允许亲朋好友探视、家属陪伴照护，并避免自杀等意外情况发生。

5. 接受期

当临终者说"我准备好了"，喜欢独处，睡眠时间增加或嗜睡，表情淡漠，情感减退，平静，说明临终者已竭尽全力，精神和肉体极度疲劳、衰弱，心情得到了抒发，没有悲哀和痛苦，一切未完事宜均已处理好，开始接受即将面临死亡的事实。

临终者心理历程的五个发展阶段，并非按顺序发生、发展，实际心理历程有较大的个体差异性，并非前后相随，而是时而重合、时而提前或推后，各阶段时间长短也不一样。在照护过程中，健康照护师应根据临终者的具体心理历程及表现，给予相应的心理照护。

二、临终者心理慰藉及注意事项

1. 临终者心理慰藉方法

（1）否认期

1）健康照护师不可将病情全部揭穿，应保护临终者的自我心理防御，对临终者的病情说法与家属保持一致。

2）健康照护师与临终者交流时，应根据其对病情的认识程度进行沟通，耐心倾听，维护临终者的希望，逐步引导其树立正确的价值观、生死观，使其逐步面对现实。

3）经常陪伴临终者或出现在其身边，认真倾听，予以逐步共情，表示支持和理解，也可采用非语言交流方式如触摸、拍背、点头等，让其感到没有被抛弃，而是时刻受到人们的关怀。

（2）愤怒期

1）对临终者的这种"愤怒"，应该将其看成正常的适应性反应，是一种求生无望的表现。允许其用愤怒、抱怨、不合作等行为宣泄内心的忧虑和恐惧。

2）为临终者提供合适的环境或工具来表达、发泄愤怒情绪，如减压室、减压玩具。

3）健康照护师要有博爱的情怀，谅解、宽容、安抚临终者，必要时给予心理疏导，帮助其渡过心理难关，避免过久停留于愤怒阶段而延误必要的治疗。

4）做好家属及亲友的思想工作，获得他们的支持，给予临终者关心、爱护、理解和宽容。

（3）协议期

1）健康照护师应认识到这种情绪对临终者是有益的，使其能够配合治疗和照护，提高其生活质量。

2）给予临终者情感支持，鼓励其说出内心感受，尊重信仰，积极引导，减轻其压力。

3）主动关心临终者，加强照护，尽可能满足临终者的心理需求等合理需要。

（4）忧郁期

1）健康照护师应同情、照顾、陪伴临终者，允许其哭泣、哀伤，表达痛苦和诉说哀情，并耐心倾听。

2）鼓励与支持临终者，使其增加和疾病作斗争的信心和勇气，肯定其生存下去的意义与价值。

3）创造舒适环境，鼓励临终者保持形象与尊严。

4）鼓励家属及亲友的陪伴、探视，给予安慰以及情感和社会支持。

（5）接受期

1）继续关心支持临终者，延长照护时间。

2）主动帮助临终者完成未了的心愿，避免遗憾。

3）鼓励家属的陪伴照护，给予临终者及家属心理安慰。

4）创造安静、舒适的环境，减少干扰。

5）做好细致周到的临终照护，让临终者平和、安详、有尊严地走完人生之旅。

2. 临终者心理慰藉注意事项

（1）否认期。照护也是一门艺术，健康照护师对临终者进行照护时的关注点不应只是技术或姿态，而应是照护的品质，为临终者提供细致入微的照护。要注意少数临终者可能会心理失衡，以扭曲的方式对抗此期的负重感。

（2）愤怒期。处于愤怒期的临终者可能会有过激行为，切不可以"愤怒"回击"愤怒"，避免意外事件发生。

（3）协议期。对临终者的有些需求，有时即使难以实现，为了避免其失望，也要做出积极的努力和姿态，重要的是体现对临终者的关爱。

（4）忧郁期。对忧郁期的临终者，应密切进行观察，开展心理疏导和恰当的死亡教育，及时发现轻生念头，预防自杀的行为倾向。

（5）接受期。处于接受期的临终者，因身体各器官功能逐渐减退，常愿意安静独处，应给予其合理的物理空间和心理空间，尊重临终者及其信仰，不强迫与其交谈，合理安排朋友探视时间，照护内容相对集中进行，减少对临终者的干扰。

三、临终者陪伴照护及注意事项

1. 临终者陪伴照护

健康照护师在给予临终者心理慰藉的过程中，也要做好其陪伴照护工作。

临终者在生病到濒死直至死亡的过程中，经常面临着生理、心理、社会等各方面的极大变化及压力，有时不知如何应对，有时有过激的情绪和行为。因此，健康照护师对临终者在以下几个方面的陪伴照护具有非常重要的意义。

（1）满足临终者的陪伴需要。鼓励家属及亲友陪伴临终者，减轻其孤独感。

（2）鼓励临终者及家属表达感情。注意与临终者及家属做好沟通，取得信任，认真倾听，鼓励临终者家属表达内心的感受与困难，协助解决有关问题，减少疑虑。

（3）指导家属对临终者的生活照护。鼓励家属参与临终者的照护，耐心指导相关技术方法，使家属得到帮助及心理慰藉。

（4）协助维持家庭的完整性。在照护机构，协助家属安排日常的家庭活动，增进感情，保持家庭的完整性。

（5）满足陪伴照护对象自身的生理、心理、社会需求。多关心临终者及家属，协助安排陪伴生活，解决实际困难。

2. 注意事项

（1）及时为临终者提供心理慰藉和支持。

（2）适时对临终者及家属进行死亡教育。

（3）为临终者及家属提供安静、私密的环境空间，以充分表达其内心的感受。

（4）注意对临终者家属的过激行为给予理解、包容，避免纠纷的发生。

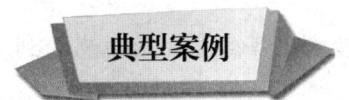
典型案例

给予沉默寡言的罗女士心理慰藉

一、情景描述

罗女士，63岁，因结肠低分化腺癌Ⅳ期21个月入院。曾因腹痛近3个月，加重伴腰痛1个月就诊，病理确诊结肠低分化腺癌Ⅳ期。曾进行多周期化疗、腹部残余病灶放疗。入院后生命体征平稳，恶病质，卡氏评分50%，皮肤黏膜黄染，右侧腹部稍膨隆，局部可触及包块，有触痛。主诉腹痛，呈持续性，疼痛评分为4~7分，给予药物止痛，疼痛可缓解。通过医生对患者的综合评估，考虑患者进入临终阶段。患者为大学教师，已退休，与配偶、女儿、弟弟关系好。此次患者入院后，话语较少，不愿主动向健康照护师叙述自身感受，但日常仍能较为积极地参与与工作人员之间的治疗性沟通。随着病情不断恶化，患者有明显的情绪低落、沉默寡言现象。临终前，罗女士出现意识不清、谵妄，家属表示放弃积极的抢救措施，给予减轻患者痛苦的对症照护。罗女士最终平静离世，家属的哀伤情绪得到减轻。

二、案例分析

1. 评估罗女士的主要心理状态

（1）协议期。罗女士为癌症晚期临终患者，经过多次治疗，一般状况差，疼痛，药物止痛后可缓解，话语少，不主动诉说自身感受，但仍积极参与治疗性沟通，说明其处于心理反应的协议期，已接受身患绝症的事实，承认死亡来临，希望延长生命，努力配合治疗，免受死亡的痛苦与不适。

（2）忧郁期。随着病情的不断恶化，罗女士有明显的情绪低落、沉默寡言现象，说明她已进入忧郁期，且充分认识到自己已接近死亡的事实，因此心情极度伤感，郁郁寡欢。

2. 做好罗女士的心理慰藉

（1）协议期

1）肯定这种情绪对罗女士是有益的，使她能够配合治疗及照护，从而减轻疼痛等不适，提高生活质量。

2）给予罗女士情感支持，鼓励她说出内心感受，尊重信仰，积极引导，减轻心理压力。

3）主动关心照护罗女士，尽可能满足其合理的心理需求等需要，让她感受到尊重。

4）罗女士的有些需求难以实现，为了避免其失望，也要做出积极的努力，体现对她的关爱。

（2）忧郁期

1）同情、照顾、尊重罗女士，接受其情绪低落，沉默寡言，甚至是哀伤、哭泣、表达痛苦。

2）鼓励支持罗女士，肯定其生存下去的意义与价值。

3）帮助减轻罗女士的疼痛等不适，创造舒适环境，给予生活照护，鼓励罗女士保持形象与尊严。

4）鼓励罗女士配偶、女儿及弟弟的陪伴、探视，给予安慰以及情感和社会支持。

5）给予陪伴家属情感和社会支持、死亡教育，使家属能够给予罗女士更多的理解和照护，使其感到需要与价值，同时也满足了家属对罗女士照护的需要，减轻其过世后家属的哀伤。

6）对忧郁期的罗女士，注意给予心理慰藉和恰当的死亡教育，密切观察其是否有轻生念头，预防自杀行为。

学习单元 4　逝者家属哀伤照护

逝者家属主要是指失去父母、配偶、子女等的直系亲属。哀伤是指个人在遭遇亲友预期死亡、死亡和死亡后的全部经历，包括心理过程、适应过程，以及对个人身体、心理、情感、精神、行为、社会、职业领域的影响。哀伤是一个广泛的术语，包括哀悼和悲伤。

哀伤会给逝者家属带来极大的痛苦，可能会造成行为、生活方式的改变，严重影响他们的身体健康、心理状态、社会交往等方面，需要健康照护师用真诚的关爱给予逝者家属哀伤照护，帮助他们回归正常的生活，保障身心健康。

一、逝者家属哀伤情绪表现

大多数丧亲者在第一年内都有忧郁症状，许多人会出现头痛、心悸、颤抖、失眠等症状及各种胃肠疾病的症状会加重。

逝者家属哀伤情绪表现包括害怕、愤怒、内疚、遗憾、悲伤、绝望、无助等。其中，悲伤是最主要的情绪。悲伤过程长短、程度轻重对逝者家属的身心健康、生活、工作的恢复均有很大的影响。逝者家属在临终者过世后的哀伤情绪表现通常会经历以下过程和阶段。

1. 冲击与怀疑期

此期家属拒绝接受丧失，心理感觉麻木，否认、暂时拒绝接受亲人死亡的事实，这可以让家属有时间进行自我调整。此期通常在临终者病程较短、意外死亡时表现明显。

2. 逐渐承认期

此期家属意识到亲人已经死亡，出现空虚、愤怒、敌意反应、自责、哭泣等痛苦表现，其中哭泣是典型表现。

3. 恢复常态期

此期家属带着悲痛的心情处理逝者的后事，准备葬礼。

4. 克服失落期

此期家属常回忆过去，以克服内心的痛苦和失落。

5. 理想化期

此期家属常产生想象，回忆逝者优点，认为其是完美的，对逝者或者死亡发生当时的情境、行为感到自责、愧疚。

6. 恢复期

此期大部分家属身体、心理、社会功能恢复，但悲哀感觉不会消失，常忆起逝者，永远怀念逝者。

逝者家属经历上述6个阶段的时间可能不完全一样，大部分约经过1年的时间，但丧偶者可能需要经历2年或更长时间。

影响逝者家属哀伤程度和时间的因素主要是家属与逝者的亲密度和依赖度、临终者的病程长短、逝者年龄及家属年龄、家属的性别和性格、亲友、社会及失去亲人后生活的改变程度。家属与逝者的亲密度和依赖度高，临终者的病程时间短，逝者年龄及家属年纪轻，家属为男性、内向性格、社会支持少及失去亲人后生活改变大等均使家属的哀伤程度更强，哀伤时间更长。

二、逝者家属哀伤照护方法及注意事项

1. 逝者家属哀伤照护方法

（1）帮助做好逝者的遗体照护。帮助家属一起做好逝者的遗体照护，这是对逝者的尊重，也是对家属的极大抚慰。

（2）心理疏导。安慰逝者家属，鼓励其宣泄情感，使其面对现实，接受丧失。运用哀伤照护技巧——同感，积极聆听。也可以采用非语言交流技巧，如握紧手听其诉说，给予拥抱、拍背，协助纾解内心的忧伤。

（3）尽量满足逝者家属的需要。逝去亲人是最痛苦的经历，应尽量满足家属的合理需求。

（4）鼓励逝者家属相互安慰及获取社会支持。观察与发现家属中重要的人及坚强者，鼓励他们互相安慰、帮助。鼓励家属寻求亲友、社工、心理咨询师等的支持帮助。

（5）协助解决实际问题及困难。了解家属的实际问题及困难，积极帮助解决，如经济、子女、家庭、社会支持等，使家属感到温暖。提出合理化建议，帮助家属作决策以处理实际问题。

（6）协助建立新的人际关系。劝导、协助家属对逝者做出情感撤离，如举行告别仪式、写一封致死者的信、放飞气球等，使家属能够重新适应生活中的缺失，树立新的信念，逐步建立新的人际关系，弥补内心空虚，得到心理慰藉。

（7）协助培养新的兴趣，鼓励参加社会活动。协助逝者家属建立新的生活方式，寻找新的经历与感受。鼓励积极参加社会活动，发展兴趣爱好，适当运动等，抒发郁闷，获得安慰，尽快走出哀伤。

（8）对逝者家属访视。对逝者家属进行追踪式服务与照护，通过信件、电话、访视等方式进行追踪随访，使逝者家属得到持续的关爱与支持。

2. 逝者家属哀伤照护注意事项

（1）理解并允许逝者家属表现哀伤，给予家属一定的时间、空间宣泄哀伤情绪。

（2）对家属的需求无法满足时，需耐心解释，善言相劝，取得其谅解。

（3）注意协助逝者家属勇敢面对丧亲痛苦，引导其独立生活。

（4）注意在哀伤期引导家属不宜作出重大的决定及生活方式的巨大改变。

（5）在协助建立新的人际关系中注意把握好时间尺度。

（6）在疏导哀伤中，应注意家属的年龄、文化、信仰、性格、兴趣爱好、生活习惯、哀伤程度、哀伤时间及社会风俗等的差异。

（7）对逝者家属的访视应选择合适的时间、地点、方式进行。家庭是访视的最佳场合，其次是办公室或工作场合，以及花园、咖啡厅、茶馆等非正式场合。

（8）逝者家属若有长期失眠、忧郁、有自杀行为倾向等过度悲伤或异常情绪行为时，应注意请心理治疗师等专业人士治疗或转介，预防自杀发生。

（9）哀伤结束的时间没有固定的答案，大多在1~2年，也有些人似乎永远都不能完全脱离哀伤。哀伤是一个长期的过程，如果想到死者时胸口没有紧缩的感觉，并能够重新将情感投注在生活、生命中，哀伤便结束了。

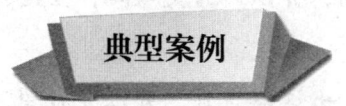

帮助唐女士度过哀伤

一、情景描述

唐女士，46岁，家庭主妇，儿子在外读大学，丈夫常年做房地产生意，唐女士伴其左右，负责丈夫的饮食起居。正月十八，丈夫要去工地慰问工人，唐女士想陪同，但因感冒，丈夫再三劝阻其在家休息，结果丈夫在工地不慎从梯子上摔下，头部着地，当场身亡。唐女士悲痛欲绝，严重自责，认为如果自己陪丈夫一起去，帮其扶着梯子，丈夫就不会死。丈夫安葬后，唐女士把自己关在房间，整日抱着丈夫遗像，以泪洗面，茶饭不思，缄默不语，一心要追随丈夫而去。后唐女士经过哀伤照护，建立了新的社会关系，生活恢复正常。

二、案例分析

1. 评估唐女士的哀伤情绪表现

唐女士面对丈夫的意外死亡，心理反应强烈，哀伤情绪表现明显，虽已承认丈夫死亡，暂时恢复常态，完成丈夫的葬礼，但仍自责、哭泣，整日抱着丈夫遗像，不思饮食，拒绝接触他人，严重影响其社会交往及日常生活，处于哀伤情绪表现的逐渐承认期。

2. 如何给予唐女士哀伤照护

（1）心理疏导

1）承认唐女士的哀伤情绪是正常的。

2）关心、同感、积极聆听，获得唐女士的信任，使其感到尊重、理解。

3）满足唐女士对丈夫思念的情感需求，鼓励其更换与丈夫交流的方式，如追忆丈夫生活的事件，引导其逐步与丈夫告别，使心灵恢复平静。

4）肯定唐女士的价值，善于照顾人，引导其明白只有好好生活才能让逝者安心，鼓励其关心照顾好自己和儿子。

（2）家属及社会支持。鼓励儿子的陪伴，了解亲友可以提供支持的人员与方式，请亲友给予具体帮助，使唐女士感受到来自亲人的温暖与支持，重拾生活的信心与勇气。

（3）鼓励兴趣爱好，协助唐女士重新适应社会。因唐女士社会关系单一，尊重其喜欢小动物的兴趣爱好，鼓励领养小动物，如小狗，并以此为突破口，重建唐女士的社会关系。

（4）预防意外事件，必要时求助专业治疗。对唐女士这般自责、哭泣并希望追随丈夫而去等抑郁表现明显的逝者家属，应注意积极疏导，预防自杀等意外事件的发生，必要时请心理治疗师给予专业的治疗帮助。

培训课程 3 安全照护

学习单元 1　安全隐患防范措施制定与实施

随着社会生活节奏的加快,各种突发的重大生活事件和遭遇常常超出人们的处理能力,从而使人们产生一系列心理反应,若得不到及时干预,则很可能造成严重的安全隐患。因此,制定并实施安全隐患防范措施,是健康照护师的重要职责之一。

一、心理危机干预方法

1. 心理危机干预概念

心理危机是由于突然遭受严重灾难、重大生活事件、难以克服的困难或精神压力,使生活状况发生明显的变化,以致当事人感到痛苦、绝望、焦虑、抑郁甚至想要自杀等情绪危机,以及植物神经功能紊乱症状和行为障碍。心理危机干预则是对危机状态下的个体及时给予适当的心理援助,通过调动个体的自身潜能来重新建立和恢复危机爆发前的心理平衡状态,重新适应生活。这是一种短期的对各种原因导致情绪危机的当事人给予关怀和帮助的心理救助过程,目的主要是恢复心理平衡与动力、避免自伤或伤及他人,不存在人格的纠正。

2. 危机干预的主要方法

专业的心理危机干预的方法、模式有很多,适合健康照护师采用的危机干预方法主要包括以下4种。

(1) 降低压力直觉反应。指导照护对象多看危机事件中积极的一面,忽略消极的一面,以降低压力直觉反应,促进其恢复心理平衡。

（2）生理干预调节稳定情绪。指导照护对象进行呼吸振作法、肌肉放松等训练，调节、稳定照护对象的情绪。

知识链接

呼吸振作法

分为3步完成，整个过程需将注意力集中在鼻子并感受呼吸，通常需重复7次以上。

步骤1 深吸气。从1慢慢数到5并经过鼻腔深吸一口气。

步骤2 屏气。从1慢慢数到5并屏住气。

步骤3 呼气。从1慢慢数到5并经过鼻腔缓缓呼出气。

肌肉放松训练法

分为4步完成。

步骤1 上臂放松。双拳紧握拉紧大臂与前臂上抬并向外展，放松，如图1-39所示。

步骤2 头颈肩放松。头后仰然后以顺时针方向转圈，皱缩脸部肌肉、双眼眯紧、闭唇、舌抵上腭、肩膀下沉，放松，如图1-40所示。

步骤3 胸廓放松。深吸气的同时弓起背、收缩胃，屏气放松，如图1-41所示。

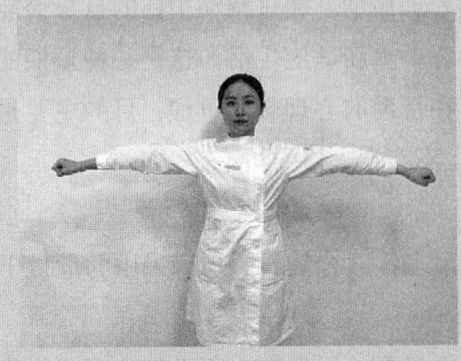
图1-39 上臂放松

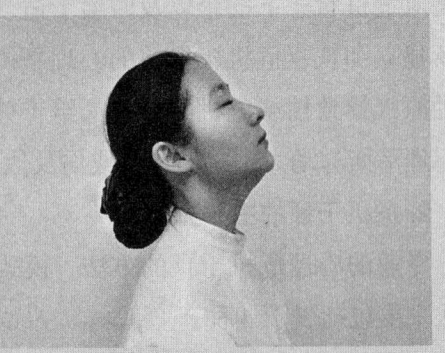
图1-40 头颈肩放松

步骤4 下肢放松。站立,将一只脚拉紧上提并用脚底板贴至胫侧,放松,然后更换另一侧脚,如图1-42所示;双脚趾着地,脚后跟抬起的同时将腿肚、大腿、臀部拉紧上提,放松。可循序渐进地重复以上过程。

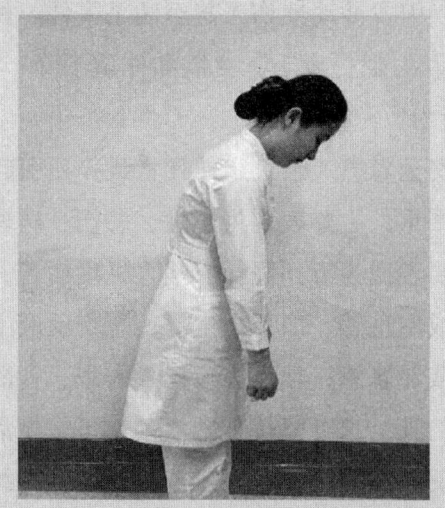
图1-41 胸廓放松

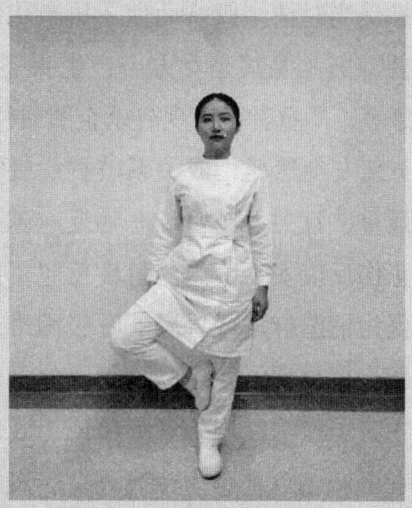
图1-42 下肢放松

(3)行为干预缓解心理压力。鼓励照护对象转移环境,离开事发地点,转换情境,如给亲友打电话、看报纸杂志、听音乐等,以暂时缓解心理压力、恢复平衡心态。

(4)观念干预帮助树立克服困难的勇气。积极纠正照护对象认知理念,帮助树立克服困难的决心。引导照护对象认识到困难既是命运对个人的考验和挑战,也是改变命运、超越自我的机遇。

二、常见安全隐患种类及评估

1. 常见安全隐患种类

(1)躯体疾病危机安全隐患。主要分为急性和慢性两种。急性疾病安全隐患主要表现是焦虑、恐惧、抑郁甚至自杀。焦虑时感到紧张、忧虑、不安,同时可伴发心悸、多汗、恶心和大小便频繁等,也可有血压升高、心率加快、面色潮红或发白、皮肤发冷、面部及其他部位肌肉紧张等体征;恐惧时对自身疾病感到担忧、疑虑、惊恐不安;抑郁时情绪低落、悲观绝望,对外界事物不感兴趣、不愿与人交往,甚至出现自杀想法或行为。慢性疾病安全隐患主要表现为抑郁、性格改变。抑郁时心情沮丧、悲观厌世，甚至出现自杀想法或行为，多发于性格内向的人中，性格改变主要体现为总是责怪、埋怨、挑剔别人，常因小事勃然大怒，导致家庭关系紧张或恶化。

（2）婚姻、恋爱关系破裂危机安全隐患。主要分为暂时和长期纠纷两种。暂时纠纷易受当时情绪影响而使矛盾激化，引发冲动性伤人甚至凶杀事件。长期纠纷时可使双方（尤其是女方）产生头痛、失眠、疲乏、食欲和体重下降、心烦、情绪低落等，严重者可出现自杀企图或行为。

（3）亲友突然死亡或关系破裂危机安全隐患。亲人意外死亡或猝死引起的悲伤反应最重，且关系越密切悲伤反应越严重，主要表现为急性、悲伤、病理性居丧三种悲伤反应安全隐患。急性反应主要表现为听到噩耗后陷入极度痛苦，严重者可表现为情感麻木或昏厥、呼吸困难或窒息感、痛不欲生等；悲伤反应主要表现为在居丧期出现了焦虑、抑郁、自责或罪恶感，常伴有疲乏、失眠、食欲降低等症状，脑子里常浮现死者形象或出现幻觉，难以坚持日常活动或正常生活，严重抑郁者可产生自杀行为；病理性居丧反应主要表现为悲伤或抑郁情绪持续6个月以上，有时存在激动、幻觉、妄想、情感淡漠、惊恐等症状，且自杀企图持续存在。

（4）破产或重大财产损失危机安全隐患。表现为极度悲伤和痛苦，在较长时间内存在情绪低落、失眠、食欲降低或其他消化道症状，甚至因感到万念俱灰而萌生自杀的想法、行动等。

（5）重要考试、晋升失败危机安全隐患。重要考试失利或晋升失败的人偶有自杀或攻击行为，有时因对未来感到悲观绝望、无脸见人而导致自杀，有时因认为自己的失败是由于某人作梗所致而导致愤懑，进而对其施行攻击或凶杀行为。

2. 安全隐患评估

（1）评估内容。发生危机事件时，健康照护师需要从危机严重程度、自杀危险性两个方面进行重点评估，以积极预防意外事件发生。危机严重程度评估需与照护对象一起就认知、情感、精神状态进行评估，主要评估危机认识的一致性和真实性、危机解释的合理性，有无改变危机处境的想法，有无情绪表现过度或失控，有无摆脱困境的想法或行为等。自杀危险性评估主要评估照护对象自杀危险的可能性，了解照护对象所处的情境和反应，掌握照护对象表现出的确定的自杀线索及有无掩饰自己想结束生命的真实想法，以达到最大限度保护照护对象安全、预防自杀意外事件发生的目的。

（2）评估量表

1）危机严重程度评估采用危机干预三维评估量表（见表1-4），主要用于评估危机的性质、照护对象的情感和认知水平、应对机制和支持系统、自伤或伤人的危险性，以确定需要给予的干预措施。

表1-4　危机干预三维评估量表（THF）

一、危机事件
确定和简要描述危机的情况：_____
_____

二、情感方面
简要确定和描述目前的情感表现（如果有几种情感症状存在，请用#1, #2, #3标出主次）。
愤怒/敌对：_____
焦虑/恐惧：_____
沮丧/忧愁：_____

情感严重程度量表
根据照护对象对危机的反应，在下列恰当的数字处画圈

1	2　3	4　5	6　7	8　9	10
无损害	损害很轻	轻度损害	中度损害	显著损害	严重损害
情绪状态稳定，对日常活动情感表达透彻	情感对环境反应适切，对环境变化只有短暂的负面情感流露，不强烈，情绪完全能由当事人控制	情感对环境反应适切，但对环境变化有较长时间的负面情感流露，当事人能意识到需要自我控制	情感对环境反应有脱节，常表现出负面情感，对环境变化有较强烈的情感波动。情感状态虽然比较稳定，但需要努力控制情绪	负面情感体验明显超出环境的影响，情感与环境明显不协调，心境波动明显，当事人意识到负面情感但不能控制	完全失控或极度悲伤

三、认知方面
如果有侵犯、威胁或丧失，则予以确定，并简要描述（如果有多个认知反应存在，请根据主次标出#1, #2, #3）。
生理/环境方面（饮食、水、安全、居住等）：侵犯_____ 威胁_____ 丧失_____
心理方面（自我认识、情绪表现、认同等）：侵犯_____ 威胁_____ 丧失_____

续表

社会关系方面（家庭、朋友、同事等）：侵犯_____ 威胁_____ 丧失_____
道德精神方面（个人态度、价值观、信仰等）：侵犯_____ 威胁_____ 丧失_____

认知严重程度量表

根据照护对象对危机的反应，在下列恰当的数字处画圈

1	2	3	4	5	6	7	8	9	10
无损害		损害很轻		轻度损害		中度损害		显著损害	严重损害
注意力集中，解决问题和做决定的能力正常。当事人对危机事件的认识和感知与实际情况相符		当事人的思维集中在危机事件上，但思想能受意志控制，解决问题和做决定的能力轻微受损。对危机事件的认识和感知基本与现实相符		注意力偶尔不集中，感到较难控制对危机事件的思考；解决问题和做决定的能力降低。对危机事件的认识和感知与现实情况预计的在某些方面有偏差		注意力时常不集中，较多地考虑危机事件而难以自拔；解决问题和做决定的能力因强迫思维、自我怀疑和犹豫而受到影响。对危机事件的认识和感知与现实情况可能有明显不同		沉湎于危机事件中，因为强迫思维、自我怀疑和犹豫而明显地影响了当事人解决问题和做决定的能力。对危机事件的认识和感知可能与现实情况有实质性的差异	除危机事件外，不能集中注意力。因为受强迫思维、自我怀疑和犹豫的影响，丧失了解决问题和做决定的能力。因为对危机事件的认识和感知可能与现实情况有明显差异，从而影响日常生活

四、行为方面

确定和简要描述目前的行为表现（如果多种行为表现存在，根据主次标出#1，#2，#3）。

接近：_____

回避：_____

无能动性：_____

行为严重程度量表

根据照护对象对危机的反应，在下列恰当的数字处画圈

1	2	3	4	5	6	7	8	9	10
无损害		损害很轻		轻度损害		中度损害		显著损害	严重损害
对危机事件的应对行为恰当，能保持必要的日常功能		偶尔有不恰当的应对行为，能保持正常必要的日常功能，但需要努力		偶尔出现不恰当的应对行为，有时有日常功能的减退，表现为效率降低		有不恰当的应对行为，且没有效率。需要花很大精力方能维持日常功能		当事人的应对行为明显超出危机事件的反应，日常功能表现明显受到影响	行为异常，难以预料，并且对自己或对他人有伤害的危险

续表

五、量表严重程度小结（评分）
情感：_____ 认知：_____ 行为：_____ 合计：_____ 注：总分为3~12分，当事人状况不严重，不需要提供太多指导；总分为13~22分，当事人无法解决自己的问题，需要提供适合的帮助与指导；总分为22分以上，当事人完全失去应对危机的能力，需要给予全面的指导。

2）自杀风险评估采用SAD PERSONS评估量表，见表1-5，主要用于评估自杀的危险性。

表1-5　SAD PERSONS评估量表

条目	赋值	评分
S　性别（男性记1分）	0~1	
A　年龄（小于14岁或大于45岁记1分）	0~1	
D　抑郁情绪	0~1	
P　曾经自杀未遂	0~1	
E　酒精滥用	0~1	
R　丧失理性思维（情感障碍、分裂症、脑损伤）	0~1	
S　缺乏社会支持	0~1	
O　有周密的自杀计划	0~1	
N　无配偶或没有亲属同住	0~1	
S　有疾病，身体健康状况差	0~1	
合计	0~10	

注：0~2分可在家居住，应该随访观察；3~4分应密切随访、观察；5~6分必须建议住院；7~10分立即住院干预。

三、安全隐患防范措施制定、实施及注意事项

1. 安全隐患防范措施制定

根据危机安全隐患种类、程度、有无自杀风险等，制定准确的防范措施。

（1）躯体疾病安全隐患防范措施制定

1）应用倾听技巧了解照护对象安全隐患及其表现，评估危机严重程度、自杀

风险高低等。

2）对有自杀企图、行为的照护对象，联系家属专人看护，清收棍棒、锐器、刀具、绳带、玻璃器皿等一切危险物品以实施安全管控措施，必要时指导及时就医。

3）可帮助转换情境，病情稳定的照护对象可离开医院场所。鼓励照护对象进行听音乐、插花、写字、养宠物等活动分散注意力，从而最大限度减轻焦虑、抑郁和恐惧心理。

4）教会照护对象肌肉放松训练、呼吸振作法等稳定情绪状态的方法。

（2）婚姻、恋爱关系破裂危机安全隐患防范措施

1）应用倾听技巧识别照护对象情侣或夫妻间纠纷类型，评估危机严重程度、自杀风险等。

2）根据纠纷性质采取安全防范措施，暂时纠纷可劝双方短时分开或分居以利于双方冷静思考，长期纠纷应尽量化解双方矛盾，以避免矛盾激化。

3）对有自杀企图、行为的照护对象，联系家属专人看护，清收棍棒、锐器、刀具、绳带、玻璃器皿等一切危险物品以实施安全管控措施，必要时指导及时就医。

4）教会照护对象肌肉放松训练、呼吸振作法等放松方法平复激动、消极情绪。

5）对睡眠障碍、焦虑和抑郁情绪明显的照护对象，建议及早就医进行药物治疗。

（3）亲友突然死亡或关系破裂危机安全隐患防范措施

1）对昏厥的照护对象，应立即将其置于平卧位，测量生命体征，血压持续偏低、情感麻木或严重激动不安者应紧急送医院救治。

2）以真诚、理解、关怀、尊重的态度进行沟通，准确评估危机严重程度、自杀风险等。

3）对有自杀企图、行为的照护对象，联系家属专人看护，清收棍棒、锐器、刀具、绳带、玻璃器皿等一切危险物品以实施安全管控措施，必要时指导及时就医。

4）协助照护对象转换情境，离开引起情绪变化的场所，抛开引起情绪变化的事件，最大限度减轻其痛苦。

5）教会照护对象肌肉放松训练、呼吸振作法等放松方法来稳定情绪状态。

（4）破产或重大财产损失危机安全隐患防范措施

1）积极应用倾听技巧了解安全隐患及其表现，评估危机严重程度、自杀风险等。

2）对有自杀企图、行为的照护对象，联系家属专人看护，清收棍棒、锐器、刀具、绳带、玻璃器皿等一切危险物品以实施安全管控措施，必要时指导及时就医。

3）协助照护对象离开引起情绪变化的场所，鼓励进行听音乐、插花、写字、养宠物等活动分散注意力，从而最大限度减轻其痛苦。

4）教会照护对象肌肉放松训练、呼吸振作法、想象放松法等方法稳定情绪状态。

（5）重要考试、晋升失败危机安全隐患防范措施

1）以真诚、理解、关怀、尊重的态度进行沟通，识别有无危机安全隐患，准确评估危机严重程度、自杀风险等。

2）对有自杀企图、行为的照护对象，要联系家属专人看护，清收棍棒、锐器、刀具、绳带、玻璃器皿等一切危险物品以实施安全管控措施，必要时指导及时就医。

3）对认为失败原因由某人作梗所致施行攻击的照护对象，应鼓励当事人充分表达自己的思想情感，进行自我评价，从而有效解决认知理念偏差以促进照护对象从危机事件中得到恢复。

4）教会肌肉放松训练、呼吸振作法、想象放松法等方法稳定情绪状态，帮助减轻悲伤情绪，防止意外发生。

2. 安全隐患防范措施实施

危机干预通常由心理专业人员完成，但面对照护对象的突发危机事件，健康照护师可用简单心理治疗手段帮助照护对象及时恢复心理平衡。

（1）实施目的

1）在突发事件还没有产生心理创伤时对照护对象进行干预以降低创伤风险。

2）避免危机安全隐患产生直接的严重安全后果。

3）提供积极有效的支持性安全防范措施。

4）促进照护对象从危机事件中得到恢复和康复。

（2）实施原则

1）迅速准确识别主要安全隐患问题，如自杀风险隐患，尽早采取相应风险管

控措施，避免意外发生。

2）帮助照护对象找出可利用的最佳应对方式以恢复心理平衡。

3）危机干预时必须有照护对象家人或朋友等社会支持者参加。

（3）具体实施步骤

1）准确评估危机安全隐患的种类、程度、持续时间。不同危机安全隐患的表现、强度、持续的时间不同，最好在突发事件发生 24~72 h 内尚未产生心理创伤时，对照护对象进行危机干预以降低创伤风险。

2）快速准确评估有无紧急、严重安全隐患问题。判断有无昏厥、呼吸困难、窒息、激动、恐惧、暴力攻击、自杀等严重安全隐患问题。对昏厥、情感休克或激动状态的照护对象协助提供紧急医疗照护；对有自伤、自杀或攻击等过激行为的照护对象提供急救照护，必要时建议就医。

3）制定安全隐患照护措施。积极引导、转变错误的认知理念，帮助照护对象进行情境转移，从而转移注意力；教会并协助落实一种放松方法以稳定照护对象情绪；帮助照护对象遵医嘱正确用药等。

4）制定实施策略。遵循有效沟通原则，稳住照护对象情绪后再引导其倾诉发泄情绪，然后调整认知，帮助矫正情绪失衡状态、实施安全隐患防范措施。对未按计划落实放松方法的照护对象应提供额外措施与方法以促进实施。

3. 注意事项

（1）始终与照护对象保持良好信任关系。

（2）可应用简单心理干预方法、照护相关知识进行危机干预。

（3）危机干预过程中除根据其强度采取紧急安全隐患防范措施外，还应注意最佳干预时间是危机事件发生的 24~72 h 内。

（4）积极关注有自杀企图、行为及施行攻击或凶杀行为的照护对象，尽早采取防范措施，确保照护对象及他人的安全。

（5）除分离反应明显的照护对象外，应教会照护对象掌握一种放松方法，以帮助其减轻焦虑、抑郁、恐惧情绪，促进心理失衡状态的恢复。

（6）对严重抑郁、焦虑、睡眠困难者，应协助正确遵医嘱应用药物治疗。

（7）应充分鼓励社会支持系统参与危机干预，以促进照护对象从危机事件中得到恢复。

（8）明确心理危机安全隐患不是疾病，而是心理问题。

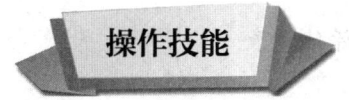

危机严重程度、自杀风险评估

一、操作前准备

1. 核对照护对象信息。

2. 评估

（1）危机事件种类。

（2）照护对象意识状态、生命体征、配合程度等。

3. 解释

向照护对象解释评估方法、目的、注意事项，以取得配合，如："×××您好，根据您这几天的不舒服情况，我们一起做一个问卷，希望您配合。请问您需要如厕吗？"

4. 准备

（1）健康照护师准备。着装整洁规范，洗手，戴口罩。

（2）物品准备。手消毒液，1份危机干预三维评估量表，1份自杀风险评估量表，2支铅笔，1块橡皮。

（3）环境准备。在干净、整洁、安静、温湿度适宜的室内，准备一张桌子和一把椅子。

（4）照护对象准备。更换衣物、协助大小便。

二、操作步骤

步骤1　发放问卷

（1）发放问卷给照护对象：危机干预三维评估量表（THF）。

（2）发放1支铅笔、1块橡皮给照护对象。

步骤2　介绍指导语

×××您好，请您在30 min内填写完成这个问卷，问卷的回答没有对错、好坏之分，您只要根据最近几天的真实感觉认真填写或打"√"即可，请不用担心结果。

步骤3　问卷评估

（1）协助照护对象填写危机干预三维评估量表，对其不理解的问题，健康照护师可以进一步做出解释。

（2）健康照护师根据照护对象的表现填写自杀风险评估量表。

步骤4　评估结束并计算结果

（1）整理用物，将评估量表随身保管，协助照护对象休息。

（2）计算量表结果，根据结果采取相应的安全防范措施。

三、注意事项

1. 必须保持测量环境安静无干扰。

2. 指导语必须讲清楚问卷回答没有对错，只需按照照护对象真实感受填写即可。

3. 注意在照护对象填写危机干预三维评估量表时，健康照护师要尽快根据所了解的情况完成自杀风险评估，注意不要让照护对象看见评估结果。

4. 健康照护师应根据评价结果尽早给予相应的安全防范措施，避免意外事件发生。

学习单元2　身心安全隐患防范

一、身心安全隐患种类

身心疾病是重要的身心安全隐患。身心疾病是指由于人的机体发生了生理改变而引发个体心理、行为上变化的症候群。身心疾病的特点是当事人心理、行为变化与其社会、自身认识无关，也不受自我意识控制，常常无法摆脱自身生理上的痛苦，出现否定自我人格等精神问题，存在一定安全隐患，应给予积极治疗和心理疏导。治疗原则为以原发病治疗为主，同时辅以精神、心理上的疏导和药物治疗。常见身心疾病主要包括患者角色缺乏、阿尔茨海默病、围绝经期综合征、产后抑郁症等。

1. 患者角色缺乏

患者角色缺乏是指患者虽然经医生诊断确诊为患有某种或某些疾病，但本人没有进入患者角色，不愿意承认自己是患有疾病的患者，从而不能正确履行患者的权利和义务。患者角色缺乏是一种心理防御的表现，但如果不及时加以干预，患者不健康的生活方式就很有可能加重病情，甚至危及其生命。患者角色缺乏多见于日常身体健康且无严重不适表现的、由健康角色转向患者角色的常见慢性病轻症患者，如高血压、冠心病、糖尿病、消化性溃疡等患者。

患者角色缺乏的主要表现包括：高血压患者不吃降压药，饮酒、抽烟、高盐饮食等，进而导致血压持续增高，有的甚至导致脑卒中发生；冠心病患者容易激动、愤怒、饱餐、饮酒等，进而诱发心肌梗死；糖尿病患者不遵医嘱服用降血糖药物、不运动、吃甜食，进而导致病情恶化，产生严重的急慢性糖尿病并发症，如糖尿病酮症酸中毒、高血糖高渗性昏迷以及心脑大血管病变（如脑梗死）、微血管病变（如肾脏病变）、神经病变（如自主神经病变）等；消化性溃疡患者仍进食辛辣刺激食物、饮酒、饮食不规律，导致疾病长期迁延不愈，甚至引起消化道出血等。

2. 阿尔茨海默病

阿尔茨海默病又称老年痴呆，是中枢神经系统的退行性疾病，以认知功能缺损为核心症状，主要表现为记忆、学习、语言、执行、视空间损害等症状，病程进展到一定阶段常伴有精神、行为、人格异常，存在安全隐患。

阿尔兹海默病的主要表现包括认知功能障碍、日常生活功能受损、精神行为异常等症状，根据症状程度可分为早、中、晚三期。早期以记忆力减退为首发症状，特点是近期记忆减退、远期记忆保存，如经常忘记东西放哪儿、反复问同一个问题等，日常生活受到影响，但能够独立生活。中期出现记忆障碍，表现为学习和社交能力下降，出现定向力、视空间障碍，因此不能顺利到达自己想要去的地方；吃饭、穿衣等简单动作不能自己完成，影响独立生活；语言表达、理解、计算能力下降；易激动，伴有幻觉、错觉等精神行为症状。晚期出现严重的记忆障碍，认知、判断力完全丧失，幻觉、错觉、意识障碍等精神症状更加突出，日常生活完全不能自理。

3. 围绝经期综合征

围绝经期综合征又称更年期综合征，是指女性绝经期前后由于卵巢功能出现生理性衰退而致雌激素波动或减少，引起的一系列身体和精神方面的症状。研究表明，75%以上的女性都存在不同程度的绝经相关症状或疾病，30%的女性出现围绝经期抑郁症状，存在安全隐患。

围绝经期综合征主要表现为月经减少、神经系统的精神症状、植物神经功能紊乱等方面的问题。神经系统的精神症状主要分为两种类型，一种表现为精神抑郁、失眠多梦、情绪低落、表情淡漠、注意力不集中，常常无端惊恐、全身不适、丢三落四；另一种表现为精神兴奋、情绪不稳定、激动易怒、敏感多疑，常为小事而大吵大闹、哭笑无常，甚至毁坏物品、无端伤人等。患者心理上常有孤独、空虚、不自信和寂寞感，多有终日疑虑、自责、自暴自弃、忐忑不安感，出现自主神经症状如自发性潮热、出汗、心悸、皮肤干燥且失去弹性和光泽等。

4. 产后抑郁症

产后抑郁症是一种女性于产褥期出现的以抑郁为主的短暂情感紊乱，与产后心绪不宁、产后精神病同属产褥期精神综合征，多在产后2周发生，4~6周症状明显，一般3~6个月可自行恢复，严重者可持续1~2年。

产后抑郁症以持久的情绪低落为最突出症状，主要表现为心情压抑、郁闷，兴趣降低，常因小事大发脾气等，不仅影响产妇健康，而且危及婴儿安全与婚姻家庭的和谐。患者自我评价降低，对婴儿健康过分焦虑，因担心自己不能照顾好婴儿而自责，甚至自暴自弃，不愿意喂养婴儿；对身边亲人失去感情，与家人关系不协调，充满敌意；出现躯体功能障碍症状，表现为睡眠功能障碍、易疲劳、食欲下降、性欲减退或完全丧失；对生活缺乏信心，感觉生活没有意义，严重者有自伤或伤及婴儿的行为。

二、身心安全隐患风险评估及注意事项

1. 患者角色缺乏安全隐患风险评估及注意事项

（1）评估照护对象有无高血压、冠心病、糖尿病、消化性溃疡等疾病的症状和体征，对有相应症状和体征的照护对象要及时、及早建议就医从而明确诊断，以防延误疾病治疗。

（2）疾病诊断明确后评估照护对象对所患高血压、冠心病、糖尿病、消化性溃疡等相应疾病的表现、治疗原则、预防护理知识的了解情况，尤其注意指导不了解相应知识的照护对象掌握血压、血糖的正常值及高血压、高血糖值，使照护对象能够深刻认识所患疾病的危害。

（3）评估照护对象对所患疾病的治疗康复信念，对信念正确者给予准确的康复方法指导，对信念不正确者要积极采取措施，帮助其认识疾病转归的影响因素和促进疾病康复的正确理念、方法。

（4）评估患有高血压、冠心病、糖尿病、消化性溃疡等相应疾病的照护对象角色行为表现是否正确，指导合理饮食、进行适量有氧运动、遵医嘱按时正确用药、保持乐观心态等。

（5）及时评估照护对象有无所患疾病急性恶化的表现，给予积极处理并协助

及时治疗。如高血压患者突发头晕、头痛、耳鸣、心悸、视力模糊等症状，应指导照护对象立即取半坐卧位休息以防颅内出血，有条件时应吸氧，症状不缓解需及时拨打120协助紧急就医并报告家属；冠心病患者突然出现胸骨后疼痛且持续加重，伴心慌、心悸、呼吸困难，应指导照护对象就地平卧、放松休息，协助口服硝酸甘油或舌下含服速效救心丸，有条件时应给予吸氧等预防急性心肌梗死发生的措施，拨打120、报告家属、给予紧急就医；糖尿病患者进食后或空腹时突然出现四肢乏力、麻木、头晕、嗜睡、意识模糊、言语表达不清等症状，应即刻协助照护对象卧床休息，进食后出现症状时应给予饮水促进排尿，空腹时出现症状应协助口服糖水至少15 g，症状不缓解时及时协助就医，防止发生高渗性昏迷或低血糖性昏迷；消化性溃疡患者进食、饮酒、饱餐后突然出现上腹部剧烈持续性绞痛，应及时报告家属、拨打120协助紧急就医并报告家属，防止出现溃疡性大出血休克或急性腹膜炎等生命安全隐患。

2. 阿尔茨海默病安全隐患风险评估及注意事项

（1）评估认知功能障碍症状，为照护对象创造简单安全的生活环境。注意将所有用品定位放置，标识应清楚醒目，照护对象活动范围内无锐器、障碍物等，保持房间光线充足；防止照护对象走失，注意外出时要有专人陪同并佩戴手腕识别牌；居家时不能将照护对象一人锁在居室内，居室门锁应加装防开锁、插销等装置以增加开锁难度，避免走失事件发生。

（2）评估日常生活功能受损症状，预防照护对象跌倒、坠床及身体损伤。注意嘱照护对象行走时穿防滑鞋，保持地面干燥，使用合适的手杖或助行器预防跌倒；照护对象外出时应注意选择合适的移动辅助步行器（如轮椅），避免跌倒；注意在马桶旁、沐浴间安装扶手杆，如图1-43、图1-44所示，如厕、沐浴时预防跌倒；在照护对象睡觉时注意加床档，预防坠床，准备尿壶；沐浴时注意将水温调至37 ℃以下，避免烫伤；注意协助照护对象穿衣，防止受凉；注意协助照护对象进食并检查食物咀嚼情况，预防呛咳，必要时可采取海姆立克急救法将食物残渣驱出，如图1-45所示。

（3）评估精神行为异常症状，若出现抑郁、幻觉等精神症状时需预防自伤、伤人事件发生。尤其注意药品应由专人负责保管，确保照护对象不能拿到，出现拒服药、藏药现象时，健康照护师应采取让其进食甜食等转移注意力的方法协助照护对象服药，或将药物研碎放入饭中同服。注意不要与照护对象争执对错好坏，以避免其情绪激动发生自伤、伤人行为。

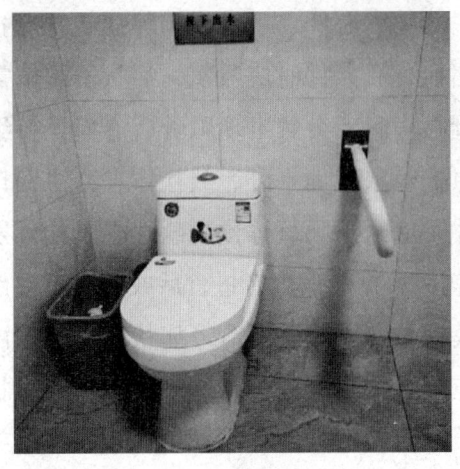
图 1-43 马桶旁装扶手杆

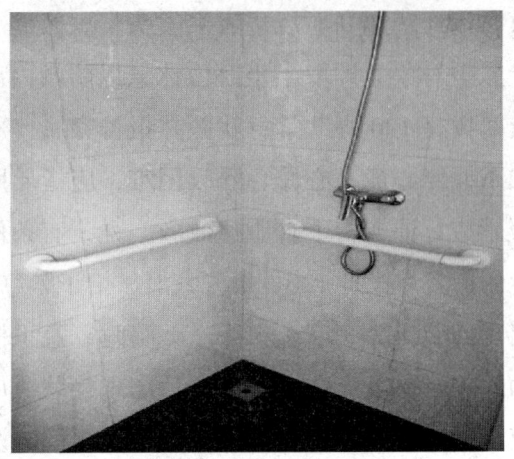
图 1-44 沐浴间装扶手杆

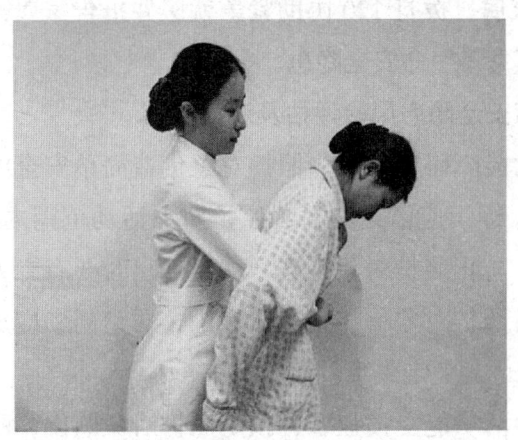
图 1-45 海姆立克急救法

3. 围绝经期综合征安全隐患风险评估及注意事项

（1）评估照护对象卫生健康知识，使其正确认识绝经期生理变化，能够合理饮食、适量运动，保持情绪稳定，预防老年病发生；注意指导照护对象提高情绪控制能力以保持愉悦心情，促进神经内分泌的自我调节；注意指导照护对象日常合理饮食，少食多餐，进食低盐、低脂、低糖、高钙、高维生素的清淡、平衡膳食，以保证足够营养摄入；注意指导照护对象选择散步、慢跑、打太极拳等有氧运动并长期坚持，以保持体质健康。

（2）评估照护对象神经系统的精神症状，避免不良情绪影响日常生活。当不良情绪影响日常生活时，应协助照护对象到医院就诊，及早采取心理治疗同时配合药物治疗，并辅以社会治疗；应指导照护对象学会放松方法进行自我调节，使其思想情绪和肌肉处于松弛宁静状态；指导照护对象在人际交往中学会回避、倾听、移情等沟通技巧进行有效沟通，增强人际交往能力，妥善处理人际关系；指导照护对象协调家庭关系，正确处理各种矛盾；指导家属多理解、关心、体贴照护对象，解除其心理顾虑，达到调节情绪的目的。

（3）评估植物神经功能紊乱症状。出现自发性潮热、出汗时，注意勤换衣物以预防感冒；告知照护对象多饮水，保持尿道、会阴部皮肤清洁，预防泌尿系统感染发生；出现心悸、心慌、胸闷、气短等植物神经功能紊乱症状时，指导照护对象做深呼吸运动进行全身放松；注意保持充足的休息、睡眠，避免紧张、害怕、烦躁等情绪，防止继发性疾病发生。

4. 产后抑郁症安全隐患风险评估及注意事项

（1）评估产妇卫生健康知识，协助其快速转换角色。注意鼓励产妇尽早下床活动；指导照护对象进食高蛋白、高热量、高维生素、清淡易消化的食物，促进乳汁分泌；介绍母乳喂养的好处和喂养方法，指导产妇尽早进行母乳喂养；指导抚触婴儿的方法等一般育儿知识与技能，使母亲与婴儿体验美好交流互动，增强产妇育儿信心，减轻其对婴儿健康的过分焦虑。

（2）评估躯体功能障碍症状，保证产妇睡眠充足、体质良好。帮助产妇育婴，给产妇创造充足的休息时间以消除疲劳、促进体力恢复；指导并协调婆婆、丈夫等亲人关心体贴产妇的日常生活，使其保持良好情绪状态；如果产妇连续3天严重失眠，应指导产妇进行相应的治疗，防止加重抑郁情绪。

（3）评估情绪状况，努力减少引起产妇情绪低落的因素。注意指导家庭避免谈论婴儿性别预期差异、产妇体型变化、经济负担等敏感话题；鼓励家庭成员不但在生活上关心产妇，还要在心理上感同身受地理解其苦闷心境，帮助解决引起产妇易怒、郁闷、自责等低落情绪的实际问题，使其感受到自己在家庭生活中的重要地位和亲情温暖，消除对家人的敌意。

（4）评估消极认知行为症状，避免自伤或伤及婴儿的行为。指导产妇练习产后瑜伽，放松身心，体验愉悦，增进生活兴趣；鼓励安慰产妇积极接受心理咨询与辅导，获取社会支持；及早发现自伤、伤人行为并给予干预；尽快告知家属专人陪伴产妇；及早进行心理咨询及治疗，服药期间暂停母乳喂养；可采用专人辅助育儿模式；撤除一切危险物品，确保母婴安全。

三、身心安全隐患报告及注意事项

1. 健康照护师发现产妇身心疾病存在安全隐患时要进行准确评估。

2.除对日常生活自理能力进行安全隐患评估外,还要重点进行自杀风险评估。

3.对有自杀风险的照护对象要注意病情保密,同时应尽早、尽快将照护对象的身心表现记录及自杀风险评估结果一并报告家属。

4.必要时对照护对象进行风险管控,隐蔽性清收棍棒、锐器、刀具、绳带、玻璃器皿等一切危险物品以实施安全管控措施。

5.指导家属陪同照护对象及时就医。

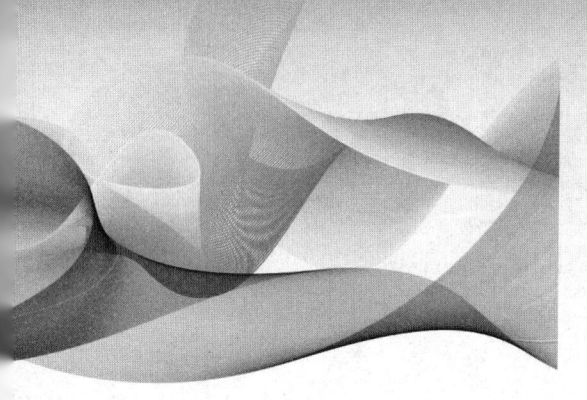

职业模块 2
健康问题照护

培训课程1　生活方式评估与相关健康问题
　　学习单元1　生活方式评估
　　学习单元2　常见生活方式相关健康问题

培训课程2　生活方式指导
　　学习单元1　健康的概念、标准与促进健康行为
　　学习单元2　养生锻炼指导
　　学习单元3　保健品的法律概念

培训课程 1 生活方式评估与相关健康问题

学习单元 1 生活方式评估

生活方式是指个人在生活中形成的具有一定规律性的行为，包含衣、食、住、行、劳动工作、休息娱乐、社会交往等诸多方面。生活方式与健康息息相关，了解常见危害健康的行为及生活习惯因素，对生活方式进行评估，发现并及时纠正危害健康的生活方式非常重要。

一、常见危害健康的行为及生活习惯因素

危害健康的行为及生活习惯也可称为不良生活方式，是指不利于自身或他人健康的一系列行为习惯。危害健康的行为及生活习惯都是个体在后天的生活经历中学会并养成的，因此又称自我制造的危险因素，主要包括以下7类。

1. 饮食因素

（1）饮食结构不合理。"三高一低"（即高脂、高糖、高盐、低纤维素）的不合理饮食结构是引发高血压、冠心病、糖尿病等疾病的重要危险因素。

（2）饮食不规律。暴饮暴食、忽饥忽饱、不按时进餐等饮食不规律因素与胰腺疾病、消化性溃疡、肥胖等密切相关。

（3）不良进食习惯。进食过热、过硬、过酸食物，偏食，过多吃零食，嗜好熏烤、油炸、长时间高温加热、腌制食物等不良进食习惯，可导致消化系统疾病、恶性肿瘤等。

2. 身体活动因素

久坐不动、体力活动不足，可引发颈椎病、腰椎间盘突出、前列腺疾病、肥

胖、高血压、冠心病、糖尿病、便秘等。

3. 睡眠因素

长期熬夜、睡眠不足容易导致神经衰弱、焦虑或者抑郁，还可导致身体抵抗力下降而诱发其他脏器疾病。

4. 排便因素

长时间憋尿会引发尿道感染，排便不规律、排便时看书或玩手机等不良习惯易引起便秘。

5. 心理因素

多愁善感、过度自责、焦虑抑郁、精神紧张、压力过大等心理问题，可能导致家庭氛围失和、人际关系紧张等，还会增加高血压、脑卒中、心脏病、哮喘等发病的危险性。

6. 环境因素

居住环境不良、噪声及电离辐射影响等因素，与多种慢性疾病的发生有关。

7. 其他因素

（1）吸烟。吸烟可以增加严重肺部疾患、高血压、心脏病、脑卒中及其他慢性病发病的风险。吸烟越多，风险越大。

（2）过量饮酒。酒精是高血压、肝病、恶性肿瘤、心脑血管病等多种疾病发病的危险因素。

（3）吸毒、不洁性行为是引发艾滋病的重要原因。

（4）不良卫生习惯。不刷牙、不洗澡、内衣更换不勤、不注意居室通风等，是引发口腔、皮肤、呼吸和心血管系统疾病的重要危险因素。

二、生活方式评估及注意事项

1. 评估目的

生活方式评估的主要目的是发现照护对象的不健康生活方式和行为习惯，指导照护对象加以纠正。

2. 评估方法及注意事项

（1）交谈法。交谈法是生活方式评估中最基本、最常用的方法，通过与照护对象进行面对面的交谈，可以获得照护对象生活方式状况的信息，分析其生活方式的特点，并在谈话过程中建立相互信任的护患关系。

1）交谈前健康照护师应做以下准备。

①向照护对象解释交谈目的。

②安排合适的时间，尽量方便照护对象，交谈时间以 20~30 min 为宜。应考虑照护对象的情绪状态，不宜在其就餐或有其他不便时交谈，以免影响交谈效果。

③安排适宜的环境，交谈场所环境应安静、舒适，光线、温度要适宜，让照护对象感觉舒适，并保证环境的私密性。

④健康照护师要保持衣帽整洁、仪表良好。

2）交谈时健康照护师应采用直接提问式或启发式方法，与照护对象进行良好的沟通。

①直接提问式交谈，例如："您吸烟吗？您吸烟多长时间了？您一天吸多少支烟？""您喜欢吃油炸食品吗？您一天能吃多少蔬菜或水果？"

②启发式交谈，例如："您能说说您的饮食习惯吗？""您喜欢什么样的食物呢？"

3）交谈时健康照护师应注意以下事项。

①要取得照护对象的充分信任，保证交谈的顺利进行。

②要认真倾听，接纳、尊重照护对象，如果交谈涉及重要的个人私密资料，需承诺保密，以消除其疑虑。

③交谈时语言要通俗易懂，简明具体。

④要注意运用非语言沟通技巧，如和蔼的面部表情、温和的目光接触、适时的微笑点头、恰当的肢体触抚等，消除照护对象紧张情绪，使交谈能顺利进行。

⑤如遇到老年人因体力、视力、听力有所减退，思维反应迟钝，交谈时要放慢语速、语言简练，注意耐心启发，必要时适当重复问话。

（2）观察法。观察法是通过观察照护对象的体形胖瘦、身体姿势、饮食、衣着、居住条件、家庭氛围等情况，评估有无影响健康的饮食、环境等因素。

1）观察前健康照护师应做以下准备。

①向照护对象解释观察的目的，以取得配合。

②准备录音、摄像、摄影辅助器材。

2）观察时健康照护师可以直接观察，也可借用录音、摄像、摄影等工具间接观察，并对观察结果进行分析，从而获得照护对象生活方式资料。重点观察照护对象是否肥胖或消瘦，其坐姿、站姿、睡姿有无异常，饮食搭配是否合理，食量大小、进食速度是否正常，衣着是否舒适卫生，居住环境通风采光是否良好、有无潮湿和异味，家庭成员关系等情况。

3）观察时健康照护师应注意保持光线充足，重点捕捉细节，并保护照护对象的隐私。

（3）调查法。调查法是通过对照护对象或相关人员（家人、朋友、同事等）进行调查，全面收集照护对象的生活方式资料，进而分析、评估照护对象是否存在危害健康的行为及生活习惯。

1）调查前健康照护师应准备调查表（问卷）和记录工具，向照护对象或相关人员讲解问卷调查填写要求和注意事项。

2）调查时可以采用询问和调查表（问卷）的形式。

①按照设计好的调查内容，询问照护对象及相关人员，了解照护对象在饮食、活动、娱乐、睡眠等方面的习惯爱好，以及有无吸烟、酗酒等不良嗜好。

②填写调查表（问卷），本教材以询问照护对象为例，填写的生活方式调查表（问卷）见表2-1。

表2-1 生活方式调查表（问卷）

调查内容（请在所选择项后面打√）		
1. 基本情况		
性别：①男　　②女		
出生日期：＿＿＿＿年＿＿＿＿月		
职业：＿＿＿＿　　　　文化程度：＿＿＿＿		
婚姻状况：①已婚　②未婚　③离婚　④丧偶　⑤其他		
身高：＿＿＿＿cm　　体重：＿＿＿＿kg		
2. 您有下列哪些不健康的生活方式？		
A. 食物种类较单一	①是	②否
B. 口味比较咸	①是	②否
C. 经常吃油腻的食品	①是	②否
D. 蔬菜、水果摄入不够	①是	②否
E. 锻炼不够	①是	②否
F. 吸烟	①是	②否
G. 经常酗酒	①是	②否
3. 您是否经常吃新鲜水果（不包括罐头、果脯等加工过的水果）？		
①每天都吃　②有时吃　③很少吃　④不吃		
4. 您是否经常吃新鲜蔬菜（不包括腌、晒、泡制等处置过的蔬菜）？		
①每天都吃　②有时吃　③很少吃　④不吃		
5. 您是否有以下饮食习惯？		
A. 暴饮暴食	①是	②否
B. 忽饥忽饱	①是	②否
C. 不按时进餐	①是	②否
D. 喜食过热食品	①是	②否

续表

E. 喜食过硬食品	①是　②否
F. 喜食腌制品	①是　②否
G. 嗜好熏烤食品	①是　②否

6. 您知道健康成人每天食盐的摄入量不能超过多少克吗？
①2 g　②6 g　③9 g　④不知道

7. 您是否自觉控制食盐的摄入？　　　　　　　　　　①是　②否

8. 您知道健康成人每天烹调用油的摄入量不能超过多少克吗？
①10 g　②25～30 g　③40 g　④不知道

9. 您是否自觉控制食用油的摄入？　　　　　　　　　①是　②否

10. 您每周大概有几天中等及以上强度的体力活动（每次至少10 min的活动）
每周_____天，平均为每天_____h_____min

11. 您每周平均有几天步行超过10 min？
每周_____天，平均为每天_____h_____min

12. 您是否自觉控制体重？　　　　　　　　　　　　　①是　②否

13. 您过去或现在吸烟吗？

A. 是的，每天吸	①是　②否
B. 是的，但不是每天吸	①是　②否
C. 过去吸，现在已经戒断	①是　②否
D. 从不吸	①是　②否

14. 若吸烟，您平均每天吸烟的量是多少？
①10支以内　②10～20支　③20支以上

15. 若不吸烟，通常情况下，您平均每周有几天接触二手烟超过15 min？
①2天以上　②1天　③几乎没有

16. 您的饮酒频率如何？
①每天都喝　②每周5～6次　③每周3～4次　④每周1～2次
⑤每月1～3次　⑥每月少于1次　⑦从不饮酒

17. 您常饮哪种类型的酒？
①高度白酒　②低度白酒　③啤酒　④葡萄酒　⑤黄酒　⑥其他

18. 您每次的饮酒量是多少（50 mL约为1两）？
①每次100 mL以内　②每次100～250 mL　③每次250 mL以上

19. 您平均每天睡几个小时？
①8 h以上　②6～8 h　③4～5 h　④不足4 h

20. 您是否经常熬夜？　　　　　　　　　　　　　　　①是　②否

21. 您觉得您的整体压力如何？
①很大　②一般　③很轻松

22. 您如何保持口腔卫生？
①只早晨刷牙　②只晚上刷牙　③早晚各刷牙一次　④进食后漱口

23. 您外出回家后，洗手习惯如何？
①马上洗手　②感觉手脏时才洗手　③从不马上洗手

24. 您知道不良生活方式对身体有危害吗？　　　　　　①知道　②不知道

25. 您知道不良生活方式病吗？　　　　　　　　　　　①知道　②不知道

3）调查时健康照护师应注意以下事项。

①问卷设计的问题要简单、具体、含义准确。

②不能以任何形式诱导照护对象回答问题。

③照护对象无法填写调查问卷时，可以代为填写，但须经照护对象核验属实。

（4）医学检测法。医学检测法主要是指身体状况检查和检验室检查，目的是对上述方法所收集到信息的真实性和准确性进行验证，为照护对象生活方式评估提供客观的辅助资料。

1）检测前健康照护师应进行以下准备。

①向照护对象解释医学检测的目的和方法，以取得配合。

②准备身体状况检查的辅助工具，如体温计、听诊器、血压计、卷尺等。

2）可采用身体状况检查或检验室检查的方法。

①身体状况检查：健康照护师运用自己的感觉器官（眼、手、耳、鼻）或借助于简单的医学检查工具（听诊器、体温计、血压计、卷尺等）对照护对象进行身体检查，从而发现与生活方式相关的健康问题。

②检验室检查：重点检查血脂、血糖、尿酸、血清电解质、肝功能等。

3）检测时健康照护师应注意以下事项。

①进行身体状况检查时，室内应温暖、安静、光线适宜，健康照护师的双手要温暖，检查方法正确。

②进行检验室检查时，对需要空腹测定的检查项目，要协助照护对象正确留取送检标本。

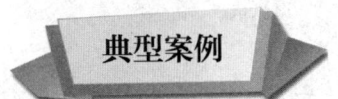

引发郑先生"心绞痛"的罪魁祸首

一、情景描述

郑先生，52岁，身高170 cm，体重80 kg。因间断性、发作性胸骨后疼痛3个月、今日再次发作而就诊。郑先生3个月前在看电视球赛节目时，突然发生胸骨后疼痛，压榨性，放射到左上肢尺侧直至小指与无名指，随即躺于沙发上休息，数分钟后缓解。近3个月来时有发作，表现基本相同。今日因生日聚会饮酒后再次发作，胸痛表现同前，遂就地休息并含服硝酸甘油1片，约6 min后缓解。郑先生平时应酬较多，经常熬夜，有饮酒习惯，每天吸烟20支左右。身体状况检查显示，体温36 ℃，脉搏88次/min，呼吸20次/min，血压158/92 mmHg。实验室检查结果显示，总胆固醇6.36 mmol/L，甘油三酯1.9 mmol/L，低密度脂蛋白3.88 mmol/L，高密度脂蛋白0.82 mmol/L。临床诊断为"心绞痛"。

二、案例分析

1. 评估郑先生的主要健康问题

体重超过正常标准，胸骨后疼痛，高血压（158/92 mmHg），血脂异常（总胆固醇6.36 mmol/L，甘油三酯1.9 mmol/L，低密度脂蛋白3.88 mmol/L，高密度脂蛋白0.82 mmol/L）。

2. 评估郑先生存在危害健康的个人行为及生活习惯

（1）郑先生已知存在的不良生活方式有应酬较多、经常熬夜、饮酒、吸烟、生活不规律等，是该病的主要致病危险因素。

（2）通过交谈、观察和问卷调查，采集郑先生的饮食习惯（食物的种类、食量，有无高脂、高糖、高盐饮食等）、身体活动情况、睡眠情况、精神状况、高血压治疗用药等情况，评估郑先生是否还存在其他危害健康的不良生活方式。

学习单元2　常见生活方式相关健康问题

生活方式与个体的疾病和健康有着千丝万缕的联系，许多疾病的发生都与不健康的生活方式密切相关。与生活方式相关的慢性非传染性疾病统称为生活方式病，即与生活方式相关的健康问题。不良饮食习惯、精神紧张、吸烟、饮酒、缺乏运动、生活节律紊乱等不健康的生活方式，引发了形式不同、类型各异、严重程度不一的生活方式疾病。

世界卫生组织的研究数据表明，影响人们健康的主要因素中，60%为生活方式因素，且生活方式因素对健康的影响将越来越显著。对不健康的生活方式进行干预，可有效预防生活方式病的发生。因此，熟知诱发常见生活方式病的危险因素、临床表现与预防措施非常必要。

本单元主要介绍哮喘、高血压、冠心病、消化性溃疡、便秘、肥胖、糖尿病、脑梗死8种常见生活方式病的诱发因素、临床表现和预防措施。

一、哮喘

哮喘通常为支气管哮喘，是由多种细胞和细胞组分参与的气道慢性非特异性炎症疾病。气道炎症与气道高反应性相关，并引起气道狭窄。临床上表现为反复发作性的喘息、呼气性呼吸困难、胸闷或咳嗽等症状，常在夜间和（或）清晨发作、加剧，多数患者可自行缓解或治疗后缓解。我国哮喘的患病率为1%～3%，儿童及青少年多见，约半数患者有个人或家族过敏史，无明显性别差异。

1. 生活方式相关危险因素

（1）环境因素。尘螨、花粉、真菌、动物毛屑、工业粉尘、刺激性气体等各种过敏源的吸入或接触。

（2）食物因素。鱼、虾、蟹、蛋类、牛奶等异体蛋白质的摄入。

（3）精神因素。压力过大、情绪激动、烦躁不安、焦虑等。

（4）其他因素。气候变化、气味影响、运动影响等。

2. 临床表现

（1）先兆症状。哮喘发作前常有先兆症状，如鼻及眼睑发痒、干咳、打喷嚏、流泪等。

（2）典型发作表现。表现为发作性呼气性呼吸困难或发作性胸闷和咳嗽，伴有哮鸣音。大多有季节性，且日轻夜重，常与吸入外源性过敏原有关。哮喘常突然发作，严重时需要端坐呼吸，可自行缓解或应用支气管扩张剂后缓解，缓解期可无任何症状。体检可见胸廓饱满，叩诊呈过清音，双肺可听到广泛哮鸣音，呼气时间明显延长，心率加快。

（3）哮喘持续状态。哮喘持续状态为重症哮喘，指哮喘严重发作，持续24 h以上且常规治疗无效。主要表现为面色苍白、大汗淋漓、张口呼吸、严重发绀、四肢厥冷、脉细弱而快。如不及时抢救，患者可因严重的呼吸衰竭或心力衰竭而死亡。

3. 预防措施

（1）留意诱发因素，如植物花粉、动物皮毛、异体蛋白质摄入等，并尽可能去除诱因。

（2）住室不宜摆放花草，避免使用皮毛、羽绒或蚕丝织物。

（3）避免食用易导致过敏及辛辣、刺激性食物，戒烟酒。

（4）避免剧烈运动和持续喊叫等需要过度换气的动作。

（5）避免吸入刺激性气体，寒冷天气下应戴围巾或口罩以免冷空气刺激。

（6）避免强烈的精神刺激，保持良好情绪。

（7）不养宠物。

（8）加强运动锻炼、耐寒锻炼及耐力训练，增强体质。

（9）预防呼吸道感染。

二、高血压

高血压是指在未使用降压药物的情况下，非同日3次测量诊室血压，收缩压≥140 mmHg和（或）舒张压≥90 mmHg，是以血压升高为主要表现的临床综合征。根据病因是否明确，可将高血压分为原发性和继发性两大类。高血压是多种心脑血管疾病的危险因素，长期高血压可影响脑、心、肾等重要器官的结构和功能，最终导致功能衰竭。高血压患病率随年龄增长而升高，在性别差异上，女性绝经期前略低于男性，绝经期后稍高于男性。

1. 生活方式相关危险因素

（1）高钠、低钾饮食。高钠、低钾饮食是我国人群高血压发病的重要危险因素。长期高钠、低钾饮食会引起水钠潴留、血容量增加，从而引起血压的升高。过高的血钠还可激活肾素、血管紧张素、醛固酮系统，造成持久的高血压。

（2）超重和肥胖。超重和肥胖可使心脏负荷增加，造成心肌肥厚，血压增高。

（3）吸烟与酗酒。研究发现，烟草中的尼古丁可使神经中枢和交感神经兴奋，导致小动脉收缩，血压升高；饮酒与高血压存在着"U形阈"反应，即随着饮酒量的增加，血压也随之升高。

（4）心理社会因素。长期精神紧张或人际关系复杂，均可激活交感神经从而使血压升高。

（5）缺乏运动。缺乏体力活动、久坐，容易引起肥胖进而导致血压升高。

（6）其他因素。糖尿病、血脂异常、噪声、大气污染等也会导致高血压。

2. 临床表现

（1）一般表现。多数患者早期无明显的症状，体检时偶然发现血压升高，少数可有头疼、失眠、眼花、头晕、耳鸣、乏力等症状，与血压升高水平无一定关系。长期高血压可出现心、脑、肾等重要脏器受损的症状，如胸闷、气短、心绞痛、头痛、多尿、视力模糊等，心脏听诊可有主动脉瓣区第二心音亢进。晚期患者可有心、脑、肾等重要脏器损伤的体征。

(2)高血压急症

1)高血压危象。由于某种原因使全身小动脉痉挛,导致血压骤然升高,收缩压可达 260 mmHg,舒张压 120 mmHg。患者会出现视力模糊、面色苍白、多汗、心悸、烦躁、头痛、恶心、呕吐等症状,严重者可引发心绞痛、肺水肿、高血压脑病等。

2)高血压脑病。血压升高超过脑血管自身调节能力时,脑血流灌注过多,大量液体通过血脑屏障漏出血管造成脑水肿、颅内压增高。临床上出现严重头痛、恶心、呕吐、烦躁,严重者可出现意识障碍、抽搐、癫痫样发作甚至昏迷。

3)恶性或急进性高血压。多见于青年和中年人,起病急、进展快。临床表现为血压明显升高,舒张压持续升高尤为明显,常超过 130 mmHg,临床症状严重,若治疗不及时常有脑卒中、心力衰竭、肾衰竭等严重并发症。

(3)并发症

1)心脏并发症。长期高血压,可引起高血压性心脏病和动脉粥样硬化,可引起心绞痛、心肌梗死、心力衰竭甚至猝死。

2)脑并发症。长期高血压易形成颅内微小动脉瘤而致脑出血。高血压可促使动脉粥样硬化发生,引起脑梗死。

3)肾脏并发症。持续高血压会使肾小球纤维化、萎缩及肾动脉硬化,导致尿量异常、蛋白尿和管型尿,晚期可出现氮质血症及尿毒症。

4)眼底并发症。眼底可有出血、渗出或视神经乳头水肿,导致视力减退或失明。

3. 预防措施

(1)减少食盐摄入。保证每日食盐摄入量 <6 g 以减少钠的摄入,适当增加含钾食物的摄入,如香蕉、橘子、橙子等。

(2)膳食平衡。饮食宜低脂、易消化,多食蔬菜和水果,保持膳食平衡。避免摄入过肥的猪牛羊肉、动物内脏等含脂肪及胆固醇高的食物。

(3)戒烟限酒。彻底戒烟,避免被动吸烟。不饮酒或限制饮酒。

(4)控制体重。控制体重在正常范围内,男性腰围 <85 cm、女性腰围 <80 cm。

(5)加强运动锻炼。增加运动量,每周进行中等强度的运动 4~7 次,每次持续 30~60 min。

(6)减轻精神压力。注意劳逸结合,保证充足的睡眠;学会自我调整心态,放松身心,保持积极乐观的情绪。

三、冠心病

冠状动脉粥样硬化性心脏病简称冠心病，是指冠状动脉粥样硬化使血管狭窄或阻塞，或伴有冠状动脉痉挛，导致心肌缺血、缺氧甚至坏死而引起的心脏病，也称缺血性心脏病。随着人们生活方式的改变及生活水平的提高，冠心病的发病年龄提前，发病率明显上升。

1. 生活方式相关危险因素

（1）血脂异常。脂类代谢异常是引发动脉粥样硬化最重要的危险因素。

（2）高血压。高血压是引发冠心病最常见的危险因素。

（3）糖尿病。糖尿病患者冠心病发病率较无糖尿病者高2倍。

（4）吸烟。可造成动脉壁氧含量不足，促使动脉粥样硬化形成。吸烟者患病率和死亡率比不吸烟者高2~6倍，且与吸烟量成正比。

（5）肥胖。体重超过标准体重20%者易患冠心病，尤其是在短期内体重明显增加者。

（6）饮食不当。经常摄入高动物脂肪、高胆固醇、高糖、高钠盐等食物会增加冠心病的发病率。

（7）其他。如缺少体力活动、A型性格等。有研究表明，A型性格者性格较为急躁，容易发怒，进而引起身体血液循环加速，增加心脏负荷，引发冠心病的概率较高。

2. 临床类型及表现

冠心病按冠状动脉病变的部位、范围，血管狭窄和心肌缺血程度可分为不同的临床类型。

（1）1979年世界卫生组织冠心病分类

1）隐匿型或无症状性冠心病。其无心肌缺血的临床症状，但在常规心电图、负荷心电图或24 h动态心电图可监测到有缺血性ST-T变化。

2）心绞痛型冠心病。其以发作性胸骨后或心前区压榨性疼痛为主要症状，该症状可放射到左肩、左臂内侧达无名指和小指，或至颈、咽、下颌部。持续时间大多3~5 min，一般不超过15 min，休息或含服硝酸甘油几分钟内可以缓解。常见诱因为体力劳动或情绪激动。

3）心肌梗死型冠心病。其由冠状动脉供血突然减少或中断致心肌缺血坏死所致，疼痛部位和性质与心绞痛相似，但程度更剧烈，呈难以忍受的压榨、窒息或烧灼样疼痛，伴大汗、烦躁不安、恐惧及濒死感，常伴有心力衰竭、心律失常、休克、猝死等症状。持续时间久，有时长达数小时甚至数天，含服硝酸甘油不能缓解。

4）缺血性心肌病型冠心病。其由长期心肌缺血致弥漫性心肌纤维化所致。主要症状为心脏增大、心力衰竭和心律失常。

5）猝死型冠心病。其由心脏局部发生电生理紊乱引起的严重性心律失常所致。世界卫生组织将猝死的时间标准定为发病后 6 h 以内，但多数学者主张定为 1 h 之内，且猝死的高峰也在发病 1 h 内。发病时患者突然丧失意识，伴局部或全身抽搐；呼吸断续，呈叹息样呼吸，随后停止；皮肤苍白或发绀，瞳孔散大，大小便失禁。

（2）近年来冠心病临床分类

1）急性冠脉综合征。包括不稳定型心绞痛、非 ST 段抬高性心肌梗死、ST 段抬高性心肌梗死、冠心病猝死。

2）慢性冠脉病。包括稳定型心绞痛、冠脉正常的心绞痛、无症状型心肌缺血、缺血性心力衰竭。

3. 预防措施

（1）调节血脂。低脂饮食，使用调整血脂的药物。

（2）治疗和控制血压。服用降压药物，使血压控制在正常范围内，成年人高压 <140 mmHg，低压 <90 mmHg。

（3）控制血糖。空腹血糖控制在 6.0 mmol/L 以下，餐后血糖控制在 10.0 mmol/L 以下。

（4）限制烟酒。吸烟者戒烟，不吸烟者避免被动吸烟。

（5）控制体重。控制体重在正常范围之内，男性腰围 <85 cm，女性腰围 <80 cm。

（6）合理饮食。多食低脂肪、低胆固醇、低热量、高纤维素的食物，控制钠盐的摄入，每天不超过 6 g。

（7）加强运动锻炼。坚持体育锻炼，注意劳逸结合，可散步、打太极拳、做体操等。

（8）其他。保持乐观情绪，避免过度劳累和情绪激动，保持排便通畅。

四、消化性溃疡

消化性溃疡主要指发生在胃和十二指肠的慢性溃疡，即胃溃疡和十二指肠溃疡，因溃疡的形成与胃酸、胃蛋白酶的消化作用有关，故称消化性溃疡。消化性溃疡可发生于任何年龄，十二指肠溃疡易发于青壮年，胃溃疡易发于中老年；十二指肠溃疡比胃溃疡多见，男性患者多于女性。

1. 生活方式相关危险因素

（1）饮食习惯不良。饮食不规律，经常不吃早餐、暴饮暴食，喜饮浓茶、咖啡，喜食辛辣油炸食品等，可损伤胃黏膜，从而引发消化性溃疡。

（2）卫生习惯不良。如餐前不洗手，多人聚餐不使用公筷等。幽门螺旋杆菌感染是引发消化性溃疡的主要病因，幽门螺旋杆菌可以通过沾染细菌的食物、饮用水和手经口感染，因此养成良好的卫生习惯可有效进行预防。

（3）吸烟饮酒。吸烟可增加胃酸和胃蛋白酶的分泌，增加十二指肠的胃反流，且烟草中还含有尼古丁等致溃疡成分；酒精可刺激胃酸分泌，高浓度酒精会直接损伤胃黏膜。

（4）紧张焦虑。长期精神紧张、情绪不宁会通过迷走神经机制影响胃和十二指肠分泌、运动和黏膜血流的调控，促使本病的发生和复发。

2. 临床表现

消化性溃疡的临床表现有慢性病程、周期性发作和节律性上腹部疼痛三大特点。少数患者病程可达几年甚至十几年，发作期与缓解期交替出现，多在冬春、秋冬之交发作，也可因精神因素、某些药物和饮食不当而诱发。

（1）症状。主要症状为上腹部疼痛，可为钝痛、灼痛、胀痛或剧痛，也可仅为饥饿样不适感，大多表现为轻度或中度剑突下持续性疼痛，进食或服抗酸药物可以缓解。十二指肠溃疡疼痛常在两餐之间发生，至下次进餐后缓解，即疼痛 – 进食 – 缓解，故又称空腹痛或饥饿痛，部分患者也可在午夜出现疼痛症状。胃溃疡疼痛常在餐后 1 h 内发生，至下次餐前消失，即进食 – 疼痛 – 缓解。

（2）体征。溃疡活动期可有上腹部局限性轻压痛，胃溃疡压痛点在剑突下稍偏左，十二指肠溃疡压痛点在剑突下稍偏右。

（3）并发症

1）出血。出血是最常见的并发症，轻者仅表现为呕血与黑便，重者可出现休克征象。

2）穿孔。急性穿孔是最严重的并发症，表现为突发的剧烈腹痛，迅速蔓延至全腹，并出现腹肌紧张、弥漫性腹部压痛、反跳痛、肝浊音界缩小或消失，肠鸣音减弱或消失等体征，部分患者出现休克。

3）幽门梗阻。主要表现为上腹胀痛，餐后明显，频繁大量呕吐，呕吐物含酸性发酵宿食。严重呕吐可致脱水和低氯低钾性碱中毒，常继发营养不良和体重减轻症状。

4）癌变。少数胃溃疡可发生癌变。

3. 预防措施

（1）养成良好的饮食习惯，饮食定时定量；细嚼慢咽，防止暴饮暴食；避免辛辣、油炸、过酸、过咸食物；避免浓茶、咖啡等刺激食物。

（2）改变不良卫生习惯，养成餐前便后洗手、聚餐使用公筷或分餐的习惯。

（3）戒烟戒酒，减少烟、酒中的有害物质对肠胃的刺激。

（4）消除紧张焦虑情绪，保持乐观的心态，避免过度劳累和精神紧张。

五、便秘

便秘是指排便次数减少或排便困难、不畅，粪便干结、量少，是一种常见的生活方式病。

1. 生活方式相关危险因素

（1）饮食习惯不良。进食过于精细，饮水过少等。

（2）排便习惯不良。没有固定的如厕习惯，排便不规律；有排便的感觉时强忍大便不排；排便过程中读书、看报、玩手机、打游戏，注意力不集中。

（3）活动量过小。久坐或长期卧床可使胃肠蠕动减弱，导致便秘。

（4）精神压力过大。焦虑、压力、紧张、疲倦等可导致便秘。

2. 临床表现

（1）排便习惯改变，与正常情况相比排便次数明显减少。

（2）排便困难，排便不畅，排便费时费力，有排便不尽感。

（3）粪便异常，粪便干结、量少。

3. 预防措施

（1）改变饮食习惯。多进食富含粗纤维的食物，如玉米、小米、黄豆、芹菜、韭菜、青椒、苹果、山楂等，多饮水。

（2）避免排便习惯受到干扰。保持规律生活，养成定时排便的习惯，排便过程中不读书、不看报、不玩手机、不打游戏，保持注意力集中。

（3）劳逸结合。适度锻炼，特别是加强腹肌锻炼；保持良好的心态和充足的睡眠，缓解紧张情绪，有利于正常排便功能的恢复。

六、肥胖

肥胖是指体内脂肪堆积过多和（或）分布异常的现象，超过标准体重的 20% 以上。按照超过标准体重的程度划分肥胖标准，20%~30% 为轻度肥胖，30%~50% 为中度肥胖，大于 50% 为重度肥胖。此外，超过标准体重的 10% 以上称为体重超重。

体重指数（BMI）是世界卫生组织推荐的国际统一使用的肥胖分型标准，BMI= 体重（kg）/ 身高（m）。根据体重指数（BMI）判定，18.5~23.9 为正常，24~27.9 为超重，≥28 为肥胖。此外，男性腰围≥85 cm、女性腰围≥80 cm 为腹型肥胖。

1. 生活方式相关危险因素

（1）饮食习惯不良。"胖从口入"，高脂肪、高糖等高热量饮食，嗜零食、快餐、夜宵，贪食、暴饮暴食，食物过于精细等因素，都会使能量摄入过多而致肥胖。嗜零食、甜食是单纯性肥胖发生的独立危险因素。过少食用蔬菜、粗粮，进食时看书、看电视、看手机，进食无规律等也都会导致肥胖的发生。

（2）吸烟饮酒。有研究表明，吸烟可影响身体脂肪分布，增加中心性肥胖的危险；饮酒往往伴随高脂肪食物的摄入，能量摄入过多易导致肥胖。

（3）体力活动过少。久坐不动，体力活动不足等会使能量消耗减少，可导致肥胖发生。

2. 临床表现

轻度肥胖多无症状，中重度肥胖可导致活动能力下降、气喘、关节疼痛、肌肉酸痛以及焦虑、抑郁等。肥胖可并发高脂血症、高血压、脂肪肝、冠心病、糖尿病等，严重影响健康。

3. 预防措施

（1）控制体重。控制体重在正常范围内，男性腰围 <85 cm，女性腰围 <80 cm。

（2）合理安排饮食

1）饮食原则。多食低能量、低脂肪、适量优质蛋白质食物，增加谷类、新鲜蔬菜和水果在饮食中的比重。

2）调整饮食结构及食量。适当摄入富含优质蛋白质的食物，如瘦肉、鱼、蛋白和豆类；限制摄入富含饱和脂肪和胆固醇的食物，如肥肉、内脏、蛋黄等；避免吃过多零食，少吃油炸食品，少吃盐；少吃甜点，不加餐，少饮含糖饮料，养成饮用白水和茶水的习惯；尽量采用煮、煨、炖、烤和微波加热的烹调方法，炒菜时少用油；进食应有规律，不暴饮暴食，不漏餐，控制食量，七分饱即可。

（3）戒烟戒酒。

（4）加强运动锻炼。增加体力活动与适当控制饮食总能量、减少饱和脂肪酸摄入量相结合，是世界公认的减重良方。进行中等或低强度有氧活动或运动，如走路、骑车、爬山、打球、慢跑、游泳、划船、滑冰、滑雪及舞蹈等。运动量可循序渐进，由小运动量开始，每日安排 30 min，待适应后再逐步增加至每天 30~60 min 甚至更长时间。

七、糖尿病

糖尿病是一组以慢性高血糖为特征的代谢异常综合征，是由于胰岛素分泌不足和（或）作用缺陷导致糖代谢紊乱，同时伴有脂肪、蛋白质、水和电解质代谢障碍。久病可引起多系统损害，导致心脏、血管、眼、肾、神经等组织慢性进行性病变，引起功能缺陷及衰竭，严重时可出现酮症酸中毒和（或）高渗性昏迷。人口老龄化、生活方式的改变和生活水平的提高，使糖尿病发病率呈逐年上升趋势。

糖尿病分为四种类型：Ⅰ型糖尿病、Ⅱ型糖尿病、妊娠糖尿病、其他特殊类型糖尿病。我国以Ⅱ型糖尿病为主，Ⅰ型糖尿病及其他类型糖尿病少见。绝大多数糖尿病的发生，都有遗传及生活方式因素的共同参与。

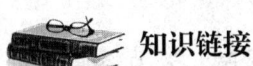 知识链接

糖尿病诊断标准

糖尿病症状 + 随机血糖水平 ≥ 11.1 mmol/L，或空腹血糖 ≥ 7.0 mmol/L，或葡萄糖耐量试验中 2 小时血糖 ≥ 11.1 mmol/L。

1. 生活方式相关危险因素

（1）不合理饮食。有 80%~90% 的糖尿病患者饮食结构不合理，喜食高脂肪、高蛋白、高糖及低纤维素食物，或有进食过饱、嗜好快餐等习惯，这些因素都容易导致超重和肥胖，引发胰岛素抵抗和糖尿病。

（2）吸烟饮酒。烟中的烟碱可刺激肾上腺素的分泌，拮抗胰岛素，使血糖升高；酒精产热量几乎是碳水化合物的2倍，容易使血糖升高。

（3）体力活动不足。体力活动不足易引起营养过剩，促使超重和肥胖的发生。

（4）不良心理状态。焦虑、恐惧、悲观、失望等不良心理状态会引起一系列生理反应，使血糖升高，引发或加重糖尿病病情。

2. 临床表现

（1）典型症状。"三多一少"，即多尿、多饮、多食和体重减少。由于血糖过高使肾小球滤出但不能完全被肾小管再吸收，形成渗透性利尿而致尿量增多，患者尿量可达 3~5 L/d；由于多尿失水，患者口渴而多饮；因葡萄糖不能充分利用而随尿排出，导致易饥多食，且感疲乏无力，体重减少。

（2）其他症状。可有头昏、嗜睡或失眠、四肢酸痛、麻木、皮肤干燥、瘙痒、月经失调、便秘等症状。

（3）并发症

1）急性并发症。常见的有糖尿病酮症酸中毒、高渗性非酮症性糖尿病昏迷、糖尿病合并感染。

①糖尿病酮症酸中毒。早期表现为糖尿病症状加重，继而出现食欲下降、恶心、呕吐、腹痛伴头痛、嗜睡，呼吸深快，伴有烂苹果味。后期出现严重脱水、皮肤干燥、眼球下陷、尿量减少、心率快、脉细弱、血压和体温下降等。严重者可出现休克、烦躁甚至昏迷。

②高渗性非酮症昏迷。临床表现为脱水及中枢神经系统症状，出现嗜睡、定向力障碍、偏盲、偏瘫甚至昏迷。

③糖尿病合并感染。常见感染有呼吸道感染、泌尿道感染、皮肤感染、口腔感染及手术后感染等。女性多见阴道白色念珠菌感染，可为糖尿病患者的首发症状。

2）慢性并发症。主要有糖尿病性血管病变、神经病变和糖尿病足。

①大血管病变。引起冠心病、缺血性或出血性脑血管病、肾动脉硬化、肢体动脉硬化等。

②微血管病变。主要表现为糖尿病肾病、糖尿病视网膜病变、糖尿病心肌病等。

③神经病变。周围神经病变最为常见，通常为对称性肢端感觉异常，可伴痛觉过敏、疼痛。

④糖尿病足。轻者表现为足部畸形、皮肤干燥和发凉、酸麻、疼痛,重者可出现足部溃疡或坏疽。

3. 预防措施

(1)合理饮食。营养均衡,控制总热量,减少油脂的摄入,少吃甜食;不吃过饱,细嚼慢咽;主食定量,粗细搭配,在饮食中适当增加麦片、薯类、杂豆类等,多食含纤维素高的食物;多吃新鲜蔬菜和水果;常吃鱼、禽、肉、蛋、奶及大豆,补充优质蛋白。

(2)戒烟戒酒。

(3)加强运动锻炼。根据年龄、性别、体力等不同条件进行适当运动。运动方式以有氧运动为主,如步行、慢跑、骑自行车、跳健身操、打太极拳、游泳,打乒乓球、羽毛球及家务劳动等,最好每周至少运动5天,每次有30 min以上中等强度的锻炼,要循序渐进并长期坚持。

(4)保持良好心态。调整情绪,减轻心理压力,避免负面情绪的影响。

八、脑梗死

脑梗死又称缺血性脑卒中,是指因脑部血液循环障碍、缺血、缺氧所致的局限性脑组织的缺血性坏死或软化。根据发病机制和临床表现不同,可分为脑血栓形成、脑栓塞、腔隙性梗死。

脑血栓形成是脑梗死最常见的类型,是指脑动脉主干或皮质支动脉粥样硬化,导致血管壁增厚、管腔狭窄闭塞和血栓形成,引起脑局部血流减少或供血中断,脑组织缺血缺氧、软化坏死,出现相应的神经系统症状体征。

脑栓塞是指脑血管以外部位产生的栓子,随血流进入脑动脉,使血管腔急性闭塞,引起局部脑血流中断,造成局部脑组织缺血、缺氧甚至软化、坏死,出现急性脑功能障碍。

腔隙性梗死是指大脑半球或脑干深部的小穿通动脉,在长期高血压基础上,发生血管病变、闭塞,导致脑组织缺血、坏死、液化,血管由吞噬细胞吞噬转移形成空腔。梗死灶较小,直径一般不超过1.5 cm。

1. 生活方式相关危险因素

(1)高血压。高血压是引发脑梗死最重要的危险因素。在我国,73%的脑梗死与高血压有关,高血压和脑梗死之间存在着密切相关性。

(2)吸烟。很多研究证据显示,吸烟是脑梗死重要且独立的危险因素,两者之间存在剂量反应关系，吸烟可使脑梗死的相对危险性增加90%。随着每日吸烟量的增加，脑梗死风险随之升高。

（3）糖尿病。糖尿病是脑梗死的独立危险因素，可使脑梗死的风险增加1倍以上。

（4）血脂异常。血脂异常与脑梗死发病之间存在明显相关性。总胆固醇和甘油三酯水平升高，会明显增加脑梗死的患病风险。

（5）饮食和营养。高钠饮食、水果蔬菜摄入过少，会增加脑梗死患病风险。

（6）明显超重或肥胖。超重和肥胖会增加脑梗死发病的危险性。

（7）饮酒。研究表明，大量饮酒的高血压患者血压难以控制，并因此增加脑梗死的患病风险。

（8）缺乏身体活动。长期缺乏规律的日常身体活动会增加脑梗死患病风险。

2. 临床表现

（1）好发年龄。脑血栓形成多见于50～60岁以上人群，男性稍多于女性；脑栓塞在任何年龄均可发病，以青中年居多；腔隙性脑梗死多见于中老年。

（2）起病情况

1）脑血栓形成。起病缓慢，常在安静休息或睡眠中发病；部分病例有肢体麻木、无力等短暂性脑缺血发作前驱症状。症状常在数小时甚至1～2天内达到高峰。多数患者意识清楚，少数患者有不同程度的意识障碍，甚至形成脑疝终致死亡。

2）脑栓塞。起病骤急，大多无前驱症状，症状常于很短时间内即发展到高峰，除颈内动脉栓塞外患者一般无昏迷现象。

3）腔隙性脑梗死。半数以上病例有高血压病史，突然或逐渐起病。

（3）神经系统损害局灶表现

神经系统损害的表现根据病变血管的分布及梗死范围而定。

1）颈内动脉系统血管闭塞。典型病例出现病灶对侧偏瘫、偏身感觉障碍和同向偏盲（三偏征），优势半球受损出现失语。

2）椎-基底动脉系统血管闭塞。出现眩晕、呕吐、眼球震颤、共济失调、构音障碍、吞咽困难、饮水呛咳、四肢瘫或交叉瘫。

3. 预防措施

（1）积极治疗和控制血压。

（2）限制烟酒。吸烟者戒烟，不吸烟者也应避免被动吸烟；戒酒或限制饮酒，男性每日饮酒的酒精含量不应超过 25 g，女性不超过 12.5 g。

（3）控制血糖。空腹血糖控制在 6.0 mmol/L 以下，餐后血糖控制在 10.0 mmol/L 以下。

（4）调节血脂。低脂饮食，使用调整血脂的药物。

（5）合理饮食。膳食种类应多样化，控制盐的摄入，每天不超过 6 g；多食用全谷、豆类、薯类、水果、蔬菜和低脂奶制品。

（6）控制体重。控制体重在正常范围之内，且男性腰围 <85 cm、女性腰围 <80 cm。

（7）运动锻炼。每周应至少有 3~4 次、每次至少持续 30 min 的中等或以上强度的有氧运动，如快走、慢跑、骑自行车或其他有氧运动等。

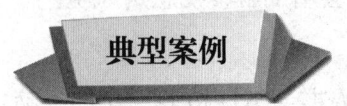

爱吃懒动的糖尿病患者生活干预

一、情景描述

李女士，58 岁，身高 155 cm，体重 70 kg，腰围 90 cm。平时喜食甜点、喝奶茶，多数时间不吃早餐，饮食讲究精米精面。退休在家，喜欢看电视连续剧，不爱活动。近 2 个月出现口干、多饮、多食和多尿现象。体检：体温 36 ℃，脉搏 78 次/min，呼吸 20 次/min，血压 100/70 mmHg，空腹血糖 9.6 mmol/L。

二、案例分析

1. 评估李女士的主要健康问题

（1）肥胖：身高 155 cm，体重 70 kg，腰围 90 cm。

（2）糖尿病：口干、多饮、多食、多尿，空腹血糖 9.6 mmol/L。

2. 评估李女士危害健康的个人行为及生活习惯

（1）饮食习惯不良。喜食甜点、喝奶茶，多数时间不吃早餐，饮食讲究精米精面。

（2）体力活动不足。退休在家，喜欢看电视连续剧，不爱活动。

3. 为李女士制定个性化生活干预措施

（1）合理饮食。控制摄入总热量，少吃甜食、不喝奶茶、不吃过饱；养成吃早餐的习惯，三餐均衡；餐食粗细搭配，少用精制面粉，在饮食中适当增加粗粮；

多食含纤维素高的食物和新鲜蔬菜；适量补充优质蛋白。

（2）控制体重。通过控制饮食和增加运动量将体重控制在正常范围，最好使体重降到 53 kg 以内，腰围 <80 cm。

（3）运动锻炼。增加有氧运动，每周至少运动 5 天，每次有 30 min 以上中等强度的锻炼，可以是快走、骑自行车、跳健身操、打太极拳、游泳、打乒乓球、打羽毛球及家务劳动等，并要长期坚持。

培训课程 2

生活方式指导

学习单元 1　健康的概念、标准与促进健康行为

健康是人类永恒的话题，人人都希望自己健康长寿。社会进步与健康发展的新需要推动了全球性健康促进的迅速发展，人们开始重视促进健康的行为。

一、健康的概念及标准

1. 健康的概念

健康是一个动态的概念，不同的历史时期对健康有着不同的理解。长久以来，人们都把健康理解为"不生病"，其实，这种理解是片面的，1948年，世界卫生组织（WHO）首次提出健康的概念，即"健康不仅仅是没有疾病和虚弱，而是身体、心理和社会的完好状态"。1978年，世界卫生组织重申了健康的概念，指出"健康不仅仅是没有疾病和痛苦，而是包括身体、心理和社会功能各方面的完好状态"。1984年，世界卫生组织进一步将健康概念表述为"健康不仅仅是没有疾病和虚弱，而是包括身体、心理和社会适应能力的完好状态"。1989年，世界卫生组织更进一步完善了健康概念，指出健康应该是"生理、心理、社会适应和道德方面的良好状态"，也就是人们所指的身心健康，一个人只有在躯体、心理、社会适应和道德四方面都健康，才是完全健康的人。

2. 健康的标准

围绕全新的健康概念，世界卫生组织归纳总结，制定出健康的十条标准。

（1）精力充沛，能从容不迫地应付日常生活和工作的压力，而不感到过分紧张。

（2）处事乐观，态度积极，乐于承担责任。

（3）善于休息，睡眠良好。

（4）应变能力强，能适应环境的各种变化。

（5）能够抵抗一般性感冒和传染病。

（6）体重得当，身材匀称，站立时头、肩、臂位置协调。

（7）眼睛明亮，反应敏捷，眼睑不发炎。

（8）牙齿清洁，无空洞，无痛感，牙龈颜色正常，不出血。

（9）头发有光泽，无头屑。

（10）肌肉、皮肤富有弹性，走路轻松有力。

3. 影响健康的因素

（1）环境因素。包括自然环境危险因素和社会环境危险因素。自然环境危险因素包括生物性危险因素如细菌、病毒等。物理性危险因素如噪声、辐射等，化学性危险因素如农药、污水等。社会环境危险因素包括政治、经济收入、文化教育、就业、居住条件、家庭关系、心理刺激、工作紧张程度及各类生活事件等。

（2）生活方式因素。指由于自身生活方式而产生的健康危险因素，包括吸烟、酗酒、熬夜、滥用药物、不合理饮食、缺乏锻炼等。

（3）生物遗传因素。指直接与遗传有关的危险因素，如年龄、性别、种族、身高、体重、疾病遗传史等。

（4）医疗卫生服务因素。指医疗卫生服务系统中存在的各种不利于保护和促进健康的因素，包括医疗质量低、误诊漏诊、交叉感染、医疗制度不完善等。

二、健康促进的概念

1. 健康促进的概念

20世纪70年代以来，健康教育在全球迅速发展，完整的学科体系逐步形成。世界各国的健康教育实践经验表明，不良生活方式改变是长期、复杂的过程，有时仅凭个人的主观意愿无法改变，必须依赖支持性的健康政策、环境、卫生服务等相关因素。现在，单纯的健康教育理论已经无法满足社会进步与健康发展的新需要，在这种情况下，全球性健康促进开始迅速发展。世界卫生组织提出健康促进的概念，表述为："健康促进是促进人们维护和提高他们自身健康的过程，是协调人类与环境之间的战略，规定个人与社会对健康各自所负的责任。"1995年，世界卫生组织在其发表的重要文献《健康新视野》中指出："健康促进是指个人与其家庭、社区和国家一起采取措施，鼓励健康的行为，增强人们改进和处理自身健康问题的能力。"由此可见,健康促进的基本内涵包括了个人、群体行为改变和政府行为改变两个方面,并重视发挥个人、家庭、社会的健康潜能。

2. 健康促进涉及的主要活动领域

(1)建立促进健康的公共政策。明确要求非卫生部门建立实行健康促进政策,使人们容易作出更有利于健康的抉择。

(2)创造健康支持环境。为人们创造安全的、满意的和愉快的生活、工作环境。

(3)增强社区的能力。充分发动社区力量,使人们积极有效地参与卫生保健计划的制订和执行,帮助认识自己的健康问题,并提出解决问题的方法。

(4)发展个人技能。通过提供健康信息,帮助人们提高作出健康选择的技能。

(5)调整卫生服务方向。健康促进中的卫生服务责任由个人、社会团体、卫生部门、卫生专业人员、工商机构和政府等共同分担。

三、促进健康行为

1. 促进健康行为的概念

促进健康行为是2014年公布的全科医学与社区卫生名词,是指个体或群体表现出的、客观上有益于自身和他人健康的行为。

2. 促进健康行为的分类

(1)日常健康行为。日常生活中有益于健康的行为,如营养合理、充足睡眠、适量运动等。

(2)避开环境危害行为。指避免暴露于自然环境和社会环境中对健康有害的危险因素,如远离污染的环境、积极适应各种紧张生活事件等。

(3)戒除不良嗜好。如戒烟、戒酒、戒除滥用药物等。

(4)预警行为。指对可能发生危害健康事件的预防性行为,以及在事故发生后正确处置的行为,如火灾、溺水、车祸等的预防,以及意外事故发生后的自救与他救行为。

(5)合理利用卫生服务。指有效、合理地利用现有的卫生服务,维护自身健康的保健行为、求医行为和遵医行为,包括预防接种、定期体检、患病后及时就诊、积极配合医疗和照护、遵从医嘱、积极进行康复训练、保持乐观向上的情绪等。

3. 践行促进健康行为的方法

(1)健康的饮食习惯。饮食习惯对健康的影响是长期的,日常健康的饮食习惯有助于保持营养均衡，其对健康的影响是长期的，只有养成均衡膳食的习惯，并坚持不懈，才能充分体现饮食对健康的重大促进作用。健康的饮食习惯包括6个方面的要求。

1）食物种类多样化。

2）多吃谷类食物和蔬菜、水果。

3）选择低脂肪、低胆固醇的食物。

4）少吃盐、糖。

5）尽量避免饮酒。

6）尽量避免吸烟。

（2）充足的睡眠。睡眠有助于松弛神经、恢复体力，每天睡眠6~8 h对于保持身体健康非常重要。规律的睡眠有助于调节身体，促进食物的消化及废物排泄。同时，由于保证了营养和血液的供应，睡眠也有助于保持头脑清醒。

（3）适量的运动。体育锻炼是保持身体健康的关键因素，经常运动有助于消耗体内多余的热量，改善血液循环系统。一个良好的运动计划应该包括有氧运动、伸展运动、无氧运动三种身体活动。

1）有氧运动。骑自行车、慢跑等活动属于有氧运动，有助于强健心肺功能、改善血液循环系统。

2）伸展运动。从柜顶拿下一只盒子、弯腰系鞋带等活动属于伸展运动，日常的伸展运动可以增强身体的柔韧度和灵活度。

3）无氧运动。短跑、举重等短暂的剧烈活动属于无氧运动，能调节和锻炼肌肉。

（4）乐观的心态。积极乐观的心态十分重要，有助于减轻日常生活和工作中的压力。

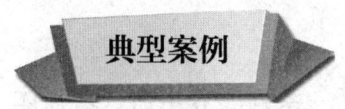

促进健康行为

一、情景描述

王女士，58岁，企业退休员工。身高168 cm，体重76 kg。每年都按时进行健康体检。爱吃甜点、蔬菜、水果，不吸烟，不喝酒。意识到自己体重超标，经常参加体育活动。

二、案例分析

1. 王女士的促进健康行为

按时进行健康体检。

2. 王女士践行促进健康行为的方法

经常参加体育活动。

3. 王女士健康的生活方式

爱吃蔬菜、水果，不吸烟，不喝酒。

学习单元2　养生锻炼指导

中国是一个有着五千年文明史的世界文明古国，传统的养生思想起源于人们对健康长寿的渴求，并随着中华民族的发展而逐步完善。相对于世界其他地区的养生文化而言，由于有着古代哲学和中医基本理论为底蕴，华夏民族的养生理论与实践尤为博大精深。

一、传统养生锻炼的特点及意义

1. 传统养生的概念

养，乃滋养、保养之意；生，乃生命健康之意。养生即是护养、保养身体以达到健康长寿的目的。传统养生是通过人体自身的姿势调整、呼吸锻炼、意念控制，使身心融为一体，增强人体各部分机能，诱导和启发人体内在潜力，起到防病、治病、益智、延年的作用。

2. 传统养生的方法

在中医理论指导下，养生学汲取各派精华，形成了一系列颐养生命、增强体质、预防疾病的养生方法，从而达到延年益寿的目的。

（1）精神养生。在"天人相应"整体观念、养生学基本观念的指导下，通过怡养心神、调摄情志等多种途径，促进精神健康，达到形神统一的养生目的。养生家认为静养主要在于养心，道家、儒家、佛家、医学等都有此主张。精神养生的方法主要有清静养神、调畅情志、开朗乐观、心理平衡等。

（2）饮食养生。又称"食养"，是指在中医理论的指导下，合理调整饮食，从而实现保健强身、增进健康、延年益寿的目的。我国人民在长期的饮食实践中，将对食物的认识加以概括总结，形成了一套饮食养生的理论。

（3）行为养生。包括劳逸适度、起居有常等。劳逸适度是指工作和休息配合得当，过劳、过逸均有害健康。起居有常是指"日出而作，日落而息"，根据个人情况制定符合生理需求的作息制度以达到平衡协调的状态。

（4）运动养生。运用传统的运动方式进行锻炼达到健康身心、强壮体魄、改善体质的目的，既锻炼了身体，又锻炼了意志。需注意运动应量力而行，循序渐进，运动量太大反而对健康有害。

（5）经络保健。运用针灸、推拿等保健强身。

（6）药物养生。运用抗老防衰、延年益寿的药物保健强身。

（7）时令养生。根据一年四季的气候变化规律来调节人体。

（8）娱乐养生。运用各种娱乐活动，如琴棋书画、旅游观光等，颐神养性，强身健体。

3. 传统养生运动的特点

国家体育总局普及推广的养生运动包括太极拳、八段锦、五禽戏、易筋经、六字诀，这些养生运动都属于无器械锻炼的方式，归纳传统养生运动的特点如下。

（1）以中医理论指导养生运动，以中医的阴阳、经络等理论为基础运动健身，从而达到气血协调、形神合一的目的。

（2）注重意守、调息、动形三者协调统一。

（3）气功、武术、医理融为一体，形成具有中华民族特色的养生运动方法。源于气功的功法有八段锦、五禽戏等，源于武术的功法有太极拳等。

4. 传统养生运动的意义

传统养生运动是中国古代养生文化中的重要内容之一，俗话说"一身动，气血通"，养生运动能保持气血流畅，有助于身体各个脏器功能的健全，从而达到健康长寿的目的。

（1）改善呼吸系统的生理机能。养生运动能使人体吸进大量的氧气，从而改善呼吸系统，也可抑制人体癌细胞的生长和繁殖。

（2）提高心血管系统的生理机能。养生运动可改善心肌供氧状态，加快心肌代谢，从而提高心脏的工作能力。

（3）增强消化系统的功能。养生运动可使人情绪饱满，有助于增进食欲，增强消化功能，促进营养物质的吸收。

（4）预防脑血管疾病。养生运动可加快血液循环，降低血液中胆固醇的含量，对高脂血症、高血脂引起的血管硬化、冠心病、脑血管等老年人易患疾病有着良好的预防作用。

（5）保持心情舒畅。实践证实，养生运动可缓解精神紧张，有利于保持精神愉快。

二、太极拳运动方法及注意事项

太极拳是以中国传统儒家、道家哲学中的太极、阴阳辩证理念为核心思想，集强身健体、颐养性情、技击对抗等多种功能为一体，结合中医经络学，古代导引术、吐纳术，易学的阴阳五行之变化而形成的一种内外兼修、轻灵、柔和、刚柔相济的传统拳术。太极拳属于国家级非物质文化遗产，整套动作紧密衔接，连贯一气，如行云流水，不拘不僵，轻松柔和。经常练习太极拳可以达到调节身心、延缓衰老、促进健康的效果。

历史悠久的杨氏太极拳是太极拳的重要流派之一。由杨氏太极拳改编的"二十四式太极拳"共24式，分为8组。

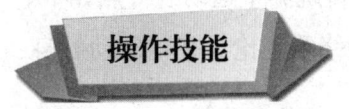

操作技能

二十四式太极拳运动方法

一、操作前准备

1. 核对照护对象信息。

2. 评估

评估照护对象的意识状态、病情及肢体功能等。

3. 解释

向照护对象解释练习二十四式太极拳的目的及运动的方法、内容、时间，取得照护对象的配合。

4. 准备

（1）健康照护师准备。着装整洁规范，修剪指甲，洗手。

(2)环境准备。干净整洁,宽敞明亮,温湿度适宜。

(3)照护对象准备。意识清楚,病情稳定,肢体功能良好。

二、操作步骤

步骤1 起势(见图2-1)

(1)两脚开立。身体直立,两脚分开,与肩同宽,脚尖向前;两臂自然下垂,两掌放于大腿外侧,指尖向下;目视前方。

(2)两臂平举。两臂向前平举,与肩平,同肩宽,掌心向下。

(3)屈膝下按。上体正直,两腿微屈下蹲;两掌下按。

步骤2 左右野马分鬃(见图2-2)

(1)左野马分鬃

1)丁步抱球。上体右转,重心移至右腿;两掌心相对成抱球状;左脚收到右脚内侧成丁步。

2)左弓步分掌。身体左转,左脚向左前方迈出成左弓步;左右掌随转体慢慢分别向左上右下分开,右掌心向下,指尖向前。

(2)右野马分鬃

1)后坐跷脚。右腿屈膝,上体后坐,重心移至右腿,左脚尖跷起外撇。

2)丁步抱球。同"左野马分鬃丁部抱球",左右相反。

3)右弓步分掌。同"左野马分鬃左弓步分掌",左右相反。

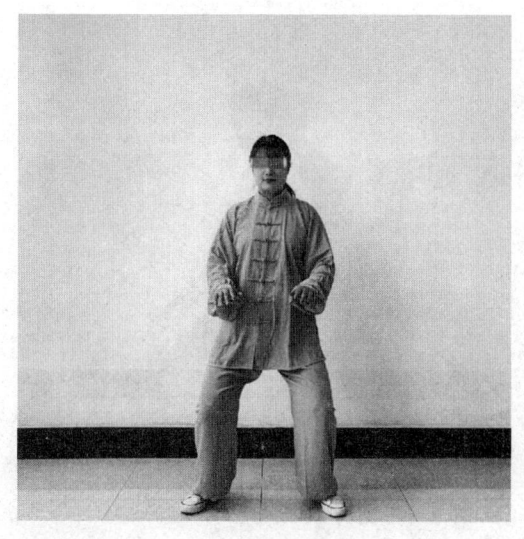

图2-1 起势

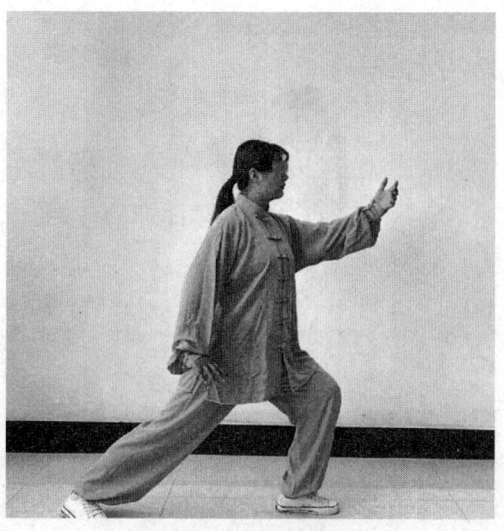

图2-2 左右野马分鬃

步骤3　白鹤亮翅（见图2-3）

（1）跟步合抱。重心前移，上体向左转，左手内旋掌心向下，右手外旋掌心向上，在胸前抱球，右脚跟进半步。

（2）转身后坐。上体向右转，身体后坐，重心至右腿。

（3）虚步分手。左脚稍向前移，脚尖点地，成左虚步；上体左转，两手向右上、左下分开，右手上提，左手下按。

步骤4　左右搂膝拗步（见图2-4）

（1）左搂膝拗步

1）丁步托掌。重心至右腿，身体向左转，右手由下向后上方画弧至与耳同高，手心斜向上，左手由下向右上方画弧至右胸前，手心斜向下；左脚收至右脚内侧，脚尖点地。

2）弓步搂推。上体左转，左脚迈出，重心移向左腿，右腿伸直成左弓步；右手向前推出，左手向下落于左胯旁。

（2）右搂膝拗步

1）后坐跷脚。右腿屈膝，上体后坐，重心移至右腿，左脚尖跷起微外撇；左掌外翻掌心斜向上，右掌内旋斜向下。

2）丁步托掌。同"左搂膝拗步丁步托掌"，左右相反。

3）弓步搂推。同"左搂膝拗步弓步搂推"，左右相反。

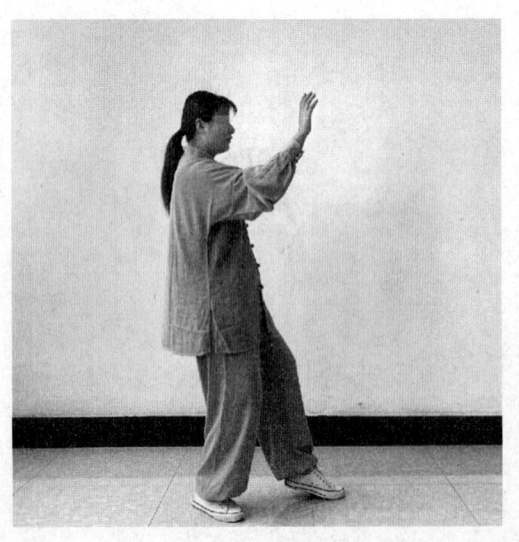

图2-3　白鹤亮翅

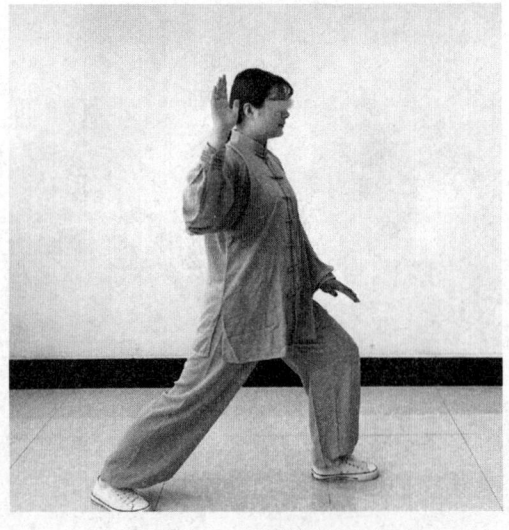

图2-4　左右搂膝拗步

步骤5　手挥琵琶（见图2-5）

（1）跟步松手。重心移至左脚，右脚跟进半步；向左合手，左手前移。

（2）后坐挑掌。上体右转后坐，身体重心移至右腿，左手由左下向上、向前上方挑举，与鼻尖平，臂微屈，右手收回至左臂肘部里侧。

（3）虚步送手。左脚向前移，脚跟着地，脚尖翘起；两手合力遣送。

步骤6　左右倒卷肱（见图2-6）

（1）右倒卷肱

1）转体撤手。重心在右腿，右掌心向上，随上体右转平举，左手翻掌向上。

2）虚步推掌。左腿提起，向后侧退一步，脚掌着地，重心移到左腿上成右虚步，右脚扭正，右臂向前方推出，左臂后撤至左肋外侧，手心向上。

（2）左倒卷肱。同"右倒卷肱"，左右相反。

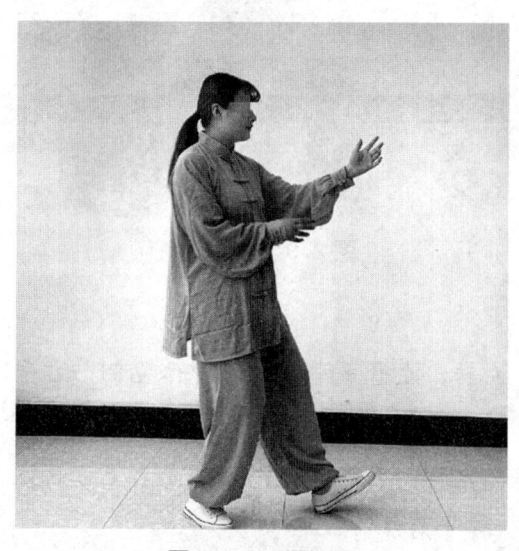

图2-5　手挥琵琶

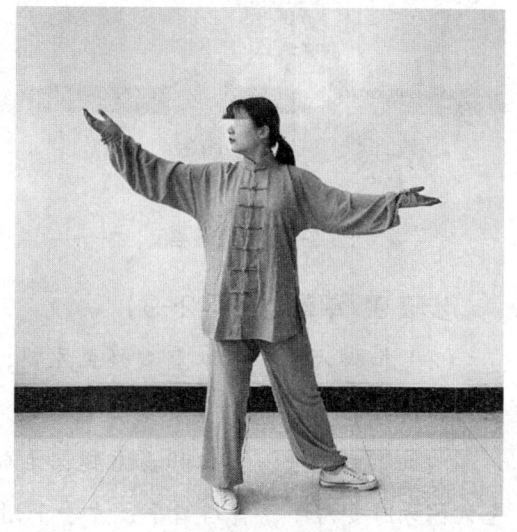

图2-6　左右倒卷肱

步骤7　左揽雀尾（见图2-7）

（1）丁步抱球。身右转，左手下落至左肋前；左臂屈肘，手心向下，收至右胸前，两手成抱球状；左脚收成丁步。

（2）弓步掤臂。上体左转，左脚向左前方迈出，右腿蹬直成左弓步；左臂平屈成弓形向前方推出，与肩平，手心向后；右手落于右胯旁。

（3）后坐下捋。身体左转，左手翻掌向下，右手翻掌向上；两手下捋，上体右转，两手画弧，至右手手心向上，与肩齐，左臂平屈于胸前。

（4）弓步前挤。上体左转，右臂屈肘，继续左转，双手向前挤出，左手心向右,右手心向前;重心前移变成弓步。

(5)后坐收掌。左手翻掌,右手伸出,与左手齐,两手分开,与肩同宽;右腿屈膝,身体重心移至右腿;两手屈肘回收。

(6)弓步按掌。身体重心前移,两手向前、向上按出;左腿弓成左弓步。

步骤8 右揽雀尾(见图2-8)

转体展臂,后续动作同"左揽雀尾",左右相反。

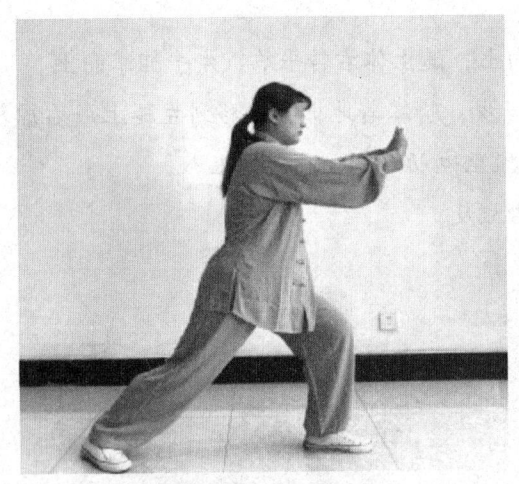

图2-7 左揽雀尾

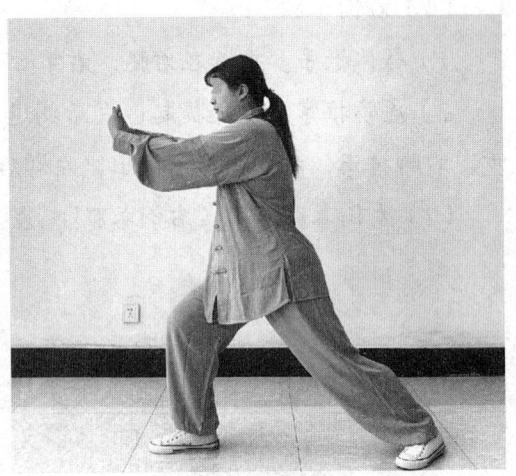

图2-8 右揽雀尾

步骤9 单鞭(见图2-9)

(1)扣脚云手。身体重心移至左腿;左转,左臂平举,伸于身体左侧,右手至左肋前。

(2)丁步勾手。重心移至右腿,右转,左脚向右脚靠拢;右手向右上方画弧至右侧方时变勾手,臂与肩平;左手下划,停于右肩前。

(3)弓步推掌。左转,左脚迈出,右脚后蹬,成左弓步;左掌向前推出,手心向前。

步骤10 云手(见图2-10)

(1)转体松勾。身体右转,左脚尖内扣;左手向下、向右画弧至右肩前,掌心向内,右勾手松开变掌。

(2)左云收步。身体左转,重心左移,右脚向左脚收拢,两脚屈膝半蹲,平行向前成开立步。左手经头前向左画弧运转,掌心向外翻转,右手向下、向左画弧运转,掌心渐渐转内。

(3)右云开步。身体右转,重心右移,左脚左开一步,脚尖向前;右手经头前向右画弧运转,掌心渐渐由内向外,左手向下、向右画弧,掌心翻转向内。

(4) 左云收步。同前"左云收步"。

(5) 右云开步。同前"右云开步"。

(6) 左云收步。同前"左云收步"。

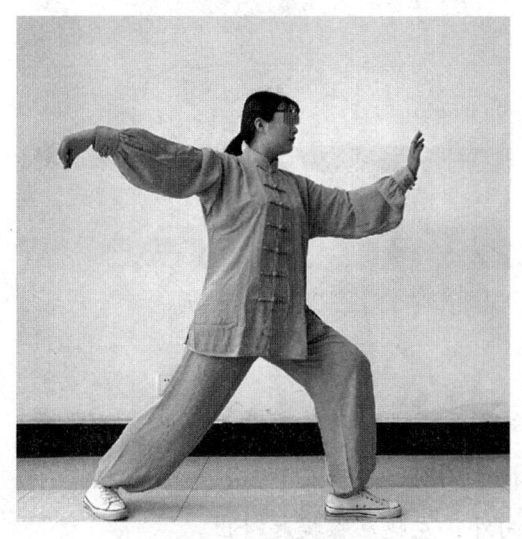

图 2-9 单鞭　　　　　图 2-10 云手

步骤 11　单鞭

同"步骤 9"。

步骤 12　高探马(见图 2-11)

(1) 跟步翻掌。右脚跟进半步,重心移至右腿上;两手心翻转向上;身体右转,左脚跟离地。

(2) 虚步探掌。左转,右掌旁向前推出;左手收至左侧腰前;左脚前移,脚尖点地,成左虚步。

步骤 13　右蹬脚(见图 2-12)

(1) 丁步合手。两手交叉,向下画弧;左脚提起;重心前移,右腿蹬直,成左弓步;两手交叉合抱于胸前;右脚向左脚靠拢,脚尖点地。

(2) 蹬脚撑掌。两臂左右画弧平举;右腿屈膝,右脚蹬出。

步骤 14　双峰贯耳(见图 2-13)

(1) 屈膝落手。右腿收回,屈膝平举。

(2) 弓步双贯。右脚落下,重心前移;两手下落,慢慢变拳,两拳相对,与耳齐。

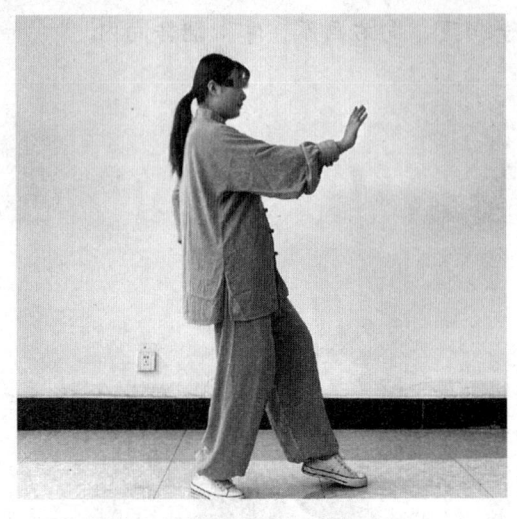

图 2-11　高探马

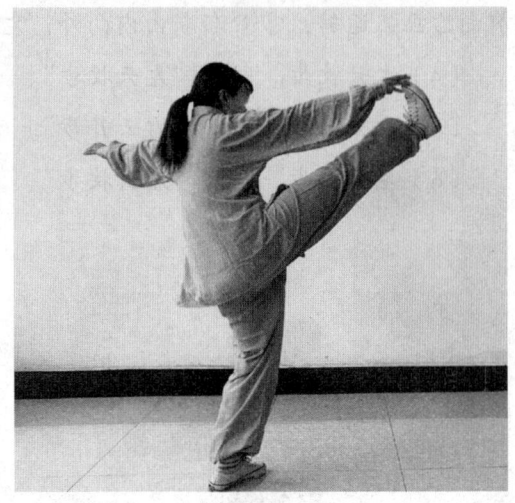

图 2-12　右蹬脚

步骤 15　转身左蹬脚（见图 2-14）

（1）转身合手。左腿屈膝后坐，重心移至左腿；两拳变掌，画弧分开平举。重心移至右腿，收左脚到右脚内侧；两手抱于胸前，左手在外。

（2）蹬脚撑掌。两臂分开平举，手心向外；左腿屈膝提起蹬出。

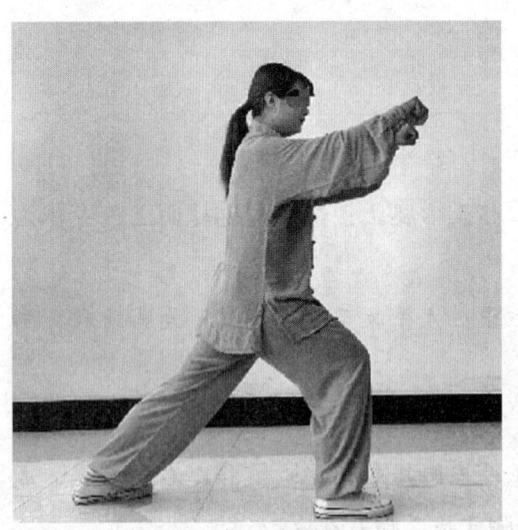

图 2-13　双峰贯耳

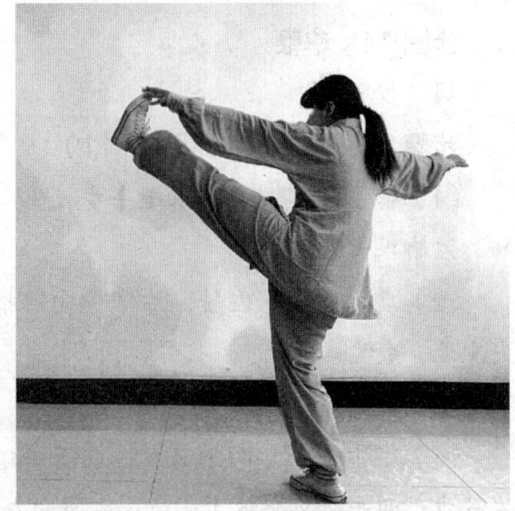

图 2-14　转身左蹬脚

步骤 16　左下势独立（见图 2-15）

（1）收脚勾手。左腿收回，右转，右掌变成勾手，左掌向上、向右画弧下落于右肩前。

（2）仆步穿掌。右腿屈膝下蹲，左腿由里向左侧伸出，成左仆步。

(3)提膝挑掌。重心前移,左脚跟为轴,脚尖向外撇,左脚前弓,右腿后蹬,左转并向前起身;左臂向前伸出,掌心向右;右腿提起平屈,成左独立势;右手变掌,向前弧形摆出;左手立于左胯旁。

步骤17　右下势独立(见图2-16)

同"左下势独立",左右相反。

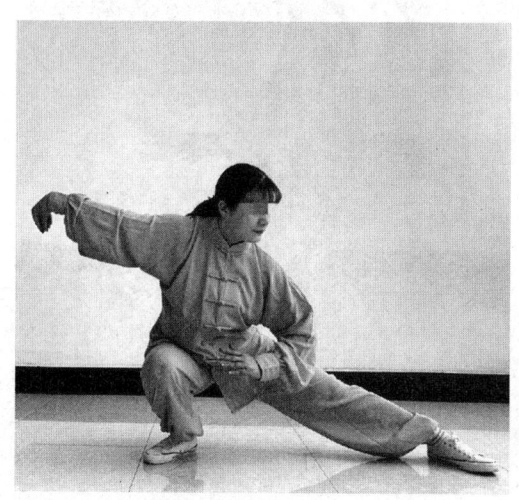

图2-15　左下势独立

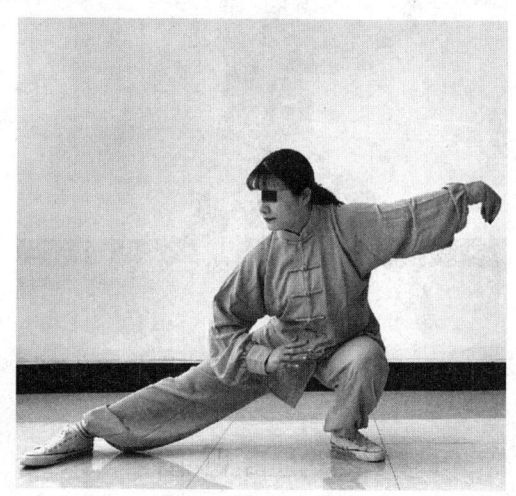

图2-16　右下势独立

步骤18　左右穿梭(见图2-17)

(1)左(手)穿梭

1)丁步合抱。左转,左脚落地,右脚跟离地,屈膝成半坐盘式;两手在左胸前成抱球状;右脚收到左脚的内侧。

2)拗步架推。右转,右脚迈出,屈膝弓腿,成右弓步;右手向上举并翻掌停在右额前;左手先向前推出,与鼻尖平。

(2)右(手)穿梭

1)后坐跷脚。重心后移,右脚尖向外撇,两手下落,准备抱球。

2)丁步抱球。重心移到右腿,左脚跟进,停于右脚内侧;两手在右胸前成抱球状。

3)拗步架推。同"左(手)穿梭拗步架推",左右相反。

步骤19　海底针(见图2-18)

(1)后坐提手。重心移至左腿,右脚跟进半步,重心移至右腿,左脚稍向前移成左虚步;两手画弧下落,右手上提至肩上耳旁,左手下按。

（2）虚步插手。身体下沉向左转，右手由右耳旁插出；左手向前、向下画弧落于左胯旁。

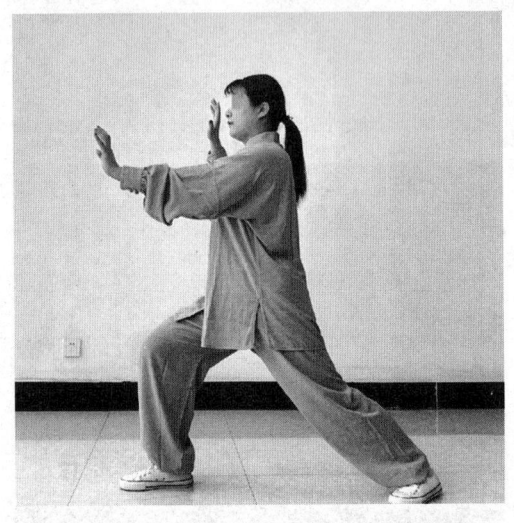

图2-17　左右穿梭

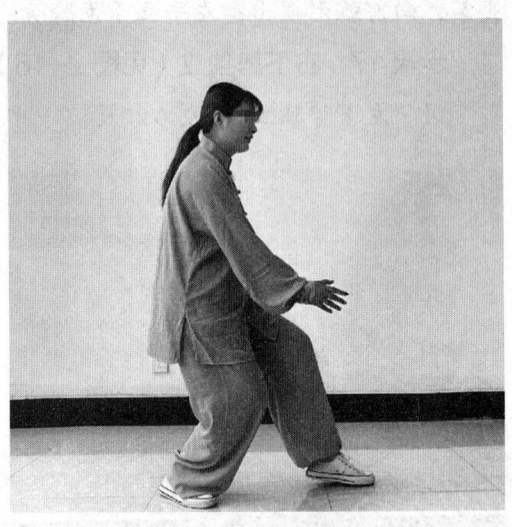

图2-18　海底针

步骤20　闪通臂（见图2-19）

弓步架推。稍右转，左脚向前迈出，屈膝弓腿成左弓步；右手上提，屈臂上举，停于右额前上方；左手向前推出，与鼻尖平。

步骤21　转身搬拦捶（见图2-20）

（1）转体握拳。重心移至右腿，左脚尖里扣，身体向后转，重心移至左腿；右手向右、向下变拳画弧至左肋旁；左掌上举于头前。

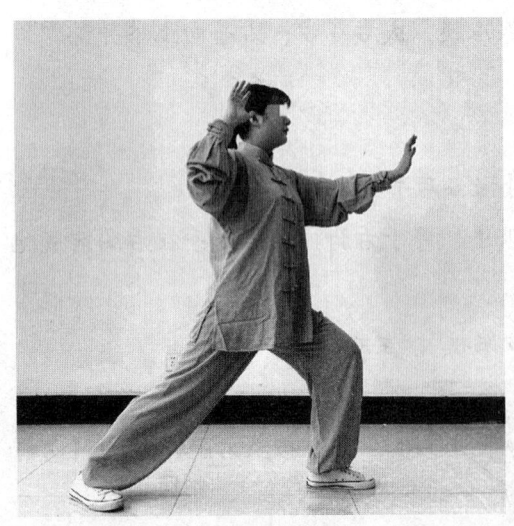

图2-19　闪通臂

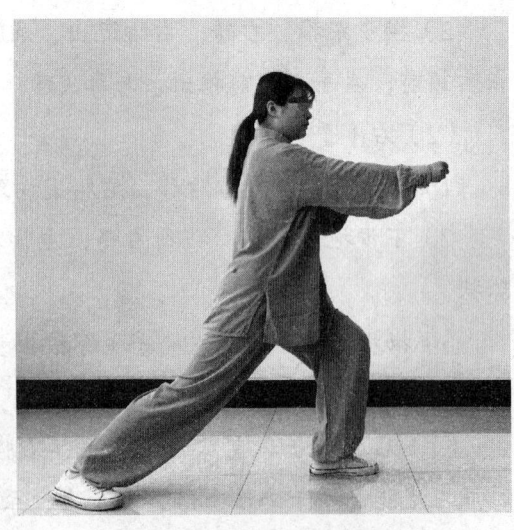

图2-20　转身搬拦捶

(2)踩脚搬拳。向右转体,右拳向前翻撇出;左手落于胯旁,掌心向下;右脚收回后即向前迈出。

(3)上步拦掌。重心移至右腿,左脚向前迈一步;左手上画弧拦出;右拳向右画弧收至右腰旁。

(4)弓步打捶拳。左腿前弓成左弓步,右拳向前打出。

步骤22　如封似闭(见图2-21)

(1)后坐收掌。左手由右腕下向前伸出,右拳变掌,两手手心翻转向上并分开回收;身体后坐,重心移至右腿。

(2)弓步按掌。两手在胸前翻掌,向下、向上、向前推出,腕部与肩平;左腿前弓成左弓步。

步骤23　十字手(见图2-22)

(1)转体展臂。屈膝后坐,重心移向左腿;右手画弧,与左手成两臂侧平举;右脚尖稍向外撇,成右弓步。

(2)收脚合手。重心移至左腿,两脚与肩同宽,两腿逐渐蹬直,成开立步;两手向上画弧交叉合抱于胸前,两臂撑圆,腕与肩平,右手在外,成十字手。

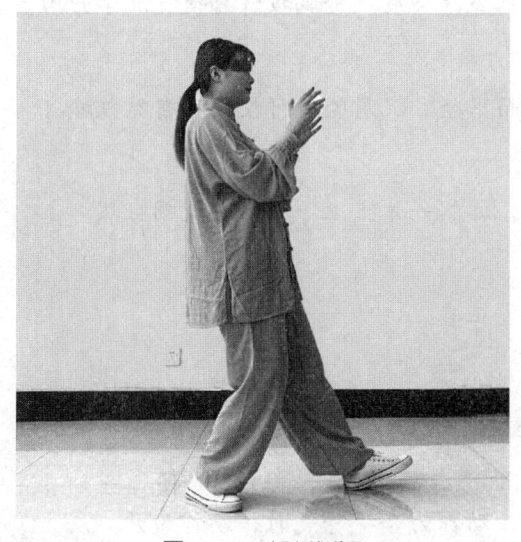
图2-21　如封似闭

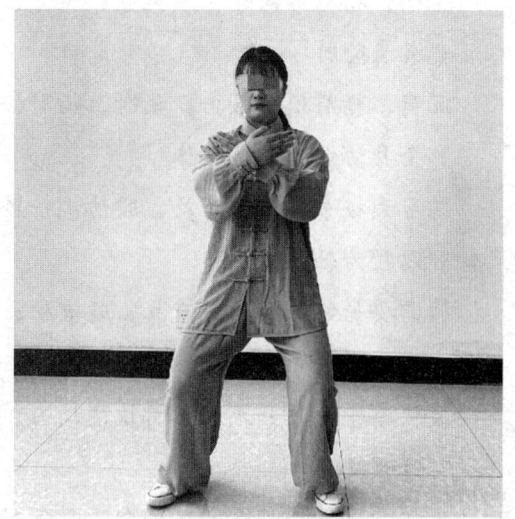
图2-22　十字手

步骤24　收势(见图2-23)

(1)分掌下按。两手向外翻掌,手心向下,慢慢下落,停于身体两侧。

(2)并步还原。重心移向右腿,左腿向右脚靠拢,立正还原。

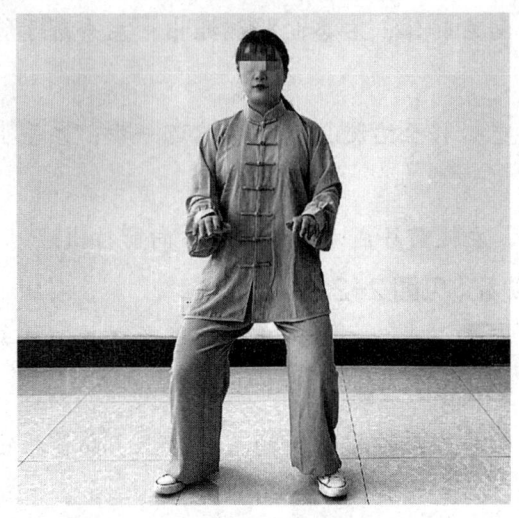

图 2-23 收势

三、注意事项

1. 神静

练习太极拳需排除思想杂念，始终保持神静，全神贯注，用意识指导动作。

2. 含胸拔背

含胸，指胸略内含、不挺直；拔背，指脊背伸展。含胸拔背可使气沉于丹田。

3. 沉肩坠肘

沉肩，指肩松而下垂；坠肘，指肘松而下坠。沉肩坠肘可使全身自然放松。

4. 全身协调、浑然一体

练习太极拳要求手、足、腰协调一致，浑然一体，上下相随，流畅自然。

5. 以腰为轴

腰需要始终保持中正直立，腰宜松、宜正直。

6. 连绵自如

太极拳中的每一式动作都快慢均匀，连绵不断，轻柔自然。

7. 呼吸均匀

太极拳要求呼吸深长、均匀，吸气时，动作为合，呼气时，动作为开。

三、八段锦运动方法及注意事项

八段锦是一套优秀的中国传统保健功法，动作简单易行，且功效显著。古人把这套动作比喻为"锦"，意为动作舒展优美，又因功法分为八段，每段一个动作，故名为"八段锦"。八段锦整套动作不受场地局限，无须器械辅助，柔和连绵，有松有紧，动静相兼，骨正筋柔，畅通气血。经常练习八段锦可以达到强身健体、怡养心神、延年益寿的效果。

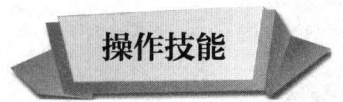

八段锦运动方法

一、操作前准备

1. 核对照护对象信息。

2. 评估

评估照护对象的意识状态、病情及肢体功能等。

3. 解释

向照护对象解释练习八段锦的目的及运动的方法、内容、时间，取得照护对象的配合。

4. 准备

（1）健康照护师准备。着装整洁规范，修剪指甲，洗手。

（2）环境准备。干净整洁，宽敞明亮，温湿度适宜。

（3）照护对象准备。意识清楚，病情稳定，肢体功能良好。

二、操作步骤

步骤1 预备势（见图2-24）

左脚开步，与肩同宽；屈膝下蹲，掌抱腹前；舒胸实腹，松腰敛臀；放松命门，如坐高凳；心神宁静，意守丹田。

步骤2 两手托天理三焦（见图2-25）

三焦，即人体上、中、下三焦，属于六腑之一，位于胸腹之间。

左脚向左一步，与肩同宽；两手经腹前交叉上举至头顶上方，眼随两手；两手向身体两侧分开下落，侧平举，掌心向上；上体前俯，两手翻掌向下，在膝盖部位的下方十指交叉握紧；上体抬起，两手沿身体中线上提至胸前，翻掌上托至头顶上方，两臂伸直，提足跟，抬头；足跟落地，两手向身体两侧分开下落，左脚收回，并步直立。

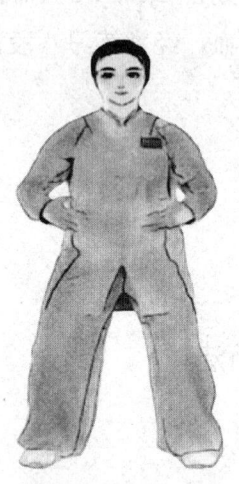
图2-24 预备势

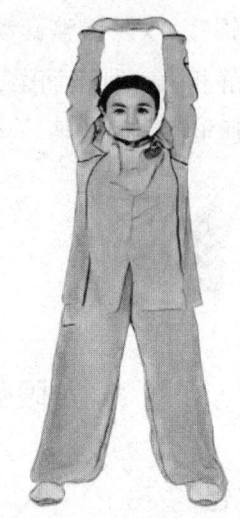
图2-25 两手托天理三焦

步骤3 左右开弓似射雕(见图2-26)

左脚向左平跨一大步,屈膝下蹲,呈马步状,两手提至腰间平举;两臂屈肘,交叉于胸前,右手在外,两手掌心向内;重心左移,右腿屈膝提起,脚踝盘于左大腿上;右手握拳,屈肘向右平拉;左手呈八字,缓慢用力向左推出,与肩平;右脚下落,两手向身体两侧分开下落,左脚收回,并步直立。

以上为左式动作,右式动作与左式相同,唯左右相反。

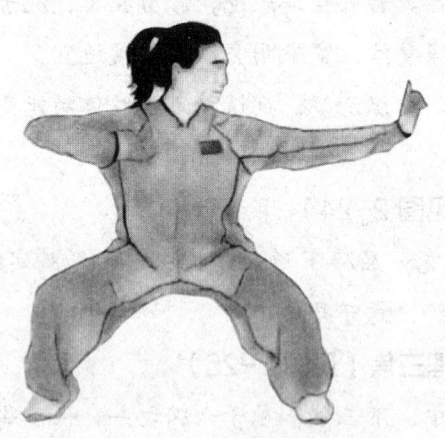
图2-26 左右开弓似射雕

步骤4 调理脾胃须单举(见图2-27)

左脚平开一步,两手侧平举;身体左转,变左弓步,左手握拳收至腰侧,右手握拳随转体向下、向前,屈肘举起,与头平,拳心向内;上体前俯,右拳变掌下按至左脚内侧;身体右转,成右仆步,右手贴近地面向右画弧;重心右移,成右弓步，右手画弧至右脚外侧；左手翻掌上举，上体抬起，旋臂上撑；右拳变掌，向后推按，抬头直腰；上体左转，两手向身体两侧平举下落，左脚收回，并步直立。

以上为左式动作，右式动作与左式相同，唯左右相反。

步骤5　五劳七伤往后瞧（见图2-28）

五劳，即心、肝、脾、肺、肾五脏劳损；七伤，即喜、怒、悲、忧、恐、惊、思七情伤害。

左脚向前跨一大步，成左弓步；同时两手侧分向前平举，掌心向下；重心后移，脚尖翘起；两臂屈肘交叉，合抱于胸前，右手在外，掌心向内；上体左转，重心前移，左腿外展、屈膝，右腿蹬直，后跟提起；两手翻掌，右前左后，立掌撑开，眼视左手；重心后移，上体右转，左腿收回，两臂前合平举，缓慢下落于身体两侧，并步直立。

以上为左式动作，右式动作与左式相同，唯左右相反。

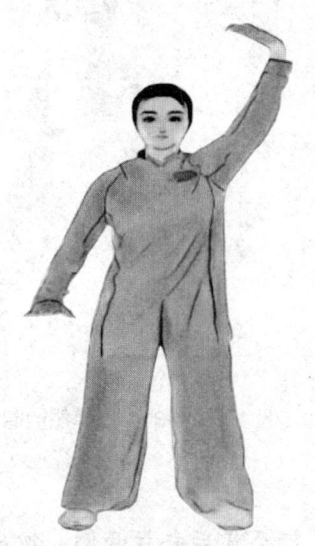
图2-27　调理脾胃须单举

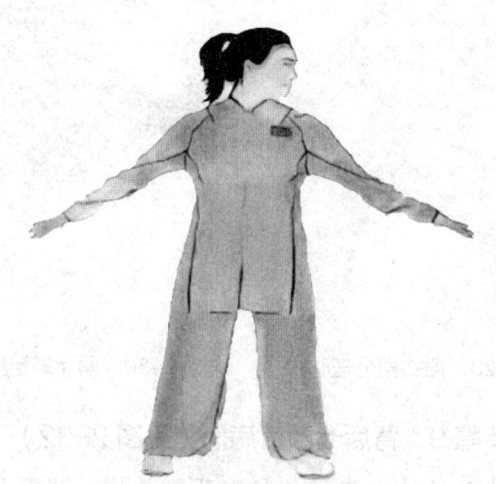
图2-28　五劳七伤往后瞧

步骤6　摇头摆尾去心火（见图2-29）

左脚向左跨一大步，比肩略宽，屈膝下蹲，呈马步状；两手经身体两侧上举至头前，交叉下落按于膝盖上，虎口向内；上体向右前方深俯，向左摇转，右腿蹬伸，重心左移，眼视左下方；上体向左前方深俯，向右摇转，左腿蹬伸，重心右移，眼视右下方；上体直起，两手画弧，于胸前环抱，掌心向内，指尖相对；上体左转，两臂随之摆动，上体自右向左环绕一周，两臂随之平绕一周，呈马步胸前环抱姿势；上体右转，两臂随之摆动，上体自左向右环绕一周，两臂随之平绕一周，呈马步胸前环抱姿势；两手缓慢下落于身体两侧，左脚收回，并步直立。

步骤7　两手攀足固肾腰（见图2-30）

双脚分立，与肩同宽。两臂体前上举至头顶，掌心向前，上体后仰，抬头挺胸；上体前俯，两手指攀握脚尖，膝盖挺直；上体直起，两手沿大腿内侧上行至腹前；两手左右分开，向后按于肾俞穴，上体后仰，抬头；两手缓慢下落于身体两侧，并步直立。

步骤8　攒拳怒目增气力（见图2-31）

左脚向左平跨一步，屈膝下蹲，呈马步状；双手握拳于腰间，左拳向前冲出，拳眼向上，两眼瞪视左拳，左拳收回；右拳向前冲出，拳眼向上，两眼瞪视右拳，右拳收回；左右出拳时怒目瞪眼，脚趾抓地，力达拳面，五指用力抓握。

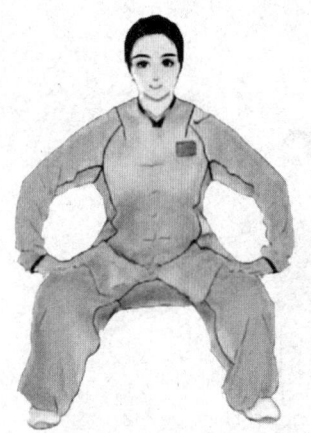 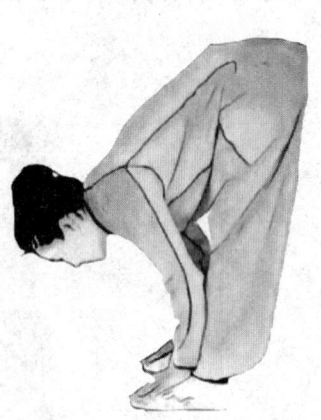 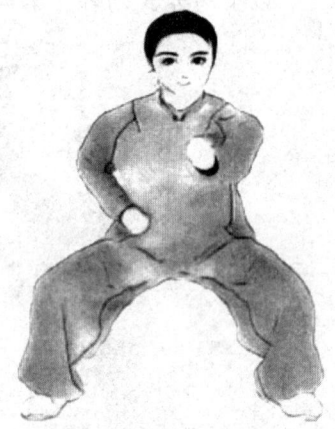

图2-29　摇头摆尾去心火　　图2-30　两手攀足固肾腰　　图2-31　攒拳怒目增气力

步骤9　背后七颠百病消（见图2-32）

脚趾抓地，脚跟抬起，两腿并拢，两臂屈肘上行至背后脊柱两侧，按压肾俞穴；脚跟不着地，身体上下抖动七次；尽力上提脚跟，头向上顶，随之脚跟缓慢着地，两手下落于身体两侧；两臂经身体两侧上举，至头顶上方，同时吸气；经身体前侧缓慢下按至腹前，同时呼气；重复多次，立正还原。

步骤10　收势（见图2-33）

体态安详，周身放松，气沉丹田，心情愉悦。

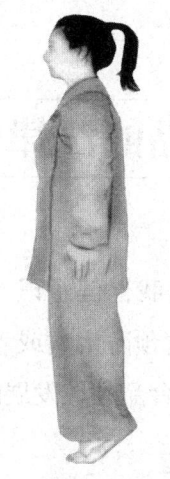 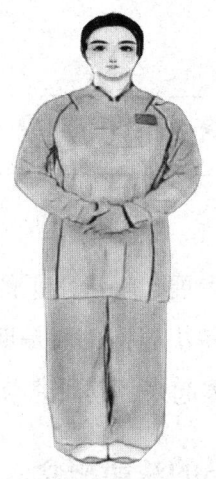

图 2-32　背后七颠百病消　　图 2-33　收势

三、注意事项

1. 松静自然

放松、入静、自然是锻炼的基本要求。切忌违背人体正常的生理、心理规律，强行锻炼。

2. 准确灵活

准确是指练功时的姿势方法要正确；灵活是指习练时对动作幅度的大小、用力的大小、姿势的高低、呼吸的调整等，都要根据自身状况灵活掌握。

3. 练养相兼

练是指形体运动、呼吸、心理有机结合的调适、锻炼过程；养是指通过以上调适锻炼过程，身体出现轻松舒适的静养状态。

4. 量力而行

针对自己的身体状况调整运动量的大小。即使没有习练全套的功法，也可达到健身的效果。

5. 循序渐进

遵循从简到繁、从易到难、从少到多的原则。只有经过一段时间和一定数量的练习，动作的连贯性与控制力才能得到提高；只有掌握熟练的功法，才能取得良好的成效。

6. 持之以恒

坚持习练有助于人体形成稳固的条件反射和良性的生命稳态，有助于养成健康的生活习惯，提高练功的成效。

学习单元 3　保健品的法律概念

随着经济的发展、生活水平的提高以及自我保健意识的增强，人们对食品的追求不再局限于解决温饱，而是期望通过膳食预防疾病或者促进身体健康。保健品在此背景下发展起来，其研究与开发已成为食品领域发展的前沿。

一、保健品的法律概念

1. 保健品的法律概念

我国法律明确指出，保健品的本质是一种"食品"而非"药品"。国家食品药品监督管理部门发布的《保健食品注册与备案管理办法（2020年修订版）》明确规定，保健食品是指声称具有特定保健功能或者以补充维生素、矿物质等营养物质为目的的食品，适于特定人群食用，具有调节机体功能，不以治疗疾病为目的，并对人体不产生任何急性、亚急性和慢性危害。

因此，"是食品"和"不以治疗疾病为目的"是保健食品两个显著的特点。

2. 保健品的要求

（1）具有明确、稳定的保健作用。

（2）必须具有科学依据，具有明确的功效成分。

（3）标签、说明书、广告不得宣传疗效作用。

（4）对人体不产生任何急性、亚急性和慢性危害。

（5）注册、备案及其监督管理应当遵循科学、公开、公正、高效、便民的原则。

3. 保健品的分类

（1）营养素补充剂。以补充维生素、矿物质为目的。

（2）具有特定保健功能的食品，其功能设置需符合以下原则：

1）针对特定人群，以预防疾病、增强机体防御能力为目的。

2）具有科学性、适用性、针对性。

3）以满足群众保健需求、增进人体健康为目的。

4）功能判断标准应科学、可行。

5）按照相关程序，实施动态管理。

保健食品以其调节生理功能、增强机体防御能力、预防疾病、促进健康等特殊的保健功能深受消费者的喜爱。目前，我国保健食品按照作用划分，共有27项，包括增强免疫力、辅助改善记忆、辅助降血脂、辅助降血压、辅助降血糖、抗氧化、改善睡眠、缓解视疲劳、缓解体力疲劳、提高缺氧耐受力、改善生长发育、改善营养性贫血、增加骨密度、促进排铅、促进泌乳、对化学性肝损伤有辅助保护作用、对辐射危害有辅助保护作用、清咽、减肥、改善皮肤油分、改善皮肤水分、祛痤疮、祛黄褐斑、对胃黏膜损伤有辅助保护作用、促进消化吸收、调节肠道菌群、通便。

二、滥用保健品的危害及食用注意事项

目前市场上的保健品种类繁多、原料使用混杂、规模庞大、产品形态多样，造成了照护对象对保健品认知的误区。一些经营者采用"虚构科学依据""夸大功效宣传""可以代替药品使用""具有治疗疑难杂症功效""患者现身说法"等不良手段宣传其保健品，诱导消费者购买，严重危害了广大消费者的合法权益。

1. 滥用保健品的危害

（1）产生依赖性。长期大量服用保健品，会产生依赖性。

（2）调补过剩，营养失衡。长期大量服用保健品，容易造成调补过剩，营养比例失衡。

（3）易延误病情。患有慢性疾病的消费者轻信保健品可以治疗疾病的宣传，不及时就医，以致延误病情，增加病情治愈的难度。

（4）对机体造成损害。长期大量服用保健品，会造成某种物质在体内蓄积过多，引起肝肾功能的异常，严重者对机体造成不可逆的损害。

2. 保健品食用注意事项

（1）认准蓝色草帽样标志及其批准文号。保健品的产品外包装上都有蓝色草帽样标志，标志下方都有批准文号，每个批准文号只能对应一种产品。

（2）必须按照标签与说明书的使用方法，科学食用保健品，切记不可随意、大量服用。明确标签与说明书中注明的保健作用与适用人群、食用方法与适宜的食用量、功效成分的名称及含量等。

（3）切忌听信虚假宣传。食用时，不要相信"速效""疗效"等字样，保健品不是药品，没有治疗疾病的功效。对于生病的人而言，任何保健品都不能代替医生的治疗。

（4）因人而异，选用合适的保健品。如免疫力低下者可以选择相应的增强免疫力的保健品；失眠者可以选择改善睡眠的保健品；"三高"人群（高血压、高血糖、高血脂）可以选择辅助降血压、降血糖、降血脂的保健品等。

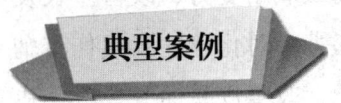

购买保健食品

一、情景描述

彭女士，48岁，某企业员工，其所在企业每年都为员工安排健康体检。彭女士体检时测量血压为150/82 mmHg。她一直担心自己的血压，听同事说，某保健食品有降血压的疗效，便听信该保健食品的广告宣传及其明确标注"药品可以起到快速降压效果"的说明书，于是便迅速购买且使用了该保健食品。

二、案例分析

1. 彭女士购买保健食品时的错误行为

相信广告宣传及其说明书，相信保健食品是药品，相信保健食品有快速降血压的疗效。

2. 彭女士应选择保健食品的作用

辅助降血压的作用。

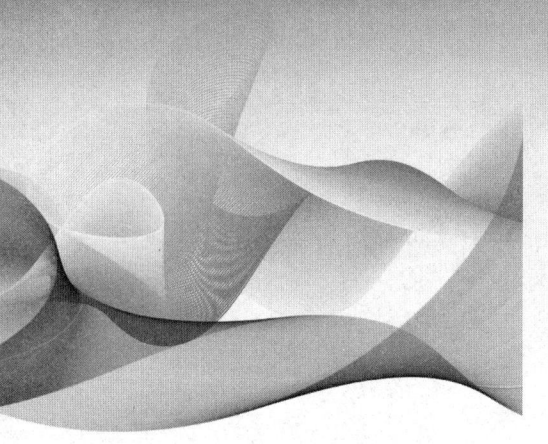

职业模块 3
活动与康复

培训课程 1　辅助活动
　　学习单元 1　婴幼儿运动训练计划制订与实施
　　学习单元 2　婴幼儿亲子游戏选择及实施
　　学习单元 3　常见假肢穿戴方法及活动

培训课程 2　康复锻炼
　　学习单元 1　吞咽功能障碍评估及训练
　　学习单元 2　产后盆底功能障碍评估及训练
　　学习单元 3　产后腹直肌分离康复锻炼

培训课程 3　失智老年人照护
　　学习单元 1　失智老年人异常行为表现及应对照护措施
　　学习单元 2　失智老年人认知能力训练

培训课程 1 辅助活动

学习单元 1　婴幼儿运动训练计划制订与实施

运动能促进婴幼儿智力发育，提高身体素质，促进生长激素分泌，改善睡眠，预防和控制肥胖。从婴儿时期开始就要注重运动能力的发展，制订并实施婴幼儿训练计划，为婴幼儿的早期全面发展打下良好基础。

一、婴幼儿大运动发育进程与滞后预警征

1. 发育进程

大运动指涉及大肌肉群发育的大幅度动作，例如抬头、翻身、坐、爬、站、走、蹲、跑、跳等。婴幼儿大运动技能的发育遵循一定的规律，0~3岁婴幼儿的大运动发育进程见表3-1。

表 3-1　婴幼儿大运动发育进程

月龄	大运动发育
新生儿	俯卧时能抬头 1~2 s
3个月	抬头较稳
4个月	抬头很稳，头可抬高90°，并用手撑胸，能翻身，从仰卧位翻身至俯卧位
6个月	双手向前撑住独坐，匍匐爬行
7个月	有意识、自行、熟练地来回翻滚
8个月	能坐稳，双上肢向前爬
11个月	可独自站立片刻

续表

月龄	大运动发育
15个月	可独自走稳
18个月	走路非常稳,走路时能推拉玩具车
24个月	可上下楼梯,每2步迈一级楼梯,可双脚同时离地跳跃
30个月	会单足跳
36个月	会双脚交替上下楼

2. 滞后预警征

婴幼儿大运动发育滞后会影响其运动能力、协调能力、平衡能力及智力发育,健康照护师在照护婴幼儿的过程中应注意观察婴幼儿运动发育情况。婴幼儿大运动发育滞后预警征如下：3个月时俯卧不会抬头,6个月不能扶坐,8个月不会独坐,12个月不会扶物站立,18个月不会独走,2岁不会扶栏上楼梯（台阶）、不会跑,2岁半走路经常跌倒,3岁不会双脚跳。

二、婴幼儿精细动作发育进程与滞后预警征

1. 发育进程

精细动作指小肌肉的动作,是个体主要凭借手等部位的小肌肉或小肌肉群的运动。精细动作的发育经历了从全掌抓握到拇他指捏、拇食指对捏的过程,动作也由不协调到协调,发育进程见表3-2。

表3-2 婴幼儿精细动作发育进程

月龄	精细动作发育
3~4个月	握持反射消失,手伸到胸前看
6~7个月	换手与捏、敲等探索动作
9~10个月	可用拇食指拾物,喜欢撕纸
12~15个月	会翻书,学会用匙,乱涂画
18个月	可叠2块方积木,画线,脱袜子
2岁	可叠6~7块方积木,能一页一页地翻书
3岁	可叠10块方积木,用筷子进食,用杯子喝水

2. 滞后预警征

健康照护师应密切关注婴幼儿精细动作发育,如果发现以下任意一条预警征

阳性,均提示婴幼儿精细动作发育存在滞后的可能,一定要及时指导家长就医并进行早期干预,进行精细动作训练,避免影响婴幼儿以后双手的操作能力。婴幼儿精细动作发育滞后的预警征包括:6个月紧握拳不松开,不会伸手及抓物;8个月不会双手传递玩具;12个月不会用拇食指对捏小物品;2岁不会用匙吃饭;3岁不会模仿画圆。

三、制订与实施婴幼儿运动训练计划

1.婴幼儿运动发育规律

(1)由上至下。每个婴幼儿大运动发育速度不同,但是顺序一致,依次为抬头、翻身、坐、爬、站、走。

(2)由近至远。依次为肩、臂、肘、腕、手指。

(3)由泛化到集中、由不准确到准确、由不协调到协调。依次为手舞足蹈、视物伸臂、伸手抓物。

(4)正向动作先于反向动作。手先会抓起物品,然后会放物品。先会往前走,然后才会倒退走。

(5)手的操作顺序依次为全掌抓握、拇他指捏、拇食指捏(见图3-1、图3-2、图3-3)。3~4个月手张开,5~6个月伸手大把抓物,7个月拇食指捏取,10个月用拇食指捏取小物体是智力发育的里程碑。

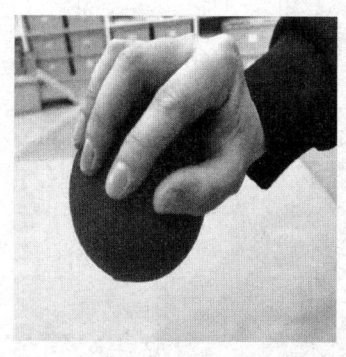 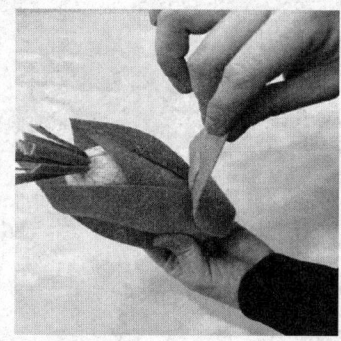 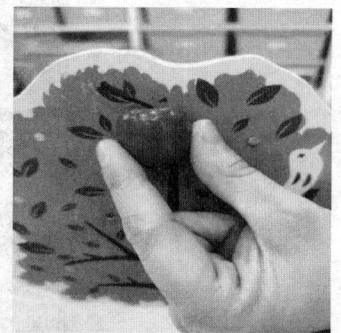

图3-1 全掌抓握　　　图3-2 拇他指捏　　　图3-3 拇食指捏

2.婴幼儿运动训练计划的制订原则

(1)遵循运动发育规律。制订训练计划应遵循婴幼儿运动发育规律,不能随意选择训练内容,更不能跳跃式进行。例如,先练习抬头,再练习翻身、坐、爬等;先练习大把抓握,再练习拇他指捏取,最后进行拇食指捏取的练习。

（2）结合实际运动发育水平。部分婴幼儿存在发育稍落后或超前于实际年龄的情况，要根据实际运动发育水平进行运动训练。

（3）合理安排训练时间。由于处于生长发育阶段，练习时间过长婴幼儿容易疲劳，健康照护师要及时调整训练时间。

（4）长期坚持。任何训练都不是一蹴而就的，要坚持长期教育和训练，以促进婴幼儿运动能力的发展。

（5）形式活泼有趣。健康照护师应注意与婴幼儿互动，把训练转化为游戏，尽量使其充满趣味性，吸引婴幼儿的参与。

（6）安全保障。健康照护师要全身心参与、观察和照顾婴幼儿，并确保环境安全、运动设施安全、游戏方法安全。

3. 不同年龄段婴幼儿的大运动训练项目

（1）1~3个月

1）内容。俯卧抬头。

2）目的。锻炼颈背部肌肉，扩大视觉范围。

3）方法。使婴儿呈俯卧位，肘关节屈曲支撑上身，如图3-4所示，用玩具或语言逗引婴儿抬头。

4）注意事项。俯卧姿势要正确，双手不能后伸或压在胸下面。

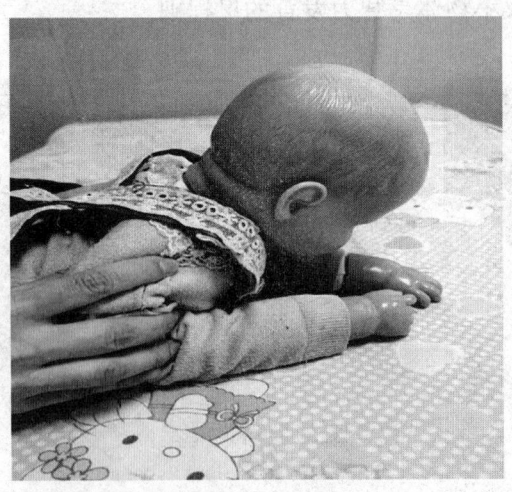

图3-4 俯卧抬头

（2）5~6个月

1）内容。坐。

2）目的。坐位时视野开阔，双手活动也增多，这个时期是运动发育的新阶段。

3）方法

①让婴儿抓住健康照护师拇指，健康照护师握住婴儿手腕，轻轻往后下方用力，拉婴儿坐起并坐一会儿，如图3-5所示。

②让婴儿坐在地上，双腿伸直，双手向前支撑，呈前倾坐姿势，如图3-6所示。

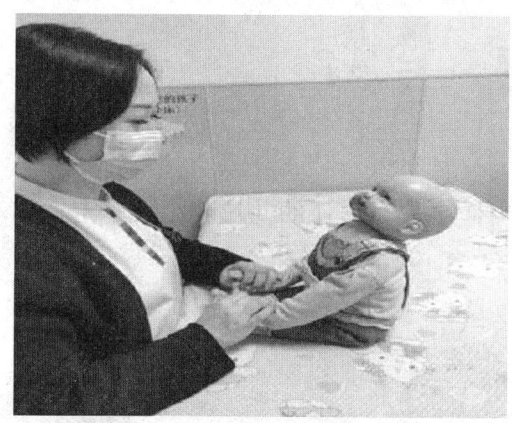

图3-5 拉坐训练

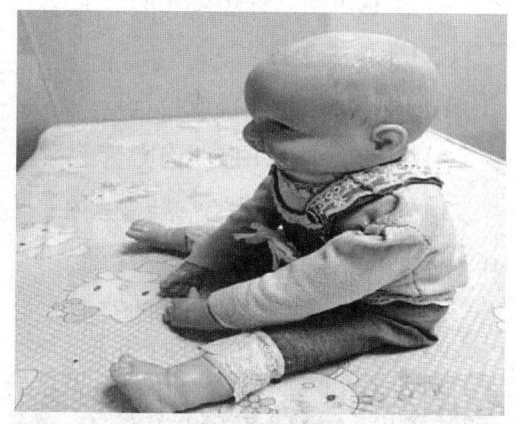

图3-6 坐位训练

4）注意事项。开始时可使婴儿坐 5~10 min，然后再逐步增加，一般每次不超过 20 min。

（3）8个月

1）内容。手膝爬行。

2）目的。扩大活动范围，建立空间和距离的概念，锻炼协调功能。

3）方法。使婴儿呈俯卧位，保持手膝触地的姿势，如图3-7所示，用玩具逗引其向前爬行。可用一条长毛巾从婴儿腹部下方绕过，轻轻向上吊起婴儿的胸腹部帮助其爬行。

4）注意事项。及时纠正不正确的爬行姿势。注意安全，特别要防止婴儿从床上跌落。

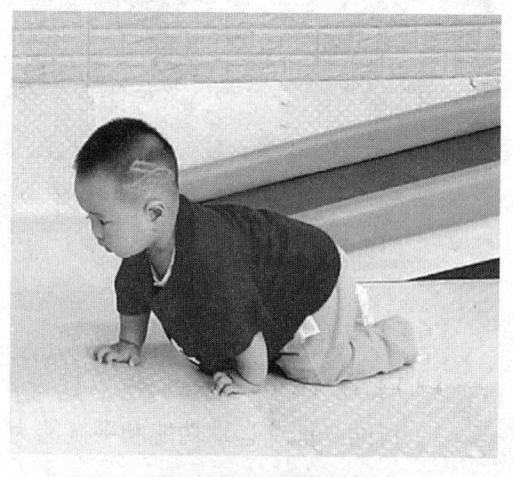

图3-7 手膝爬行

（4）10个月

1）内容。蹲起站立、扶走训练。

2)目的。转变姿势,为站立和行走打好基础。

3)方法

①婴儿扶着家具站立,如图3-8所示,在地上放置玩具,鼓励其蹲下抓到,再从蹲位扶着家具站起来。

②在离婴儿2~3步远的地方放一个玩具,鼓励其扶着家具走过去。

4)注意事项。保护婴儿的安全。

(5)1岁3个月

1)内容。边走边推或拉玩具。

2)目的。锻炼下肢肌肉力量。

3)方法。用绳子把空鞋盒系在一起当作小火车,让幼儿拉着小火车走,如图3-9所示。

4)注意事项。保护幼儿的安全。

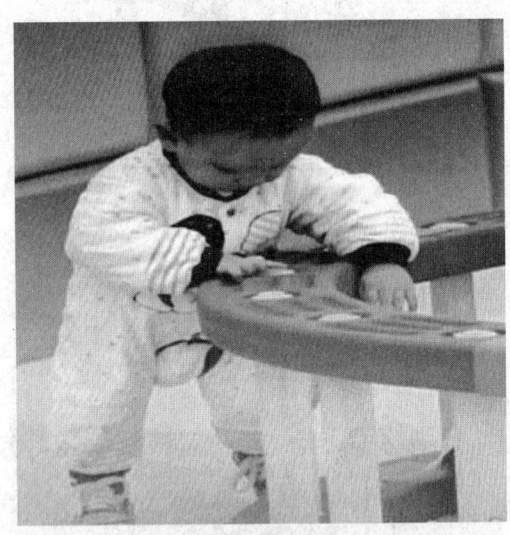

图3-8 扶走训练

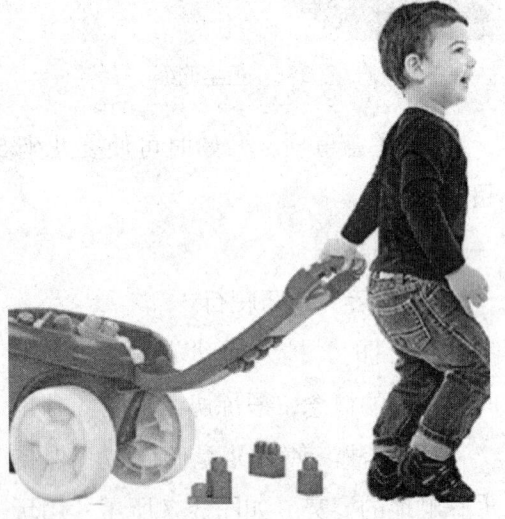

图3-9 幼儿拉玩具走

(6)1岁6个月

1)内容。跑步。

2)目的。训练运动功能和平衡能力。

3)方法

①用肥皂水吹泡泡,引导幼儿追肥皂泡,如图3-10所示。

②和幼儿玩踩影子的游戏,学习奔跑和逐渐停下。

4)注意事项。提前把训练场地内容易磕伤碰伤的物品移开,避免导致外伤。

（7）2岁

1）内容。双脚同时离地蹦跳、独自上下楼梯、跳远。

2）目的。锻炼平衡和协调能力。

3）方法。鼓励幼儿双脚蹦跳，在地上放一张16开大小的纸当作水坑，鼓励幼儿用双足跳或单足跳的方式跳过去。锻炼幼儿独自上下楼梯，初期可以是双脚迈上同一个台阶，而不是像大人一样一步迈一个台阶。

4）注意事项。保护幼儿的安全。

（8）3岁

1）内容。单脚跳、投掷超过3 m。

2）目的。锻炼平衡能力和协调能力，练习投掷动作，增强上肢力量。

3）方法。用布缝一个小袋，内装适量小米粒。引导幼儿模仿健康照护师的动作投掷小袋，要求屈肘、手过肩向前抛出，如图3-11所示，把小袋抛过3 m线。可以用比赛的形式，还可以在3 m远处放一个纸箱，让幼儿把袋子投到纸箱里。

4）注意事项。小袋不要过重；投掷姿势要正确，要求屈肘过肩抛投，且能抛出3 m以上。

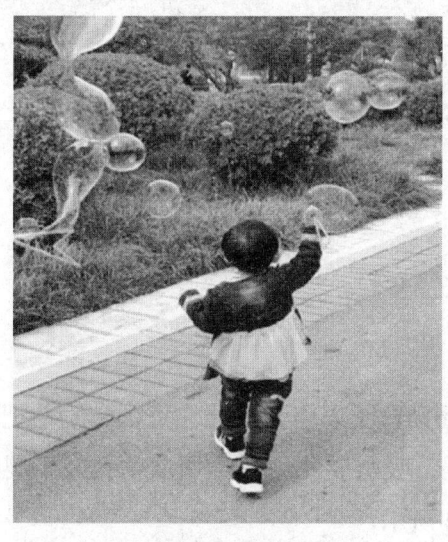
图3-10 吹泡泡

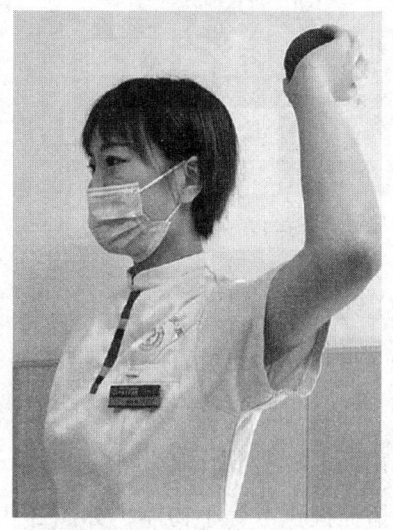
图3-11 屈肘投小袋

4. 不同年龄段婴幼儿精细动作训练项目

精细动作训练的目的是提升精细动作的发育水平。"动手动脑，心灵手巧"，大脑发育越好，越能促进精细动作的发育；反之，精细动作的训练不仅能帮助婴幼儿掌握日常生活必备的吃饭、喝水等技能，还能促进智力的发育，对入学后写字、画画等也有很好的帮助。

（1）1~3个月

1）内容。触觉训练。

2）方法。按摩婴儿的手掌和手指，如图3-12所示；把大小合适、材质不同的玩具放到婴儿手里，促使其被动抓握。

3）注意事项。玩具应无毒无害。

（2）4个月

1）内容。主动抓握。

2）方法。选几种从大到小不同的玩具，抱着婴儿坐在桌子前，轻敲玩具引起婴儿注意，婴儿看到喜欢的玩具后会伸手去抓，如图3-13所示。

3）注意事项。玩具的颜色要鲜艳、大小要合适，且无毒无害。

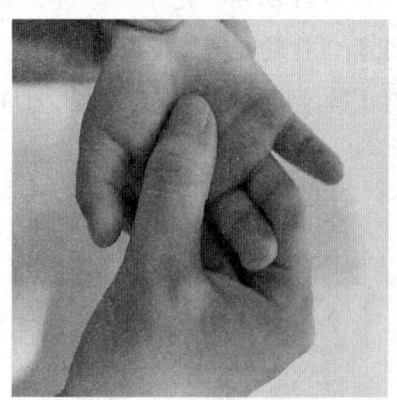
图3-12　按摩手掌

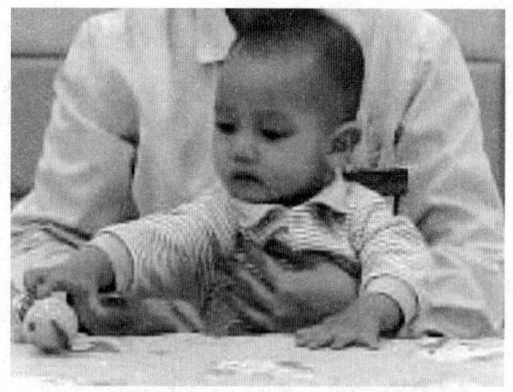
图3-13　主动抓握

（3）9个月

1）内容。用拇食指抓握小物体。

2）方法。把小玩具放进盒子里，摇动盒子以引起婴儿注意，鼓励他把手伸进盒里取出玩具；把饼干碎等放进小盒子，吸引婴儿用拇食指取物；鼓励婴儿练习用拇食指抓握积木等小物体，如图3-14所示。

3）注意事项。握法恰当，用拇指、食指、中指（前三指）抓握或拇食指抓握。

（4）1岁

1）内容。用勺或铲子舀东西，把插棒插进插洞板。

2）方法。用直径2.5 cm左右的插棒练习插入，熟练后换成小一号的插棒，如图3-15所示。

3）注意事项。握插棒的动作要正确，用前三指或拇食指握，不能全手抓握插棒。插棒不要求区分高低或颜色，能把插棒插进孔中即可。

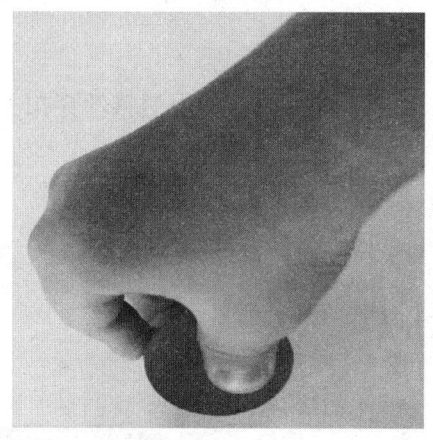

图 3-14 拇食指抓握

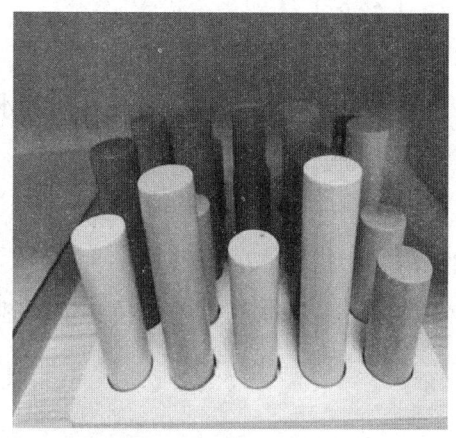

图 3-15 插棒

（5）1 岁 3 个月

1）内容。翻书、形状匹配。

2）方法。拿出儿童图画书，健康照护师先示范用拇指翻书页，并给幼儿讲解图画书的内容，然后鼓励幼儿自己翻书页。拿出圆形、方形、三角形等图形，让幼儿熟悉各种图形，然后放入形状板，放对时及时鼓励，如图 3-16 所示。

（6）1 岁 6 个月

1）内容。拣豆子。

2）方法。把豆子放进盘子，示范拣红豆，然后请幼儿把其余的红豆拣出来，接下来拣黄豆，如图 3-17 所示。

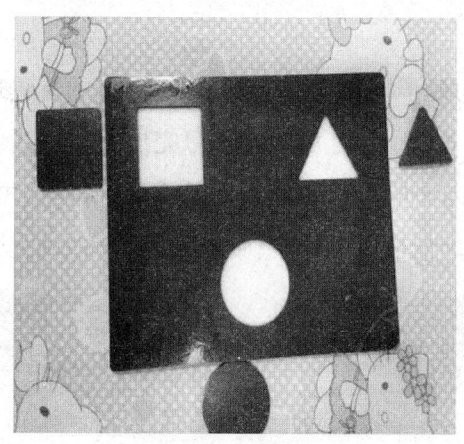

图 3-16 形状板

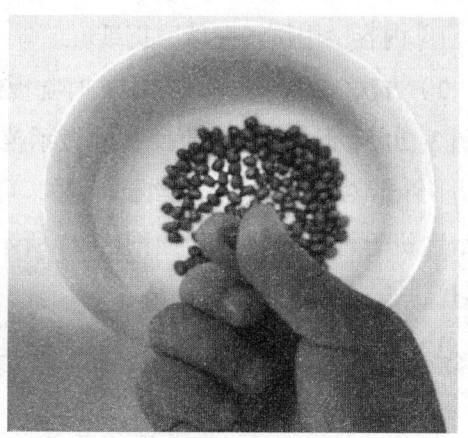

图 3-17 拣豆子

3）注意事项。所拣的物品区别要明显；拣的数量应由少到多，从 3~4 个开始，逐步增加数量；不能让幼儿将豆子放到口中。

（7）1 岁 8 个月

1）内容。瓶中装水、穿扣子。

2）方法。让幼儿用两个瓶子来回倒水；健康照护师示范用塑料丝穿扣子，让幼儿模仿，如图 3-18 所示。

（8）2 岁

1）内容。搭积木、画线。

2）方法。用积木搭楼或小桥，如图 3-19 所示；画竖线、十字等。

3）注意事项。从易到难。

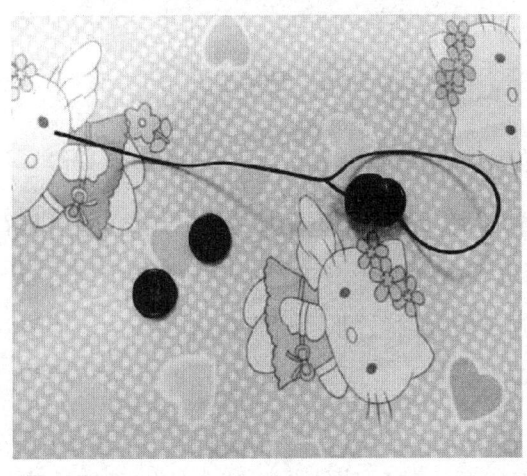

图 3-18 穿扣子

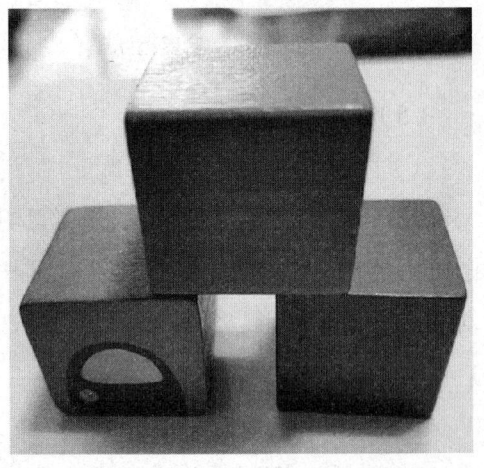

图 3-19 搭积木

（9）2 岁 6 个月

1）内容。用筷子夹球，折纸。

2）方法。用筷子夹球：用平时吃饭的筷子即可，夹起直径约 2 cm 的玩具球，如图 3-20 所示，先由健康照护师做示范，然后由幼儿自己练习完成夹球。折纸：取边长 15~20 cm 的正方形纸或手帕，可向不同方向折纸或对折 2~3 次，也可折成纸飞机等增加趣味性，如图 3-21 所示，先由健康照护师做示范，然后请幼儿练习。

3）注意事项。纸的大小、质地适当，避免划伤幼儿。

（10）3 岁

1）内容。剪纸。

2）方法。帮幼儿学会打开与关合剪刀的动作，然后剪纸，如图 3-22 所示。

3）注意事项。使用安全剪刀；教会幼儿正确持剪刀的方法，能用小剪刀把纸剪开即可。

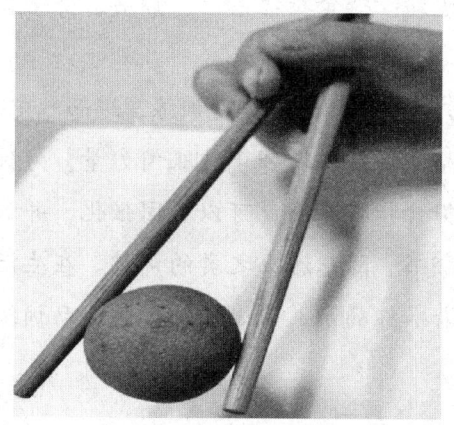

图 3-20　用筷子夹球

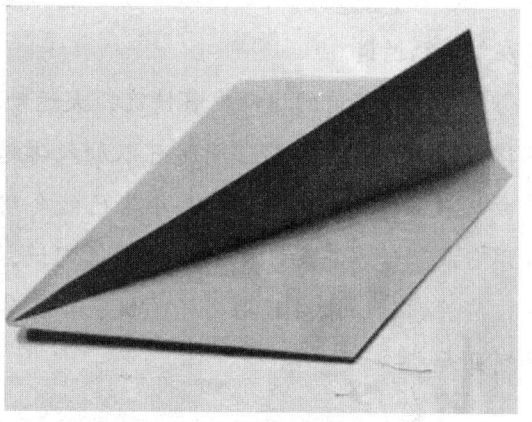

图 3-21　折纸

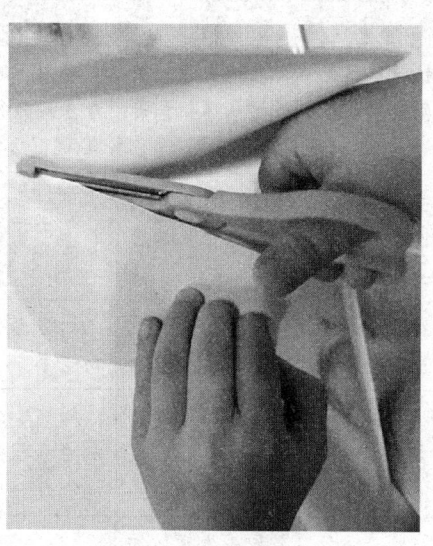

图 3-22　剪纸

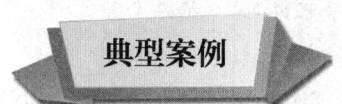

婴幼儿运动训练计划的制订与实施

一、情景描述

小米是一个 1 岁的可爱宝宝，现在会来回翻身、爬、自己站一会儿，但还不敢扶走,会用拇食指捏东西,但不会翻书,也没有握过笔。

二、案例分析

结合婴幼儿大运动和精细动作发育进程,1岁婴儿的大运动能力应达到:会翻身、坐、爬、独站、扶走;精细动作能力应达到:拇食指捏东西、翻书、全手握笔在纸上画道道。

结合小米目前的运动发育情况,大运动方面应开始进行扶走训练,进而独走,不建议用学步车学走路,同时可以加入蹲起站立训练以增强下肢肌肉力量,为独走做好准备。精细动作方面,小米已经会用拇食指捏东西,可以巩固强化,并加入用勺或铲子舀东西、把插棒插进插洞板、翻书、随意涂画之类的训练。在生活中,应注意让小米练习用勺子吃饭、自己抱着水杯喝水。为小米制订的运动训练计划见表3-3。

表3-3 小米的运动训练计划表

运动训练项目	训练方法	目的	所需器械
蹲起站立	让小米扶着家具站立,在地上放一个玩具,鼓励他蹲下抓到,再从蹲位扶着站起来	增强下肢肌肉力量,为行走做准备	小米喜欢的玩具,如小汽车、摇铃等
扶走	让小米扶着家具站立,在离他2~3步远的地方放一个玩具,鼓励小米扶着家具走过去捡玩具	为独立行走做准备	小米喜欢的玩具,如小汽车、摇铃等
拇食指捏东西	把一些小食物(如饼干碎、溶豆等)放在小盒子里,鼓励小米用拇食指取物	训练拇食指捏物能力	饼干、溶豆等
用勺或铲子舀东西	给小米容易抓住的小汤匙,帮助他舀土豆泥等食物。也可以把豆子放在容器中,鼓励他将豆子舀出来放进玩具中	训练手的活动能力和控制、协调能力	小汤匙、食物、碗、豆子
把插棒插进插洞板	健康照护师先示范,鼓励小米模仿插棍。先给一根插棒,插进一根后再给一根,要求能插进5根以上。开始时,用直径2.5 cm左右的插棒,待熟练后,换成小一号的插棒	训练手的精细动作和手眼协调能力	插棒玩具
翻书	读绘本时,鼓励小米自己翻书,不要求一页一页地翻	训练拇食指的捏取能力和手眼协调能力	绘本
随意涂画	鼓励小米用油画棒在纸上随意涂画,只要留下印迹即可	锻炼手部精细动作	油画棒、纸

制订运动训练计划表后,要根据以上表格制订的内容进行运动训练,并根据情况适时调整训练内容。如目标已完成,则进行下一年龄段的运动训练。

学习单元 2　婴幼儿亲子游戏选择及实施

婴幼儿会在游戏中学习和成长,内容丰富、形式多样的亲子游戏能有效帮助婴幼儿提升智力,促进运动、语言、认知和社会行为的发育。

一、婴幼儿认知、语言、社会行为发育进程

从呱呱坠地开始,婴幼儿在父母的精心养育下,便开始逐渐发音、认识爸爸妈妈、给照护人越来越多的回应,其认知、语言和社会行为的发育进程见表3-4。

表 3-4　婴幼儿认知、语言、社会行为发育进程

年龄	语言	认知、社会行为
新生儿	能哭叫	听到铃声时,全身活动减少
2个月	发出和谐的喉音	能微笑,有面部表情;眼随物转、转动头
3个月	咿呀发音	可随着看到的物品或听到的声音转动180°,注意自己的手
4个月	笑出声	抓面前的物体,自己玩弄手,看见食物表示喜悦,较有意识地哭和笑
5个月	能喃喃地发出单词音节	伸手取物,能辨别人声,看镜中的人笑
6个月		能认识熟人和陌生人,自拉衣服,自抓脚玩
7个月	能发"爸爸""妈妈"等复音,但无意识	能听懂自己的名字
8个月	重复大人所发出的简单音节	注意观察大人的行为,开始认识物体,会两手传递玩具
9个月		能听懂几个较复杂的词句,如"再见"等;看见熟人会伸出手来要人抱;与人合作玩游戏
10~11个月	开始使用单词,一个单词表示很多意义	能模仿成人的动作,能招手、说再见,找到藏在容器里的东西,抱奶瓶自食,能根据大人的语言提示指认周围常见的人和物

续表

年龄	语言	认知、社会行为
12个月	能叫出物品的名字如灯、碗,指出自己的手、眼	对人和事物有喜憎之分,穿衣能合作,用杯喝水
15个月	能说出几个词和自己的名字	任意涂写,翻画册,能表示同意、不同意,大人提问时能指出身体部位
18个月	能指认并说出家庭主要成员的称谓	会表示大小便;翻开画册,找出指定的图画;能听懂命令;会自己进食
2岁	会说2~3个字构成的句子,说出简单的人名、物名	能把圆形、三角形、正方形的插块插入拼图板中;能指出大小、多少;能完成简单的动作,如拾起地上的物品;能表达喜、怒、怕、懂
3岁	会说短歌谣,点数几个数	颜色配对,模仿画十字,能认识画上的东西,认识男女,自称"我",表现自尊心、同情心、害羞

二、婴幼儿亲子游戏选择原则及注意事项

亲子游戏不仅能给婴幼儿带来无尽的欢乐,还能促进运动、语言、认知和适应能力的发展,更能促进亲子依恋关系的建立。健康照护师应掌握亲子游戏的选择原则以及注意事项,从而为婴幼儿选择合适的亲子游戏。

1. 婴幼儿亲子游戏的选择原则

(1)以婴幼儿的年龄、发育水平为选择基础。健康照护师要根据婴幼儿的年龄、发育水平选择游戏内容,并循序渐进地进行,如2岁幼儿可以选择21~27个月的亲子游戏内容。如果游戏内容远低于实际发育年龄,婴幼儿就会觉得游戏过于简单,不容易产生兴趣,也起不到锻炼能力的效果。相反,如果游戏内容过度超前于实际发育年龄,则会导致婴幼儿觉得过难,产生心理压力,进而挫伤其积极性和自信心。

(2)跟随婴幼儿的兴趣。兴趣是最好的老师,健康照护师应从婴幼儿的兴趣出发选择亲子游戏。如男孩喜欢汽车玩具,可以在其10个月左右时把汽车玩具放在离他2~3步远的地方,锻炼扶走;也可以在1岁6个月左右时让他追逐汽车玩具,锻炼奔跑能力,或者通过汽车玩具钻"山洞"、运"货物"等促进认知发展。女孩喜欢洋娃娃,可以用洋娃娃来引导其学走路,教其指认五官,用过家家的游戏促进认知和语言能力发展。

(3)与日常生活相结合。健康照护师要善于从日常生活中设计和挖掘游戏,做到游戏与生活相结合,培养婴幼儿养成良好的生活习惯。如在做"把玩具宝宝

送回家"游戏时，能锻炼婴幼儿走路和跑步，增强下肢肌肉力量，也可培养收拾物品的好习惯；在进行"大嘴狗刷牙"游戏的时候，既能锻炼婴幼儿手部精细动作，也能帮助培养良好的口腔卫生习惯。

（4）随机调整游戏的形式和内容。婴幼儿的注意力和兴趣容易转移，所以健康照护师要发现和跟随婴幼儿的兴趣，随机应变，适当调整游戏的形式和内容。如带婴幼儿到公园游玩，预设的游戏是"捉迷藏"，但婴幼儿发现了地上的树叶，并且很感兴趣，这时就可以进行拣树叶、观察树叶的颜色和不同树叶的形状、踩树叶、把树叶带回家做树叶画等游戏，以帮助婴幼儿认识颜色、形状，并促进运动能力发育。

2. 亲子游戏选择的注意事项

（1）亲子游戏的性质。亲子游戏并不是知识的灌输，而是创造一种丰富和适宜的环境，利用玩具、儿歌、故事等手段，在游戏中促进婴幼儿智能、体能和心理的全面健康发展。

（2）亲子游戏的内容。亲子游戏的内容应丰富多样，充分利用每一种游戏的特点。"卷白菜""送快递""青蛙跳跳"等游戏可以促进大运动发育，"捞汤圆""小鱼吃食""做饺子"等游戏可以促进精细动作发育，"把红色球宝宝送回家""积木搭桥"等游戏可以促进认知发育，"讲故事""读绘本""过家家"等游戏可以促进语言和社会行为的发育。选择亲子游戏时应合理搭配，从而促进大运动、精细动作、认知、语言和社会行为能力的发育，动静结合，实现全面发展。

（3）充分考虑婴幼儿身体状况。大运动类游戏要安排在婴幼儿健康的时候进行，如果婴幼儿出现发热、咳嗽等不适时，应尽量减少运动量，注意照护，适当安排一些安静的游戏，如读故事书、拼图等。

（4）制订亲子游戏计划并实施。根据情况为婴幼儿选择好亲子游戏后，一定要制订亲子游戏计划表，把具体游戏项目、游戏目的、需要准备的器械等列好，并按表实施，以切实提高亲子游戏的效果。

三、婴幼儿亲子游戏实施方法及注意事项

健康照护师带领婴幼儿和家长开展有针对性的亲子活动，可以普及科学的早期教育理念和方法，促进婴幼儿积极主动的发展。亲子游戏的具体实施方法和注意事项如下。

1. 不同年龄段婴幼儿亲子游戏的主要内容和目的

（1）1岁以内婴儿以感知和动作训练为主。婴儿出生后即开始进行视觉、听觉训练，如追视红球、寻声训练、声音和微笑的交流，使婴儿感受丰富多彩的外界环境；满月后可开始进行被动操、抬头、竖头等训练；3~12个月可逐渐进行翻身、爬行、坐立、站立、迈步行走等动作发育的训练，促使其大运动的发展，还可以给婴儿一些常用的物品或玩具，进行手的抓、拿、握、捏等动作，促进手口眼的探索活动、手眼脑的协调能力和精细动作的发展。

（2）1~2岁的幼儿以训练语言和动作协调性为主。1岁后幼儿语言的理解能力有较大发展，需要在其学说话时创造良好的语言环境；在生活中，要把幼儿眼睛看到的实物与语言相结合，经常描述他看到的事物，使之认识事物；鼓励幼儿多讲话，尽量做到吐字清楚，用词准确；鼓励用勺及筷子独立吃饭，多做手工活动，培养动作协调能力，并注意大运动方面的发展。

（3）2~3的幼儿以促进各种能力发展、培养良好品行和生活习惯为主。2~3岁是幼儿心理发展和教育的关键时期，应培养良好生活习惯，如自己进食、洗手洗脸、大小便等，鼓励多做简单的劳动，注重品德教育。

2. 不同年龄段婴幼儿亲子游戏的实施方法

（1）1~3个月

1）内容。俯卧抬头，追视红球（见图3-23），寻声训练，亲子交流，按摩抚触。

2）目的。增强四肢肌肉力量，练习抬头，区分成人表情，刺激感知觉发育。

3）器械。红球、摇铃、声响玩具等（见图3-24）。

4）方法。详见健康照护师（中级）教材中智护训练章节。

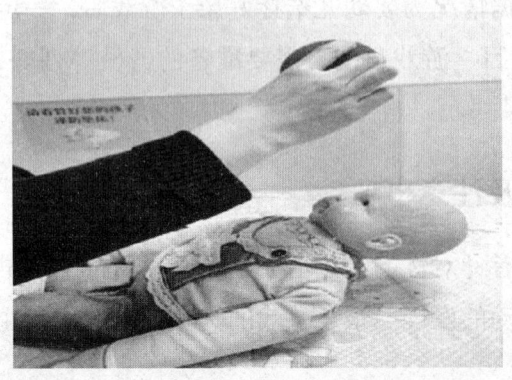

图3-23 追视红球

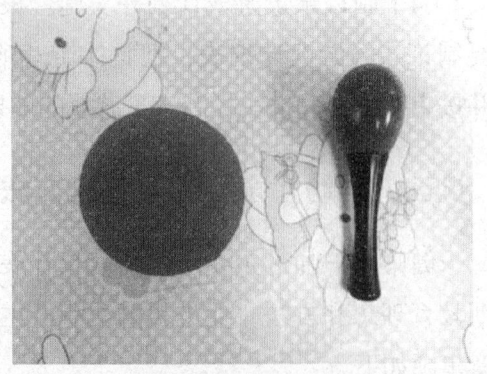

图3-24 红球、摇铃

(2) 4~5个月

1) 内容。翻身,拉坐,主动伸手抓玩具,玩积木倒手游戏,咿呀互动交流(见图3-25)。

2) 目的。锻炼上肢及腰背腹部力量,学习坐,刺激手眼脑发展。

3) 器械。沙铃、积木、小玩具(见图3-26)。

4) 方法。详见健康照护师(中级)教材中智护训练章节。

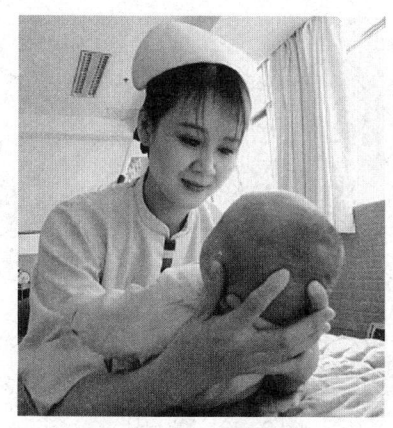
图3-25 互动交流

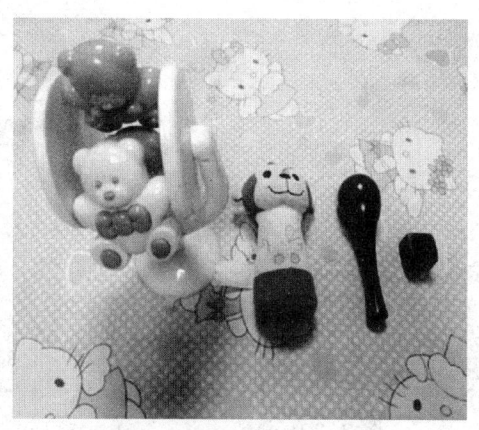
图3-26 沙铃、积木、小玩具

(3) 6个月

1) 内容。照镜子(见图3-27);藏猫猫;抓桌面上的玩具;撕纸(见图3-28);双手抓玩具对敲;呼唤婴儿名字,模仿婴儿发音。

2) 目的。发展自我意识,学习表达情绪。

3) 器械。镜子(不易破碎的)、薄毯子、有趣的玩具。

4) 方法。详见健康照护师(中级)教材中智护训练章节。

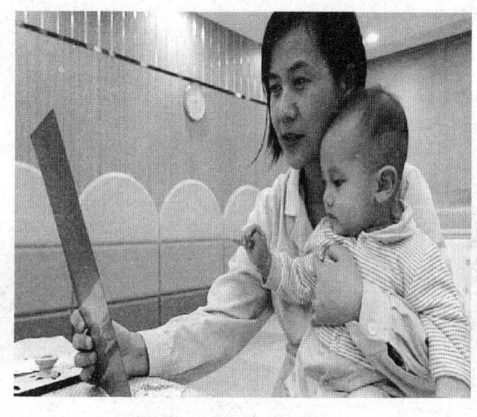
图3-27 照镜子

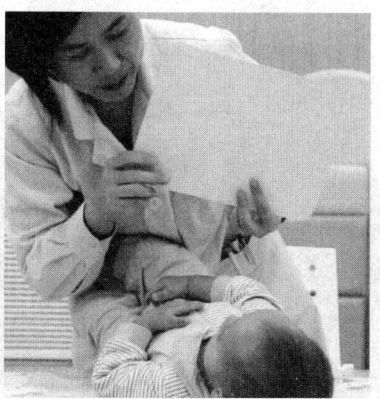
图3-28 撕纸

（4）7～9个月

1）内容。飞毯（见图3-29），翻小山（见图3-30），藏物寻找游戏。

2）目的。通过爬行增强肌肉力量和协调性，培养解决问题的能力。

3）器械。长浴巾或毯子、沙发靠垫或枕头、容器（桶、瓶）、积木类玩具。

4）方法。飞毯：婴儿躺在长浴巾或毯子上，由健康照护师分别抓住两端，左右移动；翻小山：用靠垫等当成"小山"，让婴儿爬过障碍物。

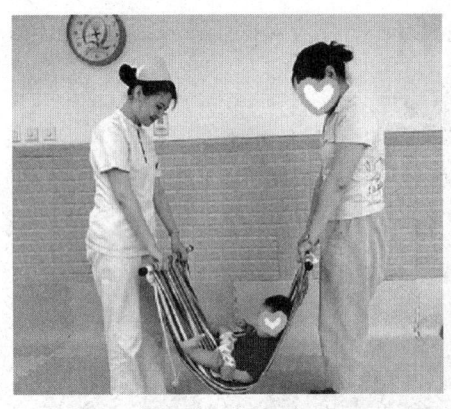

图3-29 飞毯

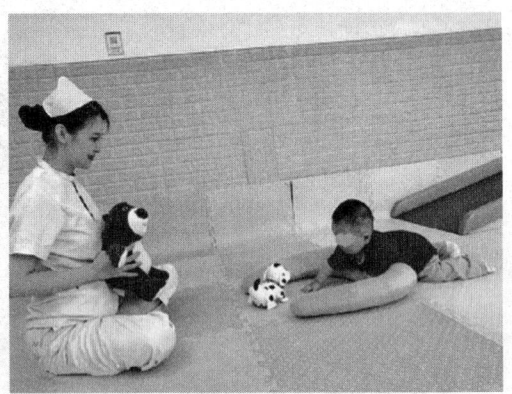

图3-30 翻小山

（5）10个月

1）内容。叠叠乐（见图3-31）、搭搭乐（见图3-32），模仿点头、摇头，模仿用手势在适当场合表示"再见""欢迎"。

2）目的。建立空间感，促进手眼脑的协调及手部控制力。

3）器械。各种垒搭类玩具。

4）方法。叠叠乐：将套环从大到小套在中间的立柱上；搭搭乐：用积木尝试搭高。

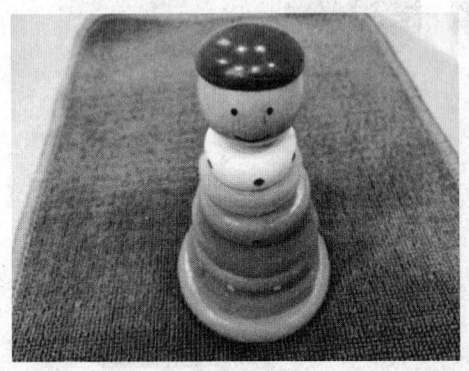

图3-31 叠叠乐

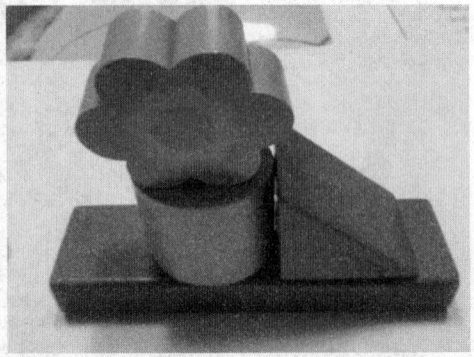

图3-32 搭搭乐

（6）11个月

1）内容。图片指认（见图3-33），穿插积木（见图3-34），套杯。

2）目的。指认熟悉图片，练习翻书，促进观察力、手眼脑协调发展。

3）器械。图片、书、带孔积木、套杯。

4）方法。图片指认：详见健康照护师（中级）教材中智护训练章节；穿插积木：让婴儿尝试将积木通过中间的孔正确放置；套杯：将圆形杯子从小到大依次套搭，最小的放在最下层，最大的放在最上层。

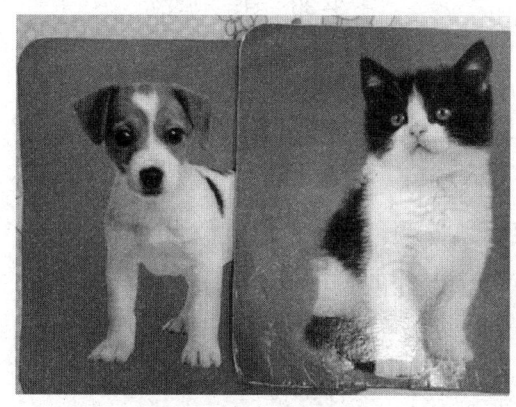
图3-33 图片指认

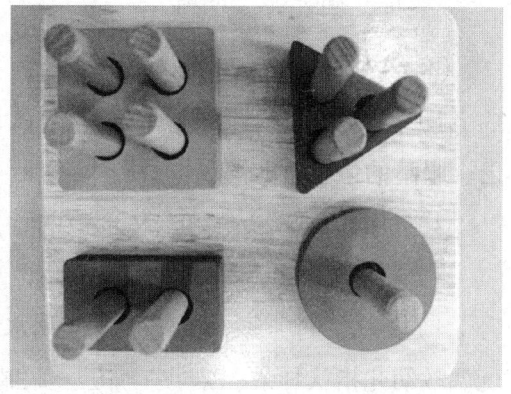
图3-34 穿插积木

（7）12个月

1）内容。巡逻游戏，涂鸦（见图3-35），模仿说单字，模仿给娃娃喂饭（见图3-36）、拍睡觉，盖瓶盖。

2）目的。进行走路练习，锻炼语言、手部操作能力。

3）器械。桌子、油画棒、纸、洋娃娃、塑料瓶。

4）方法。巡逻游戏：健康照护师和婴儿模仿卫兵巡逻，练习走路；涂鸦：用油画棒教婴儿随意图画，在纸上留下印迹即可，也可握着婴儿的手画出漂亮的图案；模仿说单字：健康照护师要在日常生活中经常跟婴儿互动，说一些简单的生活中常见的称谓、字词，鼓励婴儿模仿；拍睡觉：拿一个洋娃娃，健康照护师示范拍娃娃睡觉，鼓励婴儿模仿；盖瓶盖：取出家中不用的空塑料瓶，让婴儿练习盖瓶盖，可以不要求拧紧，只用盖上即可。

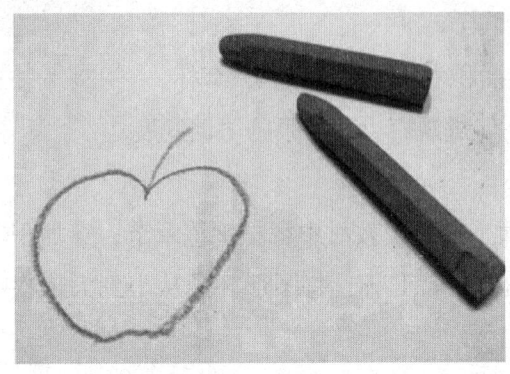

图3-35 油画棒

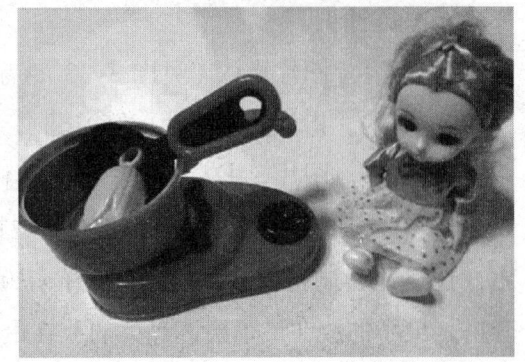

图3-36 给娃娃喂饭

（8）13~14个月

1）内容。过家家（见图3-37），认识红色，指认身体部位（耳朵、鼻子、嘴巴、眼睛的位置，如图3-38所示）。

2）目的。理解五官和身体部位的意义，培养颜色认知（以红色为主）。

3）器械。玩偶、食物、两种颜色的球等（以红色为其中之一）。

4）方法。过家家：模仿给玩偶喝水、让洋娃娃睡觉等；指认身体部位：利用玩偶教幼儿指认耳朵、鼻子、嘴巴、眼睛、手、脚等身体部位。

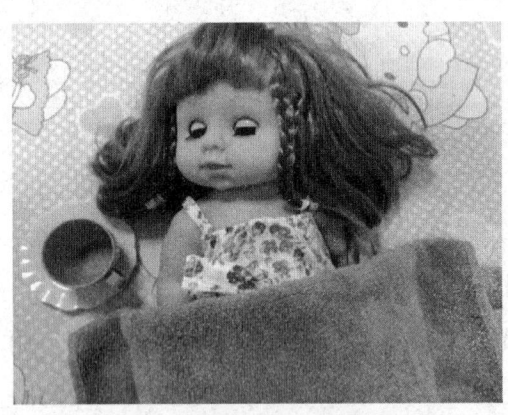

图3-37 过家家

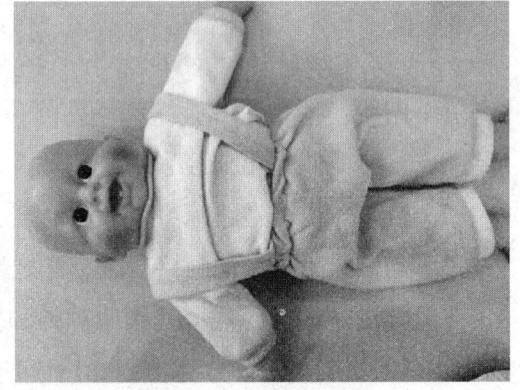

图3-38 指认身体部位

（9）15个月

1）内容。钻山洞（见图3-39），踢球游戏（见图3-40），堆积木。

2）目的。促进协调能力、平衡能力发展，提高认知能力。

3）器械。障碍物、球、积木。

4）方法。钻山洞：用栏杆等做成"山洞"，让幼儿钻过去；踢球游戏：与幼儿一起踢球，互相踢给对方，也可以比赛看谁踢得远。

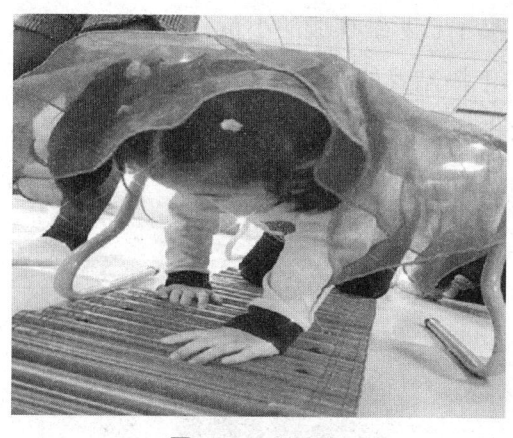
图 3-39 钻山洞

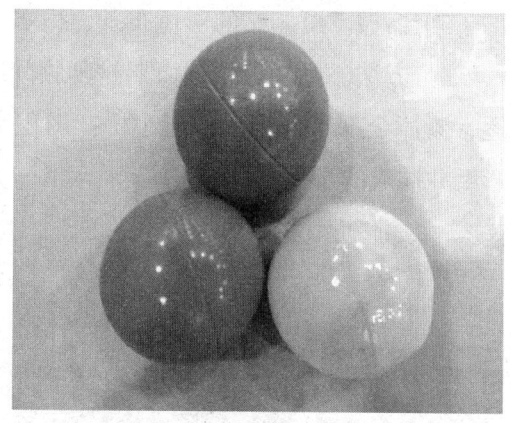
图 3-40 球

（10）16～17 个月

1）内容。神奇的口袋（内放数种玩具，由婴幼儿摸取，如图 3-41 所示），运货（往返行走），螺钉配对拧一拧（见图 3-42），蜡笔画道道，四块积木搭高。

2）目的。行走练习，拧转锻炼，促进观察力、手眼脑协调发展。

3）器械。各种玩具（如皮球、玩偶等）、不同颜色螺钉玩具、蜡笔、积木。

4）方法。神奇的口袋：袋子里放数种玩具，由幼儿摸取，说出玩具的名称；运货：幼儿和照护师相隔数米，由幼儿扮演搬运工，将远处的小车、洋娃娃等玩具拿起并送给照护师。镙钉配对拧一拧：用手或工具拧螺钉。

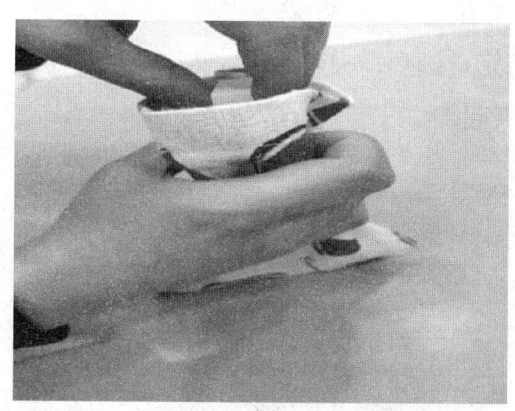
图 3-41 神奇的口袋

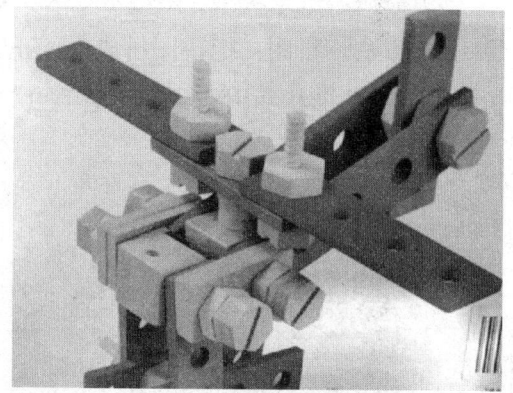
图 3-42 螺钉配对拧一拧

（11）18～21 个月

1）内容。揪尾巴（见图 3-43），搭小桥（见图 3-44），小鱼吃食，踢球。

2）目的。熟练行走，提高平衡力，锻炼眼和身体的协调能力，工具（夹子）的使用，手眼脑的协调练习。

3）器械。可撕贴的彩色布条、积木、夹子、彩纸揉成的小鱼、彩色皮球。

4）方法。揪尾巴：健康照护师腰间绑上撕贴式的布条，不断躲闪，让幼儿追逐，撕掉全部布条为赢；搭小桥：用积木搭成桥的形状；小鱼吃食：使用夹子夹彩纸并揉成的小鱼。

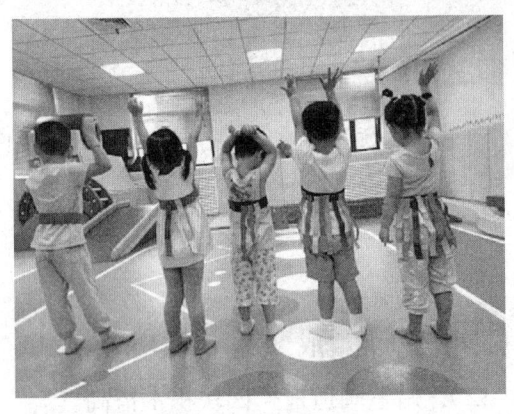

图3-43 揪尾巴

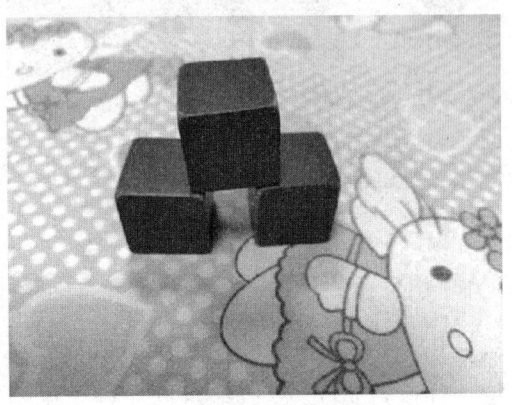

图3-44 搭小桥

（12）23~24个月

1）内容。一起跳舞，拼图游戏（见图3-45），描述物体特征（形状、颜色等，1~2种），吹泡泡，夹"毛毛虫"（见图3-46）。

2）目的。提高与他人合作的精神，把不同部分拼成一幅图，练习匹配图形。

3）器械。拼图玩具、泡泡液、夹子、彩条。

4）方法。拼图：把拼图拼成人、正方形、圆形；夹毛毛虫：将彩条或卫生纸折成毛毛虫的形状，用夹子把"毛毛虫"夹起来。

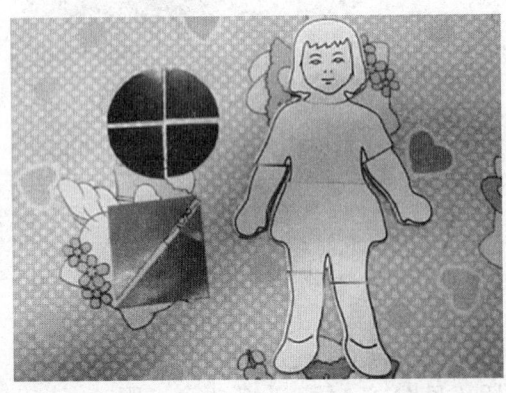

图3-45 拼图

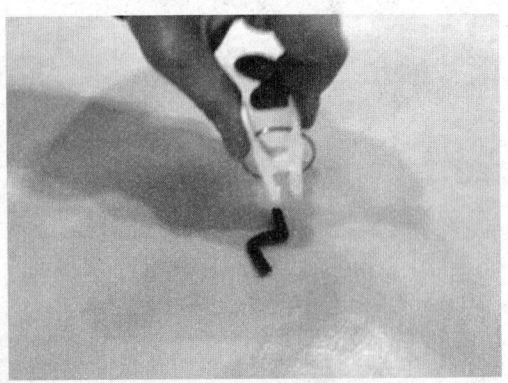

图3-46 夹"毛毛虫"

(13) 25个月

1) 内容。跨越障碍走路,指定方向扔球,区分大小(见图3-47),认识1和许多(见图3-48)。

2) 目的。练习手眼脑的协调,分辨多少、大小。

3) 器械。大球、小球、桶装积木。

4) 方法。跨越障碍走路:在10米远左右的一段路上设置小凳子、玩具等障碍物,让幼儿练习跨越障碍走路。区分大小:把一大一小两块形板放在一起,比较并说出哪个大哪个小;认识1和许多:把积木分成两份,比较并引导幼儿说出哪边是许多积木,哪边是一块积木。

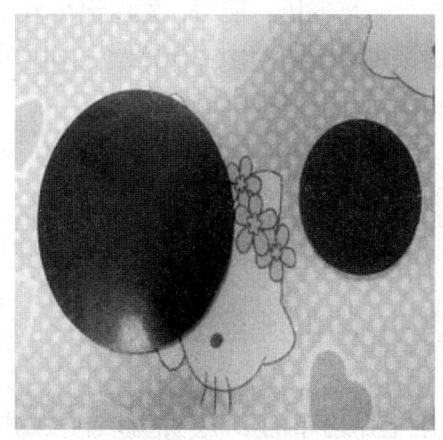

图3-47 区分大小

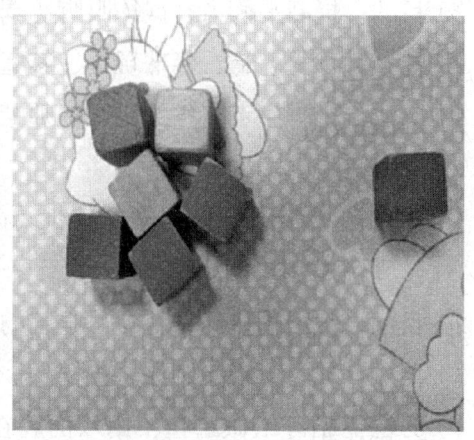

图3-48 认识1和许多

(14) 26个月

1) 内容。跟随音乐节奏走,区分远近,做塑料管小人(见图3-49),识别图形(圆形、三角形、正方形,如图3-50所示)。

2) 目的。熟练行走,提高平衡力,练习手眼脑的协调。

3) 器械。塑料管、图形玩具。

4) 方法。区分远近:将扔球、放物品等方式给幼儿示范并讲解远、近的概念;做塑料管小人:把塑料管剪成长短不一的小段,和幼儿一起用双面胶将其固定在纸上,拼成人的形状;识别图形:引导幼儿把不同形状的形板分别放到正确的位置。

(15) 27~29个月

1) 内容。踮脚尖走路,自己上下楼梯,单腿站立2 s,垒八块以上大积木,画圆,熟练穿珠,系扣子游戏,区分里外,理解黑夜白天,扮演家庭角色,看图说话,点数汽车或积木。

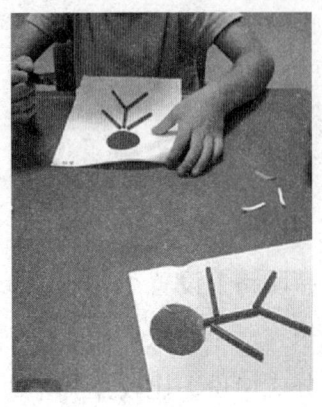 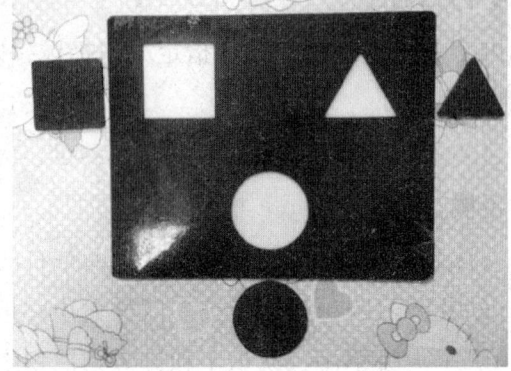

图 3-49 塑料管小人　　　　图 3-50 图形游戏

2）目的。提高平衡力，锻炼眼脚协调能力，培养语言能力，发展记忆力。

3）器械。积木、笔、穿珠玩具、家庭角色玩具、汽车图片或模型、图画书。

4）方法。踮脚尖走路：健康照护师踮起脚尖走路，让幼儿模仿。

（16）31 个月

1）内容。扔接球，根据某一特性（颜色、形状）分类，粘碎纸做小鱼（见图 3-51），彩泥蜘蛛（见图 3-52）。

2）目的。练习扔接球，练习手眼脑的协调，粘贴、捏搓练习。

3）器械。球、彩纸、彩泥、胶棒。

4）方法。粘碎纸做小鱼：用双面胶在纸上贴出鱼的形状，把彩纸剪成碎末，将彩纸碎末粘在双面胶上即可；彩泥蜘蛛：用彩泥捏出蜘蛛的形状。

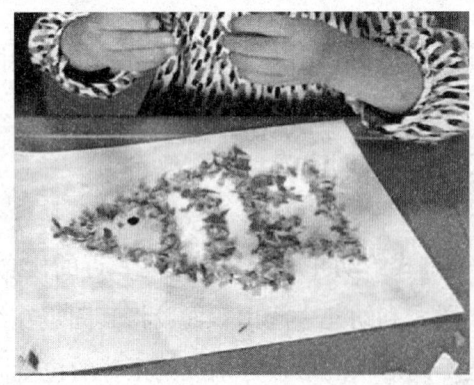 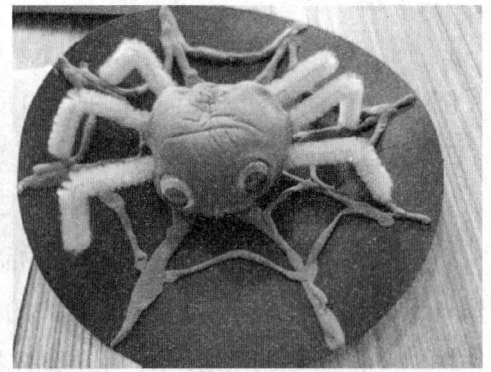

图 3-51 彩纸小鱼　　　　图 3-52 彩泥蜘蛛

（17）32 个月

1）内容。骑三轮车，自发指认并描述物体，给动物、蔬菜分类（见图 3-53）、食物配对（见图 3-54）。

2）目的。提高全身协调性，提高平衡力，练习语言表达技巧。

3）器械。小儿三轮车、常见物品及图片。

4）方法。自发指认并描述物体：引导幼儿在生活中指认物体的名称并描述物体的特征，如"这是苹果，甜甜的"；给动物、蔬菜分类：指导幼儿将老虎、羊等分为动物类，把南瓜、茄子等分为蔬菜类；食物配对：引导幼儿明白各种动物分别爱吃什么食物，如猩猩爱吃香蕉、狗爱吃骨头等。

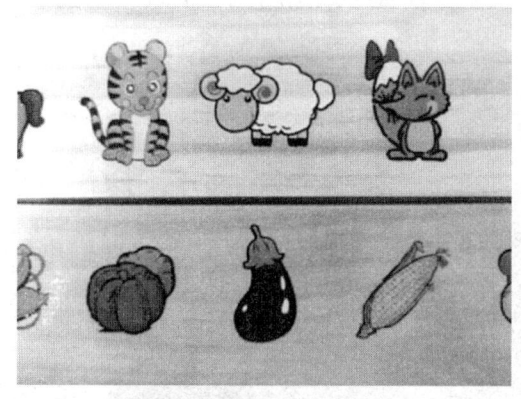

图 3-53 分类游戏

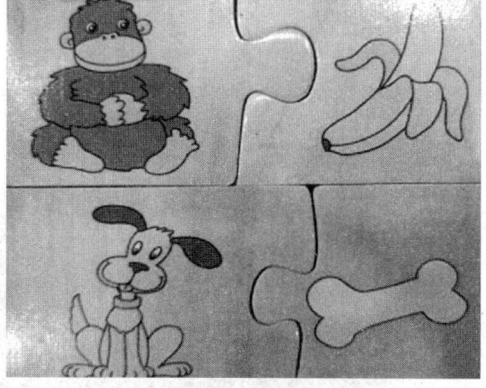

图 3-54 食物配对

（18）33 个月

1）内容。钻圈（见图 3-55），原地向前跳，拼图（见图 3-56），肢体表演。

2）目的。练习跳跃，提高全身协调性。

3）器械。呼啦圈、拼图。

4）方法。钻圈：健康照护师持呼啦圈，让幼儿从圈中钻过去；拼图：在纸上描出不同形状组成的图案，引导幼儿按图片进行拼图游戏。

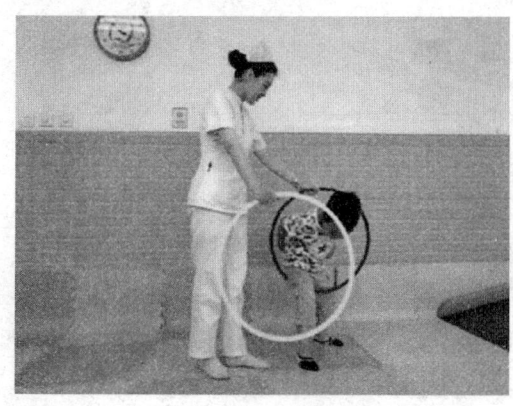

图 3-55 钻圈

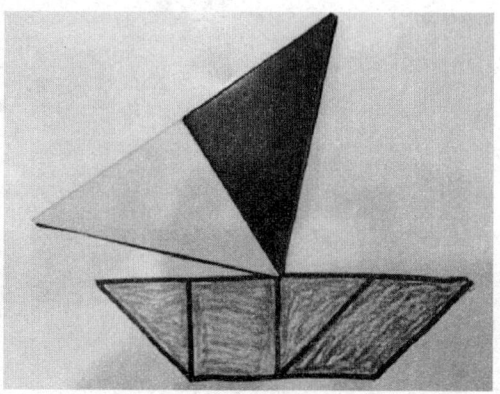

图 3-56 拼图

(19) 34~35个月

1）内容。单脚站（见图3-57），从高处向下跳（见图3-58），按顺序画一幅画，使用筷子，边唱边跳。

2）目的。练习跳跃，提高全身协调性。

3）器械。画笔、纸、筷子等生活技能玩具。

4）方法。单脚站：教幼儿用一只脚站立，保持身体平衡；从高处往下跳：站在最下面的台阶或稍高的台面上，在保证安全的前提下鼓励幼儿往下跳。

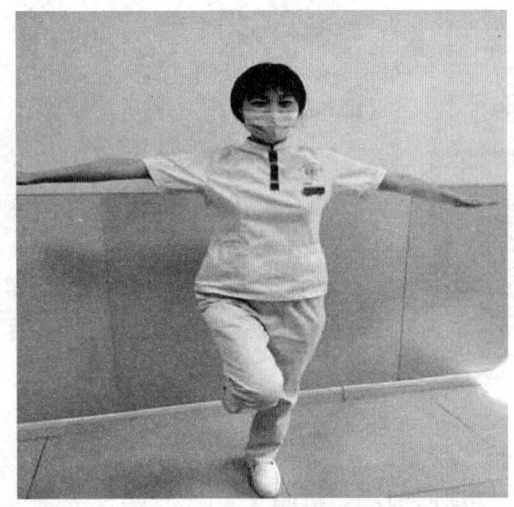
图3-57 单脚站

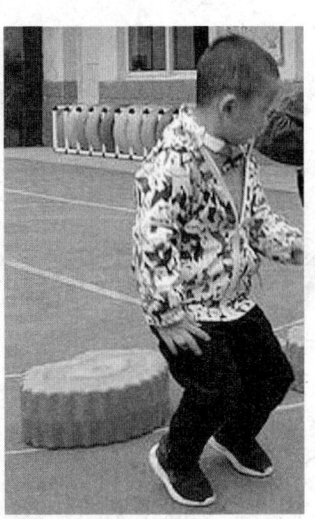
图3-58 从高处向下跳

(20) 36个月

1）内容。推小车（见图3-59），从单脚站到单脚跳，过家家，复述故事，树叶画（见图3-60）。

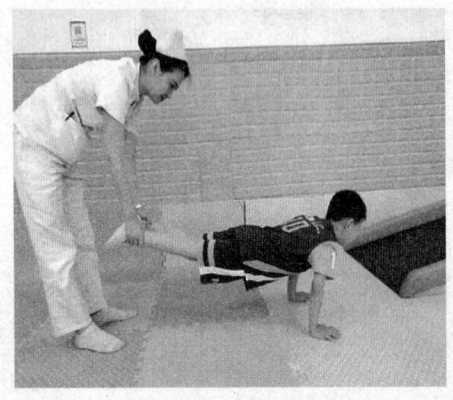
图3-59 推小车

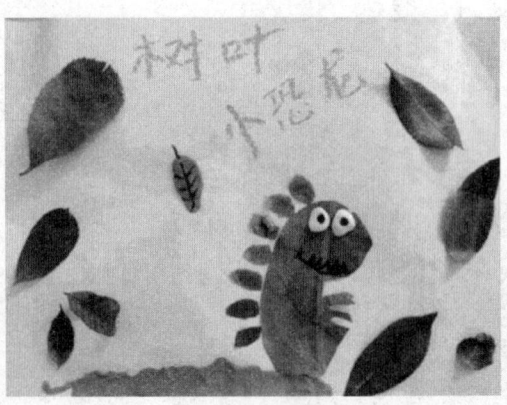
图3-60 树叶画

2）目的。练习跳跃,提高全身协调性和平衡力,培养思维能力、想象能力。

3）器械。图画书、树叶、胶棒、彩笔、角色游戏玩具。

4）方法。推小车:幼儿双手着地,健康照护师双手抓住幼儿的双脚,鼓励幼儿用双手支地前行;树叶画:拣拾不同形状的树叶,适当用剪刀修剪,与幼儿共同将其粘在纸上,组成图画。

3. 实施婴幼儿亲子游戏的注意事项

(1)心理环境。一个温馨、和谐、民主、平等的心理环境对婴幼儿的成长极为重要,如果在游戏中对婴幼儿要求过高,强迫其玩不喜欢的游戏,甚至大声恐吓、责罚,或把婴幼儿当玩具逗乐等,会让婴幼儿对"游戏"丧失兴趣。

(2)环境安全。在进行亲子游戏前,一定先检查周围环境,避免桌椅的棱角,地上散落的玩具、钉子、玻璃碴等给婴幼儿造成意外伤害。在游戏中要做好防护工作,避免外伤。如果是投掷方面的活动,要合理安排好投掷方向、距离。同时,注意避免婴幼儿吞下一些小物件,如珠子、纸、硬币等。

(3)玩具的选择。应选择有教育意义、物美价廉、卫生安全的优质玩具。优质的玩具应具备以下条件:多变化,可激发想象力及创造力;质量优、构造坚固、无毒性、不会损害身体。也可以用很多物品制作玩具,例如用厚纸画好圆形、三角形等图案,剪成2~3份后变成拼图;用碎布缝沙包;用纸折飞机;将空瓶子装饰后装入豆子做成沙铃等。

(4)着装。在进行大运动类游戏时,注意检查婴幼儿着装情况,如鞋带是否系好,鞋子是否穿反,衣服是否过厚过紧,纽扣是否扣上等。若不注意这些小细节,可能会带来很大的安全隐患,如奔跑时踩到散开的鞋带导致摔倒;衣服过厚会影响运动灵活性,活动后出汗过多可能导致感冒。

(5)规整玩具。游戏完毕要将玩具规整好,保持环境整洁,并逐步培养婴幼儿独立收拾玩具的习惯。

(6)合理安排游戏时间。游戏时间要有节制,不能因为玩耍而影响正常的吃饭、睡觉等。

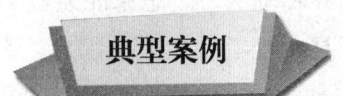

婴幼儿亲子游戏的选择与实施

一、情景描述

女孩玲玲2岁了,现在会跑,但不会双脚跳;会用勺子,但不会用筷子;会说"叔叔""阿姨""苹果""吃饭""刷牙"等词语,但不会说句子;平时喜欢玩过家家、搭积木等安静的游戏。请结合玲玲目前的情况为其选择亲子游戏并实施。

二、案例分析

亲子游戏应根据婴幼儿的年龄、发育水平、爱好兴趣、日常生活来选择,同时应注意根据婴幼儿的兴趣和身体状况随机调整内容。

1. 识别婴幼儿运动、语言、认知、社会行为进程,评估玲玲目前的发育情况

一般情况下,2岁幼儿的大运动能力包括:会上下楼梯,双脚同时离地跳;精细动作能力包括:能画线,脱袜子,叠6~7块方积木,一页一页地翻书;语言能力包括:会说2~3个字构成的句子,说出简单的人名和物名,能认识和指出身体部分,指认并说出家庭主要成员的称谓;认知和社会行为能力包括:能把圆形、三角形、正方形的插块插入拼图板中,能区分大小、多少,能完成简单的动作(如拾起地上的物品),白天能控制大小便。

目前玲玲还不会双脚跳,不会用筷子,会说词语,但是不能连成句子,在大运动、精细动作、语言方面的发育需要进行提升练习。

2. 结合玲玲自身情况调整亲子游戏内容

玲玲目前可以进行的亲子游戏是24个月左右的内容,包括一起跳舞;玩拼图游戏;描述物体特征(形状、颜色,1~2种);跑动游戏;吹泡泡;用夹子夹毛毛虫。因为玲玲目前还不会双脚跳,所以可增加模仿青蛙跳跳跳、跳泥坑、上下楼梯等20~23个月的亲子游戏内容,以促进大运动发育。在精细动作方面,玲玲会用勺子,但不会用筷子,可以增加20~23个月的亲子游戏内容,如彩泥包饺子、穿扣子等游戏促进手部操作能力。语言方面,由于玲玲还不会说句子,在游戏中要注意与玲玲互动,鼓励玲玲表达。认知和社会行为能力方面,玲玲喜欢玩过家家,可以用喂洋娃娃吃饭游戏来帮助玲玲逐步认识常见的蔬菜和水果的名称、颜

色、味道等。生活上，鼓励玲玲自己进餐，用"送玩具宝宝回家""大嘴刷牙狗"这些游戏培养生活能力。

制订亲子游戏计划表，内容见表3-5。

表3-5　玲玲的亲子游戏计划表

游戏内容	游戏方法	游戏目的	游戏器械
一起跳舞	健康照护师与玲玲一起跟随音乐节拍跳舞，做出与音乐有关的动作	促进大运动和模仿能力的发育	使用手机或音响播放音乐；准备曲目：《小猪吃得饱饱》《小兔子乖乖》等
青蛙跳跳跳	健康照护师与玲玲一起模仿青蛙蹲在地上跳	促进大运动发育，学习跳跃	
跳泥坑	彩带围成"泥坑"，跳进跳出，刚开始时可让玲玲按住健康照护师的手向上跳，再逐步尝试自己双脚跳	促进大运动发育，学习跳跃	约50 cm长的彩带或绳子
彩泥包饺子	使用各色彩泥包饺子（汤圆、饼等）	促进手部操作能力的发育	彩泥
夹毛毛虫	使用夹子夹彩绳	促进手部操作能力、协调能力的发育	夹子；5段剪成3 cm左右的彩绳
穿扣子	把3颗扣子穿进扣眼	促进手部操作能力、协调能力的发育	3颗直径1 cm左右的扣子，长约10 cm的塑料绳
过家家	和玲玲一起给洋娃娃喂饭、穿衣、刷牙等	促进认知、社会行为的发育	洋娃娃，水果、蔬菜、蛋糕玩具，牙刷
拼图游戏	组装拼图	提高认知能力	三块拼图
猜猜我是谁	把玩具装进一个袋子，让玲玲闭眼伸手抓一个，然后说出玩具的名称、颜色等	提高认知能力	一个布袋子；种类不同的小玩具，如汽车、海洋球、口哨、积木等
玩具宝宝送回家	游戏结束后，让玲玲把玩具归位	培养良好生活习惯	亲子游戏时使用的玩具

之后，要根据以上表格制订的内容合理安排亲子游戏时间，并根据情况适时调整内容，在游戏中玩，在游戏中学，促进玲玲全面发展。

学习单元3　常见假肢穿戴方法及活动

假肢是为截肢者弥补失去肢体的外形和代偿失去肢体的部分功能而专门设计和制作装配的人工肢体，又称作"义肢"。穿戴假肢能使截肢者恢复一定的生活自理能力和工作能力。

一、常见假肢的种类

假肢按截肢部位可以分成上肢假肢和下肢假肢，按假肢穿戴时间可以分为临时假肢和正式假肢。临时假肢一般用于截肢的早期，可促进残肢定型，正式假肢则为长期正常使用。

1. 上肢假肢

上肢假肢根据部位可分为以下7种：

（1）半肩离断假肢。

（2）肩离断假肢。

（3）上臂假肢。

（4）肘离断假肢。

（5）前臂假肢。

（6）腕离断假肢。

（7）手部假肢。

2. 下肢假肢

下肢假肢根据部位可分为以下4种：

（1）髋关节离断假肢。

（2）大腿假肢。

（3）小腿假肢。

（4）足踝部假肢。

二、常见假肢穿戴方法及注意事项

截肢术后应尽早穿戴临时假肢。手术拆线后，截肢患者可以装配临时性假肢，以增强残肢的肌肉力量，减轻残肢肿胀，提高残肢端的耐受能力，同时使用弹力绷带加压加速残肢定型，减少幻肢感。

连续穿戴临时假肢 3 个月后，若接受腔适配良好，残肢处于相对稳定的状态、无肿胀，残肢肌肉不再萎缩，皮下脂肪不再减少，就可以装配正式假肢并参与社会活动了。

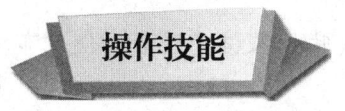

大腿假肢穿戴方法

一、操作前准备

1. 核对照护对象信息。

2. 评估

（1）评估照护对象全身状况及运动能力。

（2）评估残肢处关节活动情况、软组织条件、肌力及皮肤情况是否适宜穿戴假肢。

3. 准备

（1）健康照护师准备。衣帽整齐，修剪指甲，洗手，戴口罩。

（2）物品准备。大腿假肢、滑石粉、丝绸包布（假肢专用袜套）。

（3）环境准备。房间温馨，环境宽敞明亮，室温调整至 18~22 ℃。

4. 携用物至照护对象床旁

（1）将用物放置在照护对象的床旁。

（2）核对照护对象信息，确保准确无误。

二、操作步骤

步骤 1　解释

与照护对象交流，解释假肢穿戴的目的，嘱其放松精神，避免紧张，询问是否大小便，以取得配合，如："您好！根据您残肢评估的情况，建议给您穿戴假肢，穿戴假肢对残肢定型、早期离床进行功能锻炼、减少幻肢感等有积极作用，希望您配合。"

步骤2　摆体位

健康照护师协助照护对象取坐位。

步骤3　大腿假肢穿戴

（1）在大腿残肢及接受腔内壁均匀涂抹滑石粉。

（2）利用丝绸包布或假肢专用袜套将残肢包裹，注意所包的布或袜套要平整，没有褶皱，其上缘应包裹大腿根部，后缘包裹坐骨结节。

（3）取掉假肢接受腔上的负压阀门，将照护对象残肢插入接受腔后，使包布或袜套的远端穿过阀门孔。

（4）协助照护对象站立，将假肢伸直，左手压住假肢以免关节弯曲，另一手同时用力向外牵拉包布，使残肢完全进入接受腔底部，与接受腔全面接触后将包布全部拉出。

（5）适当调节残肢皮肤在接受腔上缘周围的紧密度，装上负压阀门。

步骤4　检查残肢、假肢

（1）让照护对象穿戴假肢站立、步行1~2 h后检查残肢与接受腔是否全面接触、承重的状态是否良好。

（2）检查残肢末端皮肤有无变红、损伤，软组织有无静脉、淋巴回流障碍。

（3）检查假肢接受腔的上缘曲线是否光滑，膝、踝、假脚部位的连接是否可靠、无松动。

三、注意事项

1. 协助照护对象取坐位时，如果是坐在轮椅上，则务必拉上手刹，给轮椅制动。

2. 保持残肢皮肤和假肢接受腔的清洁，防止残肢皮肤发生红肿、溃疡、皮炎等现象。

3. 残肢有伤时不要使用假肢，如残肢发生破损，在伤口未愈合的情况下使用假肢会加重损伤。

三、穿戴假肢活动训练及注意事项

1. 活动训练

（1）站立位平衡的活动训练

1）一般于双杠内或依靠助行器进行训练，要求身体站直、双眼平视、双脚间距宽约 10 cm，如图 3-61 所示，练习双下肢站立平衡、健肢侧站立平衡、假肢侧站立平衡。逐渐增加假肢侧站立平衡时间，站立中应注意收缩臀部肌肉，保持假肢膝关节不会突然弯曲。

2）评估照护对象是否存在侧倾步态，即双下肢处于站立位时，身体向假肢侧倾斜。造成侧倾步态的主要原因有假肢过短、接受腔不合适引起大腿内侧疼痛、残肢外展挛缩等。若照护对象出现上述症状，应到专业机构调整修正假肢，在康复医生指导下进行康复训练。

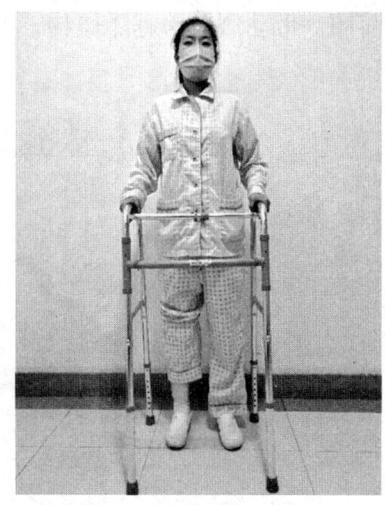

图 3-61　站立位平衡

（2）迈步活动训练

1）健肢的迈步运动。站立在双杠间或使用助行器进行自我保护，将身体重心移至假肢侧，反复训练健肢迈步。健肢迈步时应注意尽量后伸假肢侧髋关节，保证假肢侧膝关节不弯曲。

2）假肢的迈步运动。站立在双杠间或使用助行器进行自我保护，将身体重心移至健肢侧，提起假肢时，先屈曲假肢侧髋关节，再使假肢屈膝，带动小腿向前迈步。

3）评估照护对象是否存在画弧步态，即当假肢侧在迈步时出现向外侧画圆弧的现象。造成画弧步态的主要原因有假肢过长、假肢外展挛缩较大、假肢的膝关节屈曲不良。

（3）步行活动训练

1）步行训练时，要求身体站直、双眼平视。先将身体重心移向假肢侧，健肢向前迈出一步，再将重心逐渐移向健肢侧，屈曲假肢侧膝关节，使假肢侧摆动膝关节带动小腿向前，当足跟着地时，残肢压向接受腔后壁，使膝关节充分伸直，以保证膝关节稳定，再将重心移向假肢侧，如此反复。

2）重心转移时应左右移动骨盆，而不应上身摆动，健肢侧迈出的步长要接近假肢侧迈出的步长，双下肢迈出的速度应接近。

3）评估照护对象是否存在外展步态，即当假肢侧着地时，在前行方向上有明显的外移。造成外展步态的主要原因有假肢过长、假肢接受腔内侧壁过高等。

（4）跨越障碍物活动训练

1）向前跨越障碍物时假肢承重，健肢先跨越，然后健侧肢体承重，身体尽量前倾，带动假肢跨越障碍物，如图 3-62 所示。

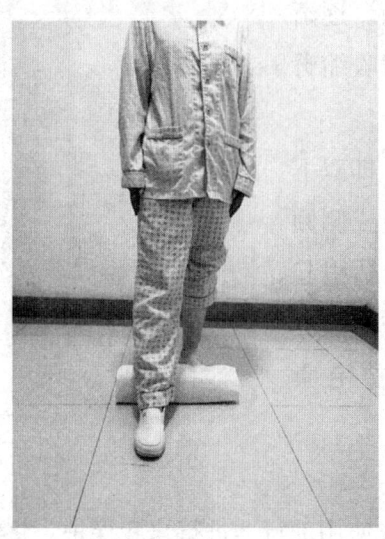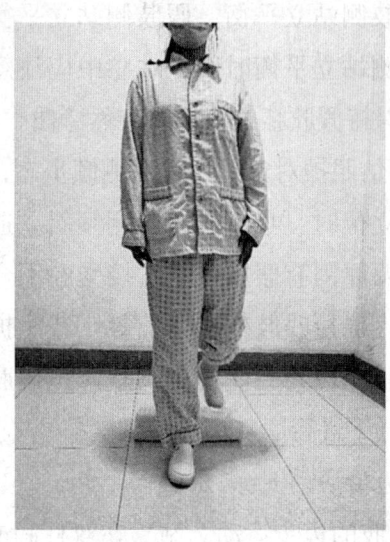

图 3-62　向前跨越障碍物

2）横向跨越障碍物时，健肢靠近障碍物站立，假肢承重，健肢先横跨障碍物，然后健肢承重，假肢向前上方抬起跨越障碍物，如图 3-63 所示。

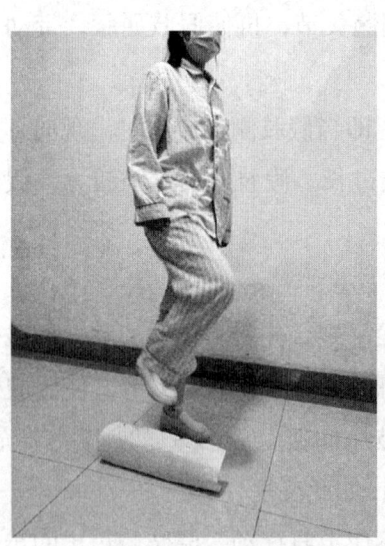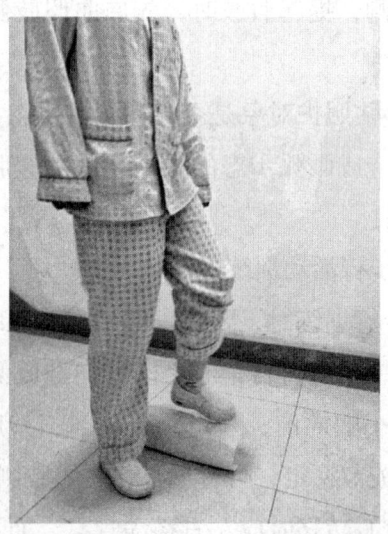

图 3-63　横向跨越障碍物

（5）上下楼梯活动训练。双脚交替上下楼梯的训练只有在健肢、残肢肌力较强的情况下才可进行。

1）上楼梯时健肢先上，再将假肢抬上台阶并拢，逐级一层一层迈上去，如图 3-64 所示。

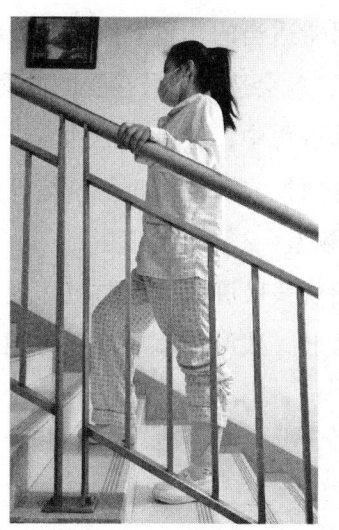
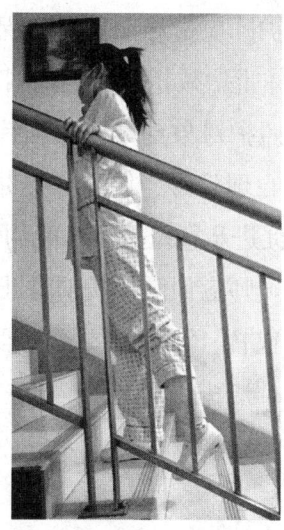

图 3-64 健肢先上楼梯

2）下楼梯时假肢先下，再将健肢放下与之并拢，逐级一层一层迈下去，如图 3-65 所示。

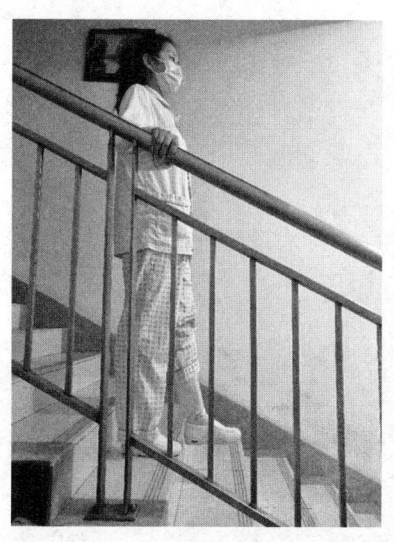
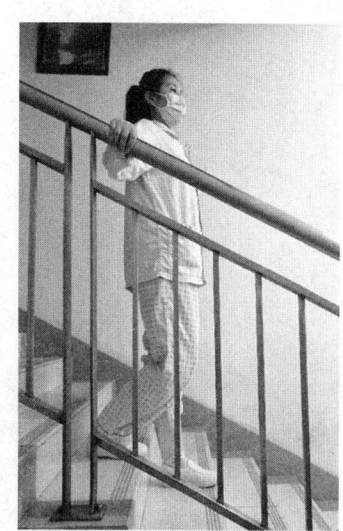

图 3-65 假肢先下楼梯

2. 注意事项

（1）合理的残肢体位对避免关节挛缩十分重要，健康照护师需指导照护对象将残肢放于功能位，使各关节保持中立位。

（2）初穿假肢时，应逐步加强训练，不可做过重的体力活动，避免运动强度过大。

（3）健康照护师应做好对照护对象残肢肌肉训练的指导，防止残肢肌肉萎缩。

（4）健康照护师应指导照护对象保持适当的体重。假肢接受腔的形状和容量十分精确，一般体重增减超过一定范围，就会造成假肢接受腔过紧或过松。

（5）在协助照护对象穿戴假肢训练过程中，健康照护师需进行心理干预，帮助照护对象消除心理障碍、促进身心健康恢复、消减抵触情绪，使其积极接受后续康复治疗，以促进步行及平衡功能的恢复。

（6）健康照护师应预防照护对象出现残肢肿胀或脂肪沉积现象。应使用干燥的绷带进行残端包扎，注意只要脱掉假肢，残肢端就应用弹力绷带包扎，弹性绷带使用超过 48 h 即应进行清洗。

培训课程 2

康复锻炼

学习单元 1　吞咽功能障碍评估及训练

一、吞咽功能障碍的概念

吞咽功能障碍指由多种原因引起的下颌、双唇、舌、软腭、咽喉、食管上括约肌或食管功能障碍，不能将食物安全顺利地从口腔运送到胃，主要表现为进食、进水的过程中出现呛咳、噎食等现象。吞咽功能障碍常见于脑卒中、颅脑外伤、帕金森病、多发性硬化症等疾病。

二、吞咽功能障碍的简易评估方法

1. 洼田饮水试验

进行洼田饮水试验需要照护对象意识清楚，并能按照指令完成试验。照护对象取端坐位，指导其饮用 30 mL 温开水，观察其所需时间和呛咳情况，根据情况可将其分为 1~5 级，见表 3-6。

表 3-6　洼田饮水试验分级

分级	吞咽表现
1级（优）	顺利 1 次咽下
2级（良）	分 2 次以上咽下，无呛咳
3级（中）	能 1 次咽下，但有呛咳
4级（可）	分 2 次以上咽下，但有呛咳
5级（差）	频繁呛咳，不能全部咽下

评定标准：正常：1 级，5 s 内完成；可疑：1 级，5 s 以上完成或 2 级；异常：3~5 级。

2. 反复唾液吞咽试验

该试验简单、安全，是评估吞咽功能的最常用方法。照护对象平静状态下取仰卧位或半坐卧位，嘱其咽唾液，观察患者吞咽肌肉或喉结的运动。对于不配合的照护对象，可给予1 mL温水，观察其吞咽情况。

三、吞咽训练方法及注意事项

1. 吞咽训练方法

该方法主要包括吞咽器官功能训练、感觉刺激训练及吞咽辅助手法训练。吞咽器官的功能训练一般包括下颌训练、口唇舌运动训练、空吞咽法训练、颈部放松训练等，此方法有助于建立正常的口部运动模式，具有训练方法简单、安全性高的特点；感觉刺激训练常采用冷、热、酸等刺激性物质给予吞咽功能障碍者感觉刺激，改善吞咽反射的敏感度。以上两种训练的操作方法在本单元"操作技能"中介绍，吞咽辅助手法训练通常由康复治疗师完成，本教材不做详细讲解。

2. 吞咽训练注意事项

（1）训练过程中应保持周围环境安静，确保训练过程不被打断，保证照护对象精神集中，训练前应进行示范，使照护对象模仿操作。

（2）训练过程中，健康照护师应严密观察照护对象的反应，一旦出现呛咳而导致窒息，应立即停止训练并进行急救。

（3）吞咽功能训练应遵从医生给予的建议，根据照护对象的情况制订训练计划。

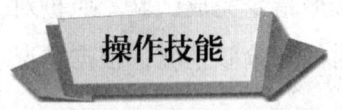

操作技能

吞咽训练

一、操作前准备

1. 核对照护对象信息。

2. 评估

（1）评估照护对象病情、意识、进食情况（有无呛咳）等。

（2）评估照护对象的吞咽功能。

3. 解释

告知照护对象操作方法、目的，训练内容及时间，以取得配合，如："××女士/男士：您好！根据您的情况，需要进行吞咽功能训练，以利于减轻您进食、进水过程中的呛咳现象，提高生活质量，请您配合。"

4. 准备

（1）健康照护师准备。着装整齐，仪表端庄，洗手，戴口罩。

（2）物品准备。水杯2个、温水、冰水、不同味道的食物、冰棉签。

（3）环境准备。干净、整洁、温湿度适宜，无闲杂人员走动。

（4）照护对象准备。意识清楚，病情稳定。

二、操作步骤

步骤1　携用物至照护对象床旁

（1）将用物放置在照护对象的床头上。

（2）与照护对象交流，向其解释操作方法、目的、注意事项，训练内容及时间，以取得配合。嘱其放松精神，避免紧张，询问是否需要大小便。

（3）手消毒。健康照护师挤少量手消毒液，按照"七步洗手法"进行手部消毒，每个步骤的时间不少于15 s。同时协助照护对象进行手消毒。

步骤2　摆体位

协助照护对象取半坐卧位。

步骤3　口唇舌训练

（1）下颌训练。分为主动和被动两种。第一种为主动训练，健康照护师嘱照护对象自行练习张嘴、闭嘴动作。第二种为被动训练，健康照护师协助照护对象进行向上抬起下颌运动。

（2）口唇舌训练

1）灵活性训练。示范并指导照护对象循环进行展唇、圆唇、鼓腮、闭紧口唇动作，如图3-66所示；用舌尖部触硬腭、下牙齿的内面以及左右颊部。

2）力量训练。指导照护对象将舌头用力伸出、上卷，如图3-67所示，也可用舌头用力顶物体。

步骤4　空吞咽训练

指导照护对象吞咽唾液，观察并记录有效吞咽的次数。

步骤5　颈部放松训练

（1）前屈。坐位，尽力低头，下巴抵住胸部维持10 s，然后放松。

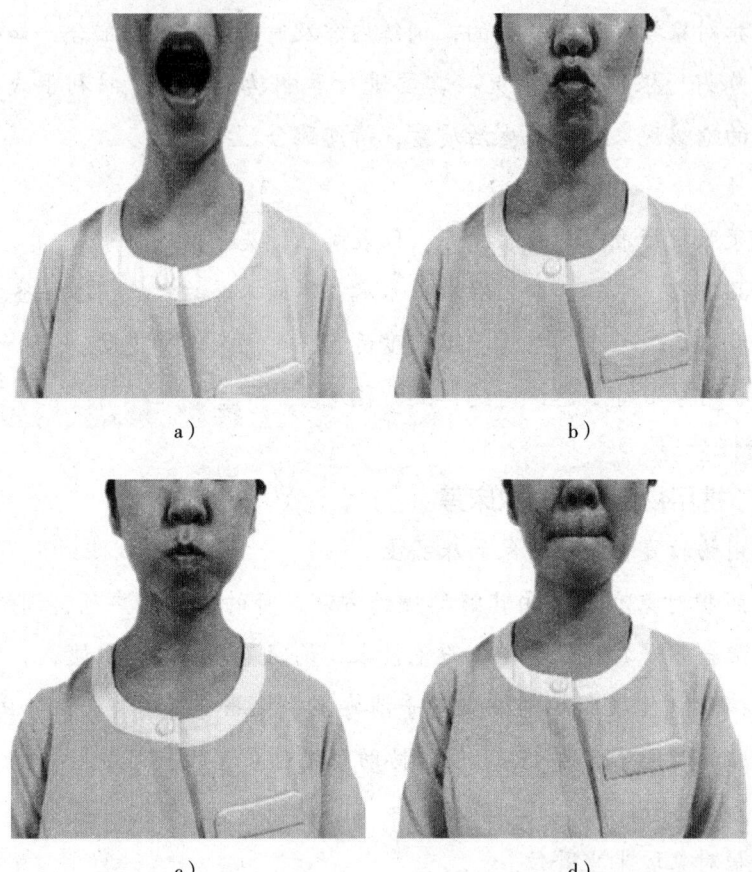

图3-66 灵活性训练

a)展唇 b)圆唇 c)鼓腮 d)紧闭口唇

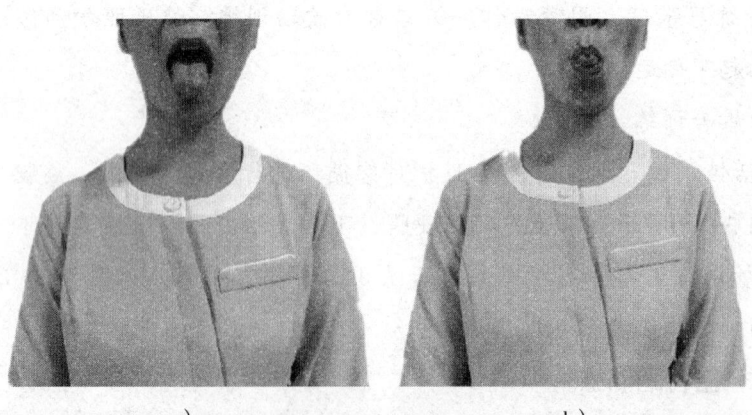

图3-67 力量训练

a)伸出 b)上卷

（2）侧屈。绷紧颈部、背部肌肉，保持10 s，然后放松。

（3）旋转。取坐位，颈部缓慢旋转。

步骤6　感觉刺激训练

（1）冷热及味觉刺激指导照护对象用温水和冰水交替漱口，或者给予不同味道的食物。

（2）冰刺激。照护对象取坐位，嘱其张口，发出"啊"的声音，充分暴露会咽部。健康照护师用冰棉签分别刺激软腭、腭弓、舌根、咽后壁，每个部位5～10 s即可，每次刺激后嘱照护对象做吞咽动作。整个操作过程中不应引起照护对象产生恶心等不适反应。

学习单元2　产后盆底功能障碍评估及训练

盆底功能障碍是女性由于怀孕、分娩对盆底神经、肌肉和结缔组织的压迫、牵拉或撕裂造成的盆底支持、括约和性功能受损。健康照护师应使用简单易行的评估方法来初步测评照护对象盆底功能障碍类型及程度，在评估的基础上指导产妇做盆底肌肉功能锻炼，有助于减轻盆底功能障碍性疾病的症状，促进康复。

一、产后盆底功能障碍表现

1. 盆腔脏器脱垂

轻者可能无不适感，如果是中重度脱垂，则可出现阴道内有异物感或有东西掉出来的感觉，脱出的器官因经常与皮肤或衣服摩擦，导致脱垂器官的红肿、出血等，如果发生感染，还会有脓性分泌物，让人产生无法忍受的痛苦。

2. 排尿障碍

打喷嚏、咳嗽、大笑、提重物、剧烈运动时漏尿，或表现为尿频、尿急、夜尿增多，少数产妇可能有尿不出或尿不尽的症状。

3. 其他症状

大便失禁或便秘、腰背痛、盆腔疼痛等。

二、盆底肌肉功能锻炼的目的、意义

1. 目的

通过指导产妇进行规范的盆底肌肉功能锻炼,达到预防尿失禁、盆腔器官脱垂、大便失禁及性功能障碍的目的。

2. 意义

盆底功能障碍性疾病虽不是致命性急症,但会严重影响女性生活质量,指导产妇在早期开始训练,能有效预防此类疾病的发生,控制疾病的发展,促进盆底功能康复,提高生活质量。

三、盆底功能障碍评估

对盆底功能的评估方法有手测阴道肌力法、盆底肌电评估法、阴道压力评估法、尿动力学检测法、尿垫试验法、问卷法等,多数需要由专业人员借助仪器设备进行,健康照护师需要学习两种简单易行的评估方法:手测阴道肌力和尿垫试验法。

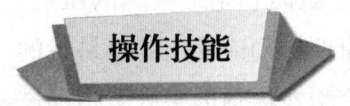
操作技能

手测阴道肌力

一、操作前准备

1. 核对照护对象信息。

2. 评估

(1) 胎产次,分娩方式,产后时间。

(2) 恶露是否干净。

(3) 会阴部切口愈合情况。

3. 解释

向照护对象解释操作目的,以取得配合,如:"××女士您好!为预防盆底功能障碍性疾病的发生,需了解您的盆底肌情况,以便及时做康复训练,请您配合一下。"

4.准备

（1）健康照护师准备。着装整齐，仪表端庄；用七步洗手法洗净并温暖双手，戴口罩。

（2）物品准备。碘附大棉棒（或碘附纱球、消毒镊），无菌手套，一次性尿垫。

（3）环境准备。关闭门窗，适当遮挡产妇，室温调整至 22~24 ℃。

（4）照护对象准备。嘱照护对象排空膀胱。

二、操作步骤

步骤 1　摆体位

（1）嘱照护对象卧位，抬臀，将一次性尿垫铺于照护对象臀下。

（2）协助照护对象脱一边裤腿以暴露外阴，取仰卧位，双腿屈膝分开。

步骤 2　消毒外阴

健康照护师取碘附大棉棒消毒外阴（由内而外，由上至下，消毒两遍）。

步骤 3　检查

（1）健康照护师戴无菌手套，左手放于腹部，右手中指及食指缓慢进入阴道 3~4 cm。

（2）用"收缩－放松"口令指导照护对象收缩阴道，用手指感受阴道收缩的力度，可重复 3~5 次。右手退出阴道。

（3）采用改良牛津肌力分级法评估肌力。

小贴士

改良牛津肌力分级

0 级：表示毫无收缩。

1 级：表示微有抽动。

2 级：表示微弱收缩，仅感受到轻微力量，没有压迫或内缩上提的感觉。

3 级：表示普通收缩，有轻度压迫及内缩上提的感觉。

4 级：表示收缩正常，可抗阻力，手指向下压时仍可感受到收缩。

5 级：表示强力收缩，强而有力地压迫手指。

步骤4 操作后处理

（1）撤去尿垫，脱手套，协助照护对象穿衣。

（2）洗手，记录测评结果。

（3）告知照护对象测评结果并根据测评结果开展宣教。

三、注意事项

1. 评估需在恶露干净后进行检测，以免逆行感染。
2. 评估时要注意保护照护对象隐私。
3. 操作时动作轻柔，避免引起照护对象紧张和不适。
4. 放在腹部的左手注意感受照护对象在收缩阴道时是否有腹肌参与。
5. 阴道肌力3级及以下表示阴道收缩力弱。

尿垫试验

一、操作前准备

1. 核对照护对象信息。

2. 评估

（1）胎产次，分娩方式，产后时间。

（2）每日漏尿次数及每次漏尿量。

3. 解释

向照护对象解释操作目的，以取得配合。如："××女士您好！为了量化您漏尿的轻重程度，需要请您配合做以下动作。"

4. 准备

（1）健康照护师准备。着装整齐，仪表端庄。

（2）物品准备。尿垫或卫生巾，计重称（精确到0.1 g），温开水500 mL。

（3）环境准备。有自来水的室内和室外环境。

（4）照护对象准备。衣着舒适。

二、操作步骤

步骤1 尿垫或卫生巾称重

步骤2 嘱照护对象喝300~500 mL温开水，待有尿意后垫上尿垫或卫生巾

步骤3 指导照护对象1 h内完成以下动作

（1）步行0.5 h，包括上下楼爬楼梯。

（2）从座位上站起 10 次。

（3）用力咳嗽 10 次。

（4）原地跑步 1 min。

（5）弯腰拣地上小物品 5 次。

（6）流水洗手 1 min。

步骤 4　测量漏尿量

1 h 结束时，取出尿垫称重，漏尿量（g）=（湿尿垫重量 − 干尿垫重量）(g)。

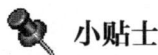 小贴士

尿失禁分度标准

尿失禁分度标准见表 3-7。

表 3-7　1 h 尿垫试验尿失禁分度标准

漏尿情况	尿失禁分度
2 g≤漏尿量 <5 g	轻度尿失禁
5 g≤漏尿量 <10 g	中度尿失禁
10 g≤漏尿量 <50 g	重度尿失禁
50 g≤漏尿量	极重度尿失禁

三、注意事项

1. 此项试验要强调照护对象有尿意后开始测试。

2. 测试过程中注意保护照护对象安全。

3. 如果漏尿量达到 10 g 及以上，应建议照护对象及时就医。

四、盆底肌肉功能锻炼方法及注意事项

盆底肌肉功能锻炼又称凯格尔（Kegel）训练，是指导产妇有意识地对以肛提肌为主的盆底肌肉群进行自主性收缩的训练，通过自主、反复、有节律性地收缩盆底肌肉，加强控尿能力及盆底肌肉力量。

1. 指导产妇找到盆底肌

（1）自我感知法。告诉产妇大笑、咳嗽或者打喷嚏的时候，其肛门有上提的感觉，同时会阴部会感到有肌肉收缩了一下，这就是部分盆底肌。

（2）排尿中断法。指导产妇在排尿的时候突然中断，感受一下在此过程中会阴部是否有部分肌肉在用力，用力的那部分肌肉就是盆底肌。

（3）手指插入法。嘱产妇先清洁手指，然后将食指放入阴道，按压周围的肌肉时，会感受到阴道周围的肌肉有紧缩感，有紧缩感的这部分肌肉就是盆底肌。

2. 盆底肌肉训练方法

（1）凯格尔（Kegel）训练指导

1）指导方法。指导产妇取仰卧位，双腿屈曲，保持正常呼吸，向上向内用力收缩阴道、肛门，坚持3~5 s，然后放松3~5 s（随着盆底肌力量增强，持续时间可延长至8~10 s），再次收缩、放松，如此反复，如图3-68所示。收缩和放松为1次，每10次为一组，每天早、中、晚各做2~3组盆底运动，若配合盆底肌肉康复器训练效果会更好。

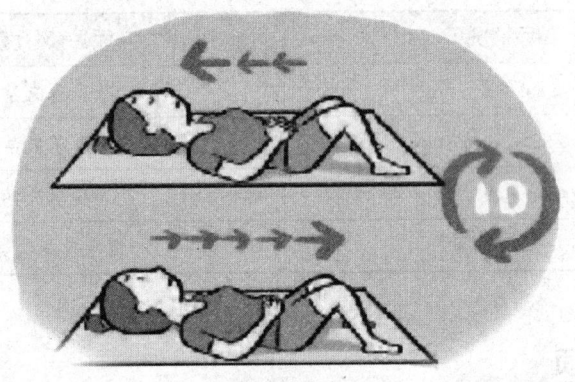

图3-68　凯格尔训练

2）凯格尔训练的注意事项

①凯格尔训练时应避免大腿、臀部和腹部肌肉的参与，保持正常呼吸。

②每次盆底运动前排空大小便，以保证锻炼的正常进行。

③建议产妇产后6周且恶露干净后，到专业机构做阴道肌电或压力测评。

（2）盆底肌肉康复器（阴道哑铃）使用方法

盆底肌肉康复器是利用重力作用，帮助产妇正确收缩盆底肌肉的装置，如图3-69所示。康复器放入阴道后，直立状态下受重力作用会有脱出阴道的趋势，只有正确收缩盆底肌肉，才能将康复器保持在体内，同时康复器内弹性小球会通过撞击阴道内壁,激发盆底肌收缩与放松。长期坚持使用康复器锻炼,不仅可以增强盆底肌肉力量,更可以有效改善漏尿、大便失禁等盆底障碍性疾病。

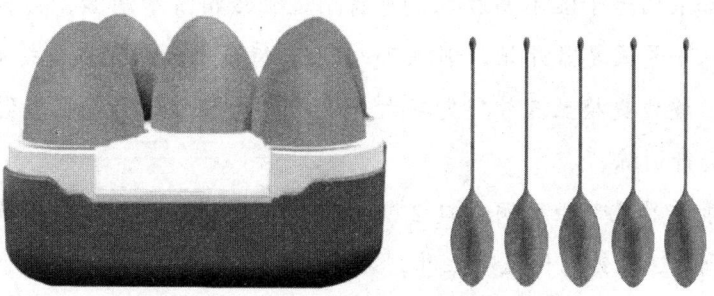

图3-69 盆底肌肉康复器

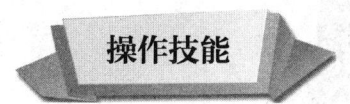

盆底肌肉康复器训练

一、操作前准备

1. 核对照护对象信息。

2. 评估

同"手测阴道肌力"。

3. 解释

向产妇解释操作目的,以取得配合,如:"××女士您好!根据对您阴道肌力(或漏尿情况)的评估结果,为提高您的盆底肌力,建议您使用盆底肌肉康复器进行训练,请您配合。"

4. 准备

同"手测阴道肌力"准备,另加盆底肌肉康复器1个。

二、操作步骤

步骤1 摆体位

(1)嘱产妇取卧位,抬臀,将一次性尿垫铺于产妇臀下。

(2)协助产妇脱一边裤腿以暴露外阴,取仰卧位,双腿屈膝分开。

步骤2 消毒外阴

健康照护师取碘附大棉棒消毒外阴(由内而外,由上至下,消毒两遍)。

步骤3 放置盆底肌肉康复器

（1）健康照护师戴手套，取适当型号的康复器，缓慢放入阴道内，一边旋转一边插入，如果阴道干涩不易放入，可将阴道哑铃用清水润湿，再尝试放入。首次使用时应从1号康复器开始，训练7～15 d，待可以轻松完成训练后，再选择2号进行训练，逐步更换至5号。更换大一号的康复器后如出现脱落现象，则退回前一次继续进行训练。

（2）当康复器尾部距离阴道口2 cm左右时，如图3-70所示，嘱产妇收缩盆底肌，感觉到阴道哑铃的位置有上升，说明放置正确。

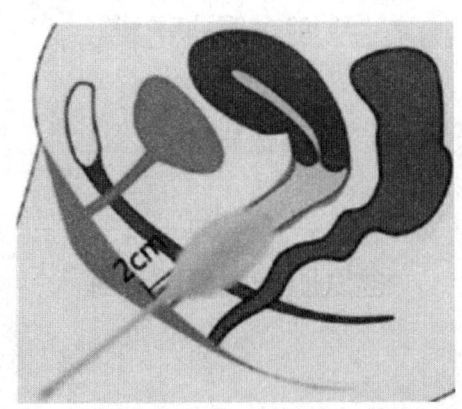

图3-70 放置位置

步骤4 指导训练

嘱产妇在习惯了康复器在阴道内的感觉后，站立起来，保持康复器不脱落，尽可能保持15 min左右，也可尝试蹲姿、坐姿、行走、爬楼梯等方式进行训练。

步骤5 训练后处理

训练完毕后，取出康复器，仔细清洗，擦干后放入盒内备用。

三、注意事项

1. 使用盆底肌肉康复器前，需做好康复器及外阴部清洁，避免发生逆行感染。
2. 康复器使用过程中，如发生严重骨盆区酸痛或其他不适，建议暂停使用。
3. 以下情况禁用康复器

（1）有阴道出血。

（2）阴道炎、尿道炎急性期。

（3）重度盆腔器官脱垂。

（4）阴道壁有未愈合的伤口、切口。

学习单元 3　产后腹直肌分离康复锻炼

腹直肌分离在产后女性群体中发生率高，53% 的产妇在分娩后即存在腹直肌分离现象，36% 的产妇在产后 5~7 周时腹直肌分离仍然存在，早期发现并及时进行恢复性锻炼对其康复具有积极的意义。

一、产后腹直肌分离康复锻炼的目的、意义

腹壁由皮肤、筋膜、肌肉等组成，其中筋膜包括浅筋膜、深筋膜以及腹内筋膜，肌肉是由腹外斜肌、腹内斜肌、腹横肌三层阔肌以及腹直肌组成。腹直肌位于腹前壁正中线两侧，为上宽下窄的带形肌，起于耻骨上缘，止于胸骨剑突及第 5~7 肋软骨前，两侧腹直肌由腹白线连接，如图 3-71 所示。腹白线为两侧三层阔肌腱膜的纤维在腹前正中线交织而成。女性妊娠期间腹壁的巨大拉伸使原本平行并列的两条腹直肌从腹白线的位置分开，称为腹直肌分离。

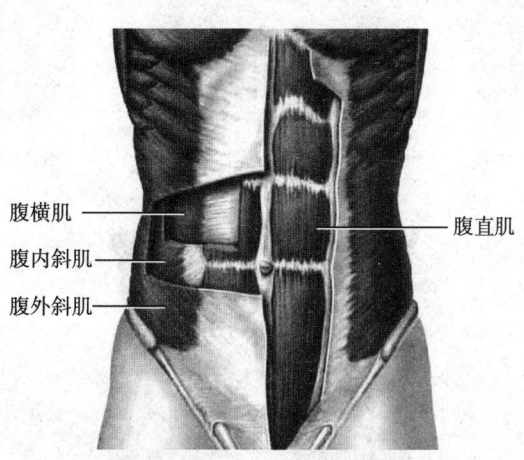

图 3-71　腹直肌及其相邻组织

1. 目的

产后腹直肌分离可能导致腹壁松弛、悬垂腹，影响产后体态、形体，持续存在的空隙会导致腹壁在活动的时候不能产生足够的力量来平衡骨盆和脊柱。健康照护师对产妇产后进行系统的腹直肌分离康复指导，有助于腹部肌群恢复正常或接近正常的位置和功能。

2. 意义

随着生活水平的提高和生活方式的转变,现代女性对形体美及生活质量的追求越来越高,腹直肌分离的预防及康复训练越来越受到广大产妇的重视。

二、产后腹直肌分离评估与康复锻炼

腹直肌分离根据分离部位不同分为脐周分离(见图3-72)、脐上分离(见图3-73)、脐下分离(见图3-74)和完全分离(见图3-75)。根据分离最宽部位的宽度分为轻度、中度、重度,分离宽度2~3 cm为轻度,3~5 cm为中度,>5 cm为重度。

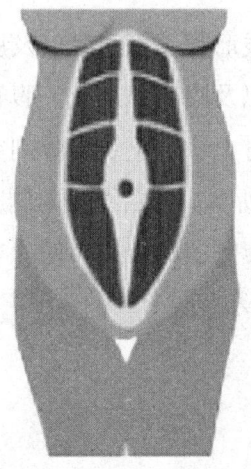 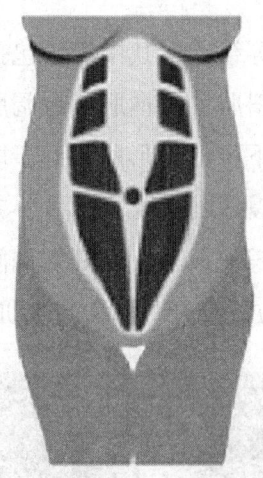 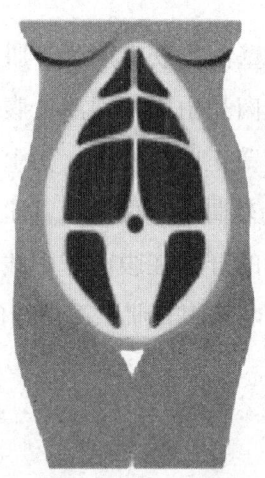

图3-72 脐周分离　　图3-73 脐上分离　　图3-74 脐下分离

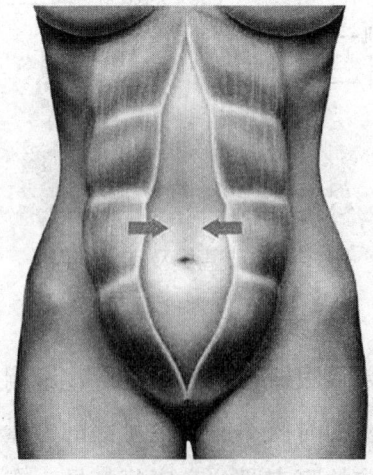

图3-75 完全分离

1. 产后腹直肌分离评估方法

产后腹直肌分离评估可采用超声检查法和手法评估法。超声检查是诊断腹直肌分离的最有效方法，但费用高，且难以实行。手法评估可能存在一定的误差，但其方法简便易行，在健康照护师的实际工作中应用较多。

手法评估法的步骤如下。

（1）测量脐下分离宽度。产妇平卧，放松，双腿自然合拢，健康照护师将食指、中指放于其腹部正中线脐下 2~3 cm 处，手指与下腹壁呈 45°，嘱产妇缓慢同时抬高双脚，离床面 20~30 cm，手指感触腹部正中凹陷的宽度，如图 3-76 所示。如果分离较宽，则食指、中指向外侧分开，待手指触到腹直肌内侧缘，嘱其放下双脚，用尺子量厘米数。

（2）测量脐部分离宽度。将食指、中指放于产妇脐部，测量方法同上。

（3）测量脐上分离宽度。产妇平卧，放松，双腿自然合拢，健康照护师将食指、中指放于其腹部正中线脐上 2~3 cm 处，手指与腹壁呈 45°，嘱产妇缓慢抬高头部，离床面约 20 cm，手指感触腹部正中凹陷的宽度，待手指触到腹直肌内侧缘，嘱其放下头，用尺子量厘米数，如图 3-77 所示。

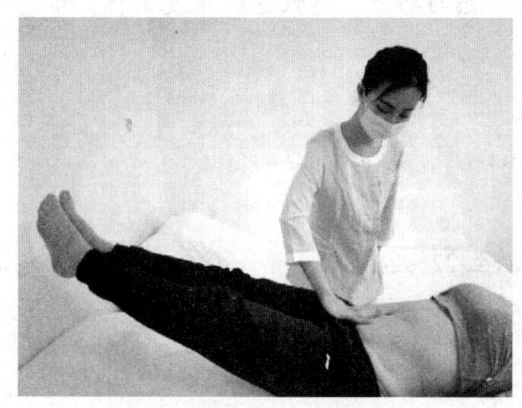

图 3-76　手测脐下分离宽度

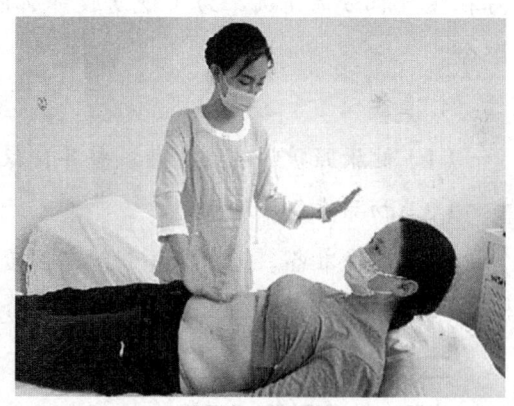

图 3-77　手测脐上分离宽度

2. 产后腹直肌分离康复锻炼方法

指导产妇做不同体位的腹式呼吸、仰卧抬肩法、收腹旋肩法、仰卧踏车等动作，通过持之以恒的训练，促进腹部肌群恢复到正常或接近正常的位置和功能，以利于腹直肌分离的康复。

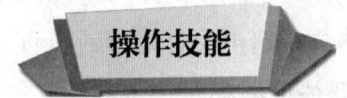

腹直肌分离康复训练

一、操作前准备

1. 核对照护对象信息。

2. 评估

（1）身高、体重。

（2）孕产史、分娩方式。

（3）产后时间。

（4）腹直肌分离部位及程度。

3. 解释

向照护对象解释操作目的，以取得配合。如："××女士您好！根据评估，您存在腹直肌分离情况，为了恢复腹部肌肉形态与功能，建议您做康复训练，请您配合。"

4. 准备

（1）健康照护师准备。着装整齐，仪表端庄。

（2）物品准备。瑜伽垫。

（3）环境准备。室内空气新鲜，温度调至 22～24 ℃。

（4）照护对象准备。衣着舒适，排空膀胱。

二、操作步骤

步骤 1 平卧腹式呼吸

嘱照护对象平卧，全身放松，一只手放在胸部，另一只手放在腹部，用鼻缓慢吸气，腹部随之抬起，如图 3-78 所示，用嘴呼气，腹部随之下降，如图 3-79 所示。呼吸频率保持在 6～8 次/min，呼吸时间比为 1∶1.5～1∶2，每次做 5～10 min。

步骤 2 跪姿腹式呼吸

嘱照护对象取跪姿，双手着地，做腹式呼吸，如图 3-80 所示，腹部起伏及呼吸频率同上，每次做 5 min。

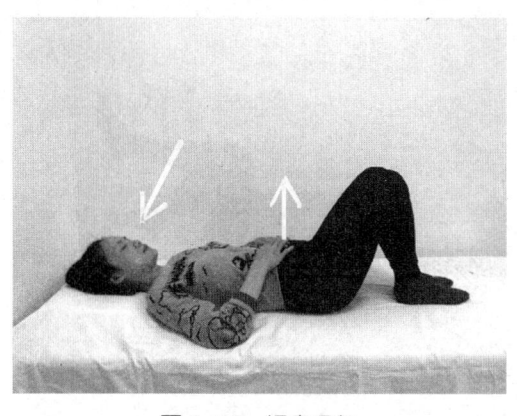
图 3-78 经鼻吸气

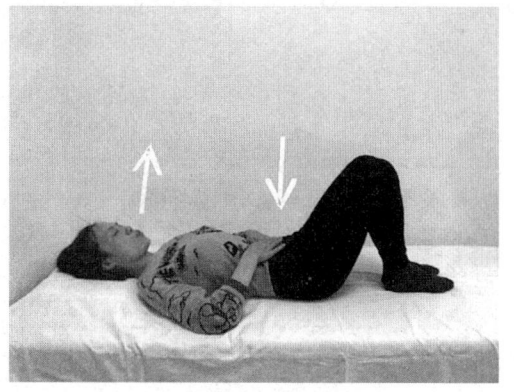
图 3-79 用口呼气

步骤 3　仰卧抬肩法

照护对象呈仰卧屈膝位，告知其吸气之后腹部用力，腰部贴床，尽量让双肩抬高，如图 3-81 所示，保持 10~20 s 后放松，如此反复，每次做 5 min。

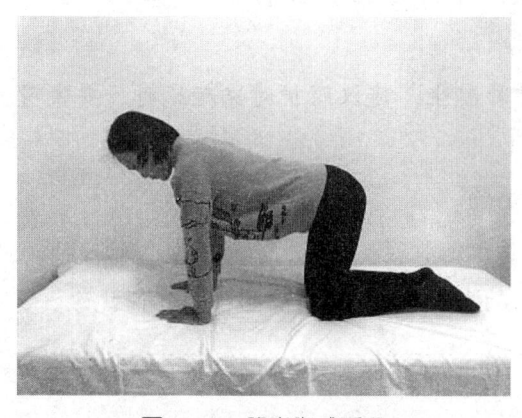
图 3-80 跪姿腹式呼吸

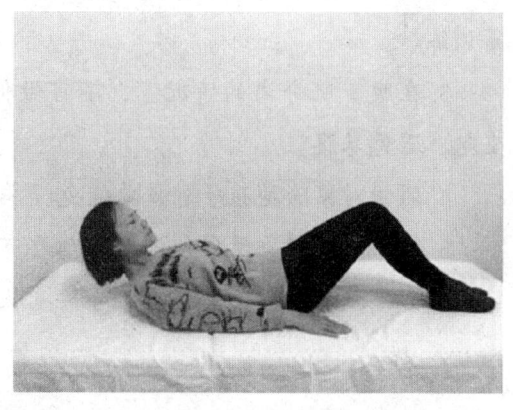
图 3-81 仰卧抬肩

步骤 4　收腹旋肩法

嘱照护对象呈仰卧屈膝位，上半身往上抬，同时用腹部的力量进行旋转，让一侧上背部离开瑜伽垫，对侧背部贴住瑜伽垫，如图 3-82 所示，保持 10~20 s 后放松，左右交替，每次做 5 min。

步骤 5　仰卧踏车

指导照护对象仰卧，双腿抬起，屈髋屈膝，做踩踏自行车动作，如图 3-83 所示，每次做 3~5 min。

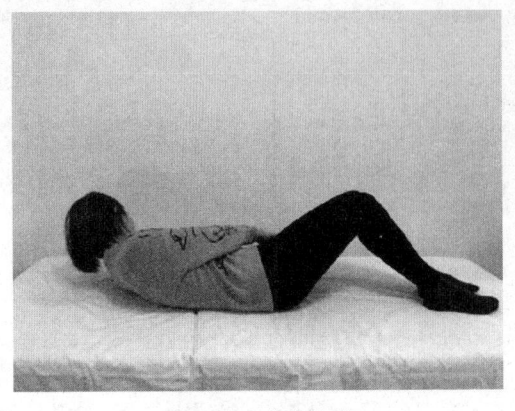 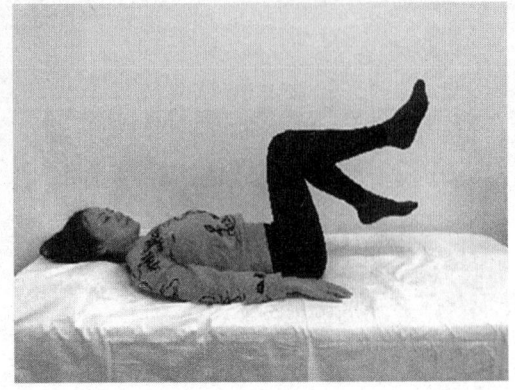

图 3-82 收腹旋肩　　　　图 3-83 仰卧踏车

三、注意事项

1. 训练频次为每日 1~2 次，时间可遵照循序渐进的原则，根据照护对象的实际情况进行增减。

2. 剖宫产照护对象要等到产后 6~8 周后才能进行腹直肌分离的手法评估及康复训练。

3. 在腹直肌分离的情况下，不可做仰卧起坐，建议照护对象起床时，要侧身坐起，避免卷腹。

4. 照护对象除抱孩子外，要避免提举重物。

5. 指导照护对象做任何活动时都要有意识地收腹。

6. 如果产后半年仍有腹直肌分离症状，建议照护对象到专业机构咨询就诊。

培训课程 3　失智老年人照护

学习单元 1　失智老年人异常行为表现及应对照护措施

异常行为表现在失智老年人中非常常见，可以发生在失智的任何阶段，不仅给老年人自身带来了很大的痛苦，也给健康照护师造成了很大的压力。

一、失智老年人异常行为表现及诱发因素

1. 失智老年人异常行为表现

失智老年人的临床表现为日常生活能力减退（Activity）、精神行为症状（Behavior）以及认知功能下降（Cognition），也就是 ABC 症候群。失智症的精神行为症状是指失智老年人经常出现的心理反应、精神症状和行为紊乱的一组症状群。可以在失智早期出现，也可以随着疾病进展伴随发生。失智老年人常见的异常行为表现包括淡漠、幻觉、妄想、易激惹、激越、游荡、尾随行为等。

2. 失智老年人异常行为表现特点

失智老年人异常行为表现特点见表 3-8。

表 3-8　失智老年人常见异常行为表现特点

类型	表现特点
情感淡漠、漠不关心	对日常活动和自我管理关注度下降，社交活动、面部表情、言语交流、情感反应明显减少，兴趣缺乏等
抑郁	产生情绪低落、无助感、无望感、悲观等消极情绪

续表

类型	表现特点
焦虑	反复询问同一件事情,害怕独处,有的患者表现为害怕人群、旅行、黑暗或洗澡等
激越、攻击	身体的攻击行为,如打、咬、踢等;身体的非攻击行为,如尖叫、抵抗、防御、自我保护动作等;攻击性言语等
易激惹、情绪不稳	容易发脾气,异常缺乏耐心等
异常运动行为	漫无目的地行走或跟随照料者,晚间要求外出,藏匿物品、拣拾垃圾等
脱抑制	行为突兀,表现为与陌生人说话自来熟、不顾及他人感受,或出现某些不符合社会道德的行为
情绪高涨、欣快	过于高兴、感觉过于良好,对别人不觉得有趣的事情感到幽默并且大笑,表现出与情境不相符的快乐
妄想	常表现为认为自己的东西被偷、住的房子不是自己的家、配偶(或健康照护师)是冒充的、自己会被遗弃以及配偶不忠等
幻觉	包括视幻觉和听幻觉,以视幻觉多见,常见的视幻觉为凭空看见家中有人、看见死去的亲人等
错认	混淆了现实与视觉的界限,将电视屏幕、照片或镜子中的人误当成现实存在的人,并与之对话
食欲和进食障碍	体重增加或减轻,喜欢食物的口味发生变化等
睡眠	昼夜节律紊乱,夜间觉醒次数增加等

3. 失智老年人异常行为表现的诱发因素

诱发因素可以分为失智老年人自身的原因、健康照护师相关的原因以及环境相关的原因。

(1) 老年人自身相关因素

1) 老年人的生理因素。老年人因为躯体疾病或身体的不适,无法表达清楚,会以行为症状的方式表现出来,如疼痛、发烧、睡眠不足、药物不良反应等。

2) 老年人的心理因素。焦虑、抑郁、精神疾病等。

3) 以往的生活经历。失智老年人的记忆减退从近期记忆开始,很久以前的事情反而会在患病后相当长的一段时间内都保留在记忆里,因此老年人以往的生活经历、习惯、喜好、重大事件等因素,都会影响其行为,如过去的创伤、遗憾、重要的纪念日、过去的成就和荣誉等。

(2) 健康照护师相关因素

1) 照护方式。健康照护师能力不足,不能满足老年人的需要,不能胜任失智老年人照护的工作，如不合理的照护、手法不够轻柔等。

2）沟通。健康照护师缺乏与失智老年人沟通的技巧，不能理解失智老年人，让其感到不适，有可能诱发异常行为的症状。

3）健康照护师的情绪和态度。与失智老年人相处需要足够的耐心，如果健康照护师缺乏耐心，或者有一些不礼貌的言语，都会对老年人造成伤害，从而导致老年人出现一些异常行为。

（3）环境相关因素

当失智老年人生活的环境发生改变，无法满足其需求时，有可能诱发异常行为。

1）不熟悉的环境。由于疾病影响，失智老年人存在定向力、判断力障碍，当来到陌生环境，或者家具和常见物品的摆放发生改变时，老年人会疑惑、不安，甚至焦虑、恐惧，进而诱发异常行为。

2）环境刺激过度。当环境中存在让老年人不安、不舒适的因素时，如噪声、光线的刺激等，有可能诱发异常行为。

二、失智老年人异常行为应对措施及注意事项

1. 观察并记录

收集老年人发生异常精神行为的具体信息，包括：（1）发生的时间、地点和持续的时间。（2）发生前的征兆和发生时的行为表现。（3）发生时的具体情形，如发生时和谁在一起，在哪里，当时的情况。（4）发生的频率和规律，多久发生一次，有没有特定的时间、地点或情境。

2. 评估并分析原因

（1）评估失智老年人。评估老年人出现异常行为的类别，是否有躯体或心理的不适，是否有需求未得到满足等。

（2）照护方式评估。评估健康照护师的照护方法、沟通方式、老年人的态度和情绪是否合理。常见的容易引起老年人异常行为表现的照护方式包括：1）健康照护师照护方式简单、粗暴，不尊重老年人。2）健康照护师不了解老年人的喜好和习惯，将自己的理解和判断强加于老年人。3）健康照护师说话声音过大、距离太近，让老年人产生紧张、畏惧情绪。4）健康照护师命令、责骂、批评老年人。5）老年人存在听力或理解力障碍，不能理解健康照护师表达的内容。6）健康照护师将自己的压力、焦虑等负面情绪表现在日常照护过程中。

（3）环境因素评估

1）老年人生活或活动的环境改变，需要熟悉适应新的环境，或所处环境布局发生改变。

2）环境刺激因素较多，如嘈杂、拥挤或光线不合理等也会导致异常行为的发生。

3. 常见异常行为表现的应对方法和注意事项

（1）应对方法

1）妄想。失智老年人的妄想是无法更正的主观认定，企图纠正对方想法的应对方式不会有任何效果。应对妄想的关键是建立良好的关系，缓解妄想行为背后的不安和孤独感，具体的应对方法如下。

①将关注点放在失智老年人妄想内容中自己能够理解的部分，从而建立起两人共有的世界观。如老年人怀疑东西被偷，可以询问老年人什么东西不见了，并试着建议"我们一起找找看"。

②温柔地与老年人对话，了解老年人妄想行为背后的情感因素，从而采取减轻这些情感因素的行为。

2）幻觉。当老年人出现幻觉时，若健康照护师尝试纠正和否定只会强化老年人的不安和不信任感，正确的应对方法如下。

①同理心。尝试理解老年人幻觉中的事物，告诉他健康照护师自己看不到，许多老年人可以理解这种只有他自己能看到的情况。健康照护师将重点放在老年人在幻觉中的情绪和需求，发挥同理心，给予回应，让老年人对健康照护师产生信任。

②药物治疗。告知医生幻觉的情况，遵医嘱让老年人服用改善脑部功能的药物，从而减轻幻觉的症状。

③消除相关刺激。对于特定环境因素引起的幻觉，可以通过环境的调整，消除引起幻觉的刺激。

3）激动、攻击行为，应对方法如下。

①健康照护师应该站在老年人的立场进行思考，温柔地询问老年人发生了什么事。

②当无法找到原因时，健康照护师可暂时离开现场，让老年人尽情发泄 5~10 min。

③用歌曲或者老年人喜欢的事物转移其注意力。

④对于有严重暴力倾向的老年人，健康照护师难以照护，应该建议让其尽早接受治疗。

⑤在日常的照护中，健康照护师要注意尊重老年人，适时地给予肯定和称赞，和老年人建立信任的关系，能够有效防范过激行为的发生。

4）游荡、徘徊、想回家。产生这种行为的原因是老年人没有归属感，觉得自己"不属于这里"，诱因往往是所处的环境让老年人感到不舒适、不安或混乱，回家是想让自己能够安心。主要应对策略如下。

①安抚老年人："我们现在就去请人来接您，您先喝杯水"，从而转移老年人的关注点和情绪。注意不要说"不能回去"，也不要监视或限制老年人的行动，否则只会强化老年人的不安。

②转移话题，借回家的事由，和老年人聊一聊家人、家乡等话题，缓和老年人的情绪。

③上述方法都只能暂时缓解老年人的行为，要想长效应对，应该从环境和日常活动方面进行改善。将环境布置成老年人熟悉喜欢的环境，安排老年人参加感兴趣的工作和活动。

④安全游走的对策。老年人游走行为时有发生，应采取有效策略预防走失的发生，如让老年人佩戴黄手环；在衣领或鞋子侧面标上家属联系电话和家庭地址；在大门安装感应报警装置等。

5）不适当的行为。中晚期的失智老年人，会出现未经允许拿他人物品、在厕所以外的地方排泄、在公共场所脱衣服等不适当的行为，可采取以下应对方法。

①评估不适当行为的环境因素，如无法正确辨识厕所的标识，误认了标识或物品等。

②选择老年人可辨识的图片或文字作为标识，布置环境。

③对于习惯将物品放入嘴里的老年人，健康照护师应该将环境中的危险品收起来，布置一个刺激少、安全、安心的环境。

6）性异常行为。失智老年人有时会有一些脱抑制的性行为，对健康照护师造成骚扰，面对这种情况，健康照护师应采取以下措施。

①向老年人明确表达这种行为对自己造成了困扰，让自己很不舒服。

②避免两人独处，可能的话和家属沟通，选择同性别的健康照护师。

③有的老年人出现这种行为是因为感到寂寞孤独，健康照护师可以通过手部按摩、捶背等适当的肢体接触缓解其孤独感。

7）收集行为。有的失智老年人会收集没有意义的物品，如垃圾、易拉罐、卫生纸、石头等。对于这种行为，健康照护师可采取相应的措施。

①健康照护师需要正确地看待收集行为，旁人看来没有意义和价值的物品，但是对于老年人来说都有价值，可能与老年人经历过物资匮乏的岁月相关。

②不要斥责老年人，不要强制拿走或者丢掉收集的物件，否则会破坏老年人对健康照护师的信任，诱发其他精神行为障碍。

③如果收集行为对生活没有造成严重影响，健康照护师可以站在老年人的角度理解这种行为。

④有的老年人的收集行为是为了填补寂寞和不安情绪，因此，生活中健康照护师要与老年人保持积极的沟通和交流，给老年人安排一些能够体现自我价值的事情。

（2）注意事项

1）应对异常行为表现的第一步就是正确地认识失智这种疾病，而不要一味地否定或责怪，否则只会让上述表现加重。

2）身边人的理解和良好的关系，能够有效地缓解老年人的异常行为表现。

3）在日常照护中，健康照护师要注意少说"不要……"以阻止老年人，避免让失智老年人发怒，从而做出一些过激的行为表现。

4）当健康照护师不知道该如何应对失智老年人的异常行为时，可以试着设身处地地思考"如果是我的话，我会希望别人怎么做""我不希望受到怎样的对待"，尽量做到感同身受。

4. 异常行为表现的预防方法

虽然失智老年人异常行为表现的发生率很高，但是在平时的一些细微处下功夫，也是能在一定程度上加以减少和预防的。

（1）维持稳定的环境

1）平时尽量使失智老年人生活在稳定和熟悉的环境中，避免经常更换生活环境。当环境更换时，如搬家或者住到养老院中，可以尽量保留老年人熟悉的物件。

2）定向标识，对于老年人日常使用的物品，应该有固定的摆放位置，并且要合理分类，如在不同房间的门贴上容易辨认的标识或图片，以引导和提示老年人。

（2）给予尊重和价值实现

1）失智老年人和正常老年人在价值满足上的需求是一致的，日常照护中要注意不要全权代理代劳，应该给老年人安排力所能及的家务活动，如擦桌子、浇花、择菜、叠衣服等,让老年人感觉到自身的价值和意义,并且适当给予肯定和表扬,陪伴老年人进行适当的锻炼和社交,促进老年人的交往和自我满足。

2)避免伤害老年人的自尊,老年人做错事情时,一定不要批评和指责,而要耐心和老年人沟通,引导其说出做错事的原因,在日常的沟通交流中,应该以正向的鼓励和引导为主。

(3)健康照护师的照护技巧

1)沟通技巧的运用

①使用简单、直接的语言。失智老年人理解力较正常人有很大的退化,在与其沟通时,要避免使用过长、过于复杂的句子,避免使用抽象的词语;一次只说一件事或者只问一个问题;语速要尽量慢一些,给老年人思考和理解的时间。

②避免争论。本着认可老年人的原则,无论错误在谁,都不要与之争论;沟通时语调要友好、温和,即使老年人说的是错误的,也不要试图纠正或与之争辩,可以针对问题给予安慰、解释,让老年人感觉到被理解。

2)照护能力培训和提升。对失智老年人进行照护需要相当的照护技巧和专业的培训,对于失智老年人,照护人员应该针对"沟通方式""照护技能""精神行为异常的处理"等方面进行系统和专业的培训。

3)照护人员的情感支持。对失智老年人的照护较普通老年人而言,照护任务重,照护要求高,健康照护师承受着很大的心理和生理压力,因此健康照护师应该接受心理支持和情感支持,并且关注自身的身心健康状况。

(4)日常注意观察和总结。失智老年人的行为看似毫无章法、常人无法理解,其实背后都有其原因和诱发因素,因此,健康照护师在日常的照护中应该细心观察和总结,出现问题时应耐心并且有技巧地与老年人沟通,了解其行为背后的原因,尽可能从源头上进行改善。

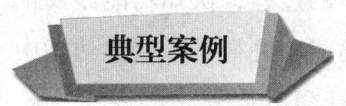

失智老年人妄想行为应对案例

一、情景描述

王阿姨是一名阿尔茨海默综合征患者,每到黄昏时,王阿姨便开始坐立不安,在门口东张西望似乎在寻找什么。她女儿问她在找谁,王阿姨每次都会回答"我在等我闺女放学"。

二、案例分析

案例中的王阿姨表现出的是妄想行为，该症状和王阿姨年轻时每天的习惯性行为有关，由于疾病，她已经不能认出身边的已经长大成人的女儿，她的记忆还停留在每天接女儿放学的阶段，因此每到黄昏，便会去门口等放学的女儿回家。面对这种情形，健康照护师和家属可以采取以下措施。

1. 这种情况下王阿姨很容易发生走失，因此黄昏时分，一定要有人陪伴在其身边。

2. 当王阿姨要外出等待时，健康照护师和家属不要制止，可以将它当成王阿姨每天的固定活动，陪她一起出去走走。

3. 在外面等待时，健康照护师和家属可以和王阿姨聊聊天，转移王阿姨的注意力，在外面待半个小时左右再回家。此时，王阿姨多半已经忘记自己出门的目的了。

4. 如果这种行为发生在深夜、凌晨等不恰当的时间，健康照护师和家属可以先安抚王阿姨的情绪，和她说："您稍等，我去换个衣服和您一起去。"10~20 min后再出来，聊一些其他的话题，转移她的注意力，让她忘记这件事情。

学习单元2　失智老年人认知能力训练

一、认知能力训练概述

1. 认知及失智的概念

认知是大脑接收和处理外界信息、能动地认识世界的过程，认知功能涉及记忆、注意、语言、执行、推理、计算和定向力等多种功能。失智是指上述功能中的一项或多项受损，不同程度地影响患者的生活质量和社会功能。

2. 认知能力训练的概念

认知能力训练是指护理团队或者专业的治疗师根据患者的能力和喜好，设计一些锻炼认知能力的多元化游戏或者活动，对患者不同认知域和认知加工过程进行训练，以帮助患者活跃大脑、改善认知功能、增加认知储备、延缓疾病的发展。认知训练可针对语言能力、记忆力、注意力、计算能力、空间定向力和执行加工等一个或多个认知域进行，可根据老年人的认知水平设置训练的难度。多数的认知域具有可塑性，且针对一个认知域所开展的训练，可以同时提升其他认知域的功能。

认知训练可以在医院、门诊、社区、居家等各种场景中实施，可通过纸笔等道具辅助进行，也可以通过计算机化的软件来进行。常用的认知训练方法有七巧板、积木、拼图、图片分类和识别、数字排序和运算、词汇学习与记忆、手机或平板益智游戏等。健康照护师根据老年人的认知功能状态，进行针对性的认知训练，可以有效改善认知功能障碍老年人的整体认知能力以及多个认知域的功能，减缓脑部退化的速度。

二、失智老年人理解力障碍康复训练方法及注意事项

理解力是在认识活动中运用概念、判断、推理等思维形式，对客观现实进行反映的过程，是认知领域较高水平的体现。

1. 理解力康复训练方法

理解力的康复训练方法有选择法、归类法等。

（1）选择法。向老年人展示3件以上物品或画有物品的图片，让老年人从中选取与其他不属于一类的物品。

（2）归类法。给老年人提供至少4样物品或画有物品的图片，让其按照不同的特点将物品或图片进行分类，并说出分类依据。或者指出两个同类型的物品，让老年人说出属于什么类别或者有什么共同点。

2. 注意事项

训练过程中，老年人如果答不上来，可以给予提示，如果仍然答不上来则告诉他答案，并给予鼓励，不要让老年人陷入长时间的思考和自责中。

三、失智老年人记忆障碍康复训练方法及注意事项

根据老年人记忆力障碍的实际情况，选择合适的方法和技巧。

1. 记忆力训练方法

（1）无错学习法。患阿尔茨海默综合征的老年人的记忆存储存在缺陷，不能区分正确和错误的信息，在对其进行记忆训练时，应该采用无错学习法，即始终提供正确的信息。如在让老年人辨识面条时，只告诉他"这是面条"，而不是告诉他"这是面条，不是面粉"。

（2）间隔学习法。有的失智老年人将短时记忆转化为长期记忆有困难，在进行记忆训练时，应在老年人接近遗忘时重复需要记住的信息，如此几遍后，记忆的维持时间就会逐渐延长。

（3）趣味训练。以游戏的形式进行训练，以增加趣味性，如给老年人提供一张或几张图片，让其自行理解图片的内涵，并鼓励老年人将他其看到的图片故事讲述出来。

2. 注意事项

（1）在设计训练方案时，要和评估内容相结合，结合老年人的记忆水平，设计个性化的训练方案。

（2）不要急于求成，应遵循循序渐进的原则。

（3）训练过程中，老年人犯错时不要打击，而要多鼓励。

（4）对于记忆力退化的老年人，日常生活中可以指导其使用适合自己的工具，如使用卡片、记事本等辅助日常事务的完成。

四、失智老年人定向力障碍康复训练方法及注意事项

定向力是对时间、地点、人物及自身状态的认知能力，其中时间、地点、人物的认知能力是对周围环境的定向力，对自身状态的认知能力是自我定向力。定向力障碍可分为人物定向障碍、时间定向障碍、地点定向障碍。

1. 定向力障碍训练方法

包括对地点、时间、人物定向障碍的康复训练。

（1）时间定向障碍。选择数字清晰且字体较大的钟表，如图 3-84 所示，让老年人认识钟表上的数字和时间，训练其时间概念和数字识别能力。

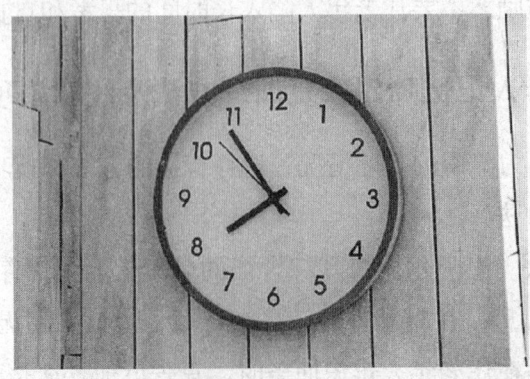

图 3-84 数字清晰、字体较大的钟表

（2）地点定向障碍。在老年人家中的房间、卫生间、厨房、餐厅等地点设置清晰易懂的标识，如图3-85所示，并告知标识的含义，每次去到一个地点时，让老年人看着标识说出代表的地点名称。

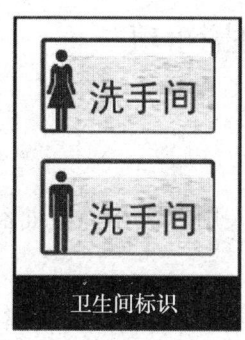
卫生间标识
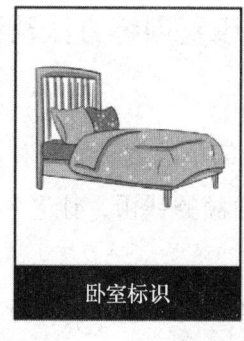
卧室标识
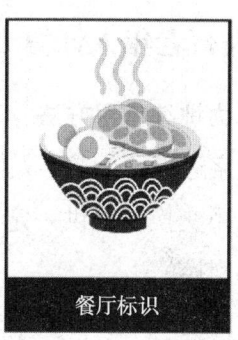
餐厅标识

图3-85　地点标识

（3）人物定向障碍。家属、朋友、健康照护师每天见到老年人时，认真并反复进行自我介绍，告诉老年人自己的名字、与老年人的关系等，让其熟悉身边的人。对于经常见面的人，可以在熟悉后偶尔询问老年人对方的名字，让老年人回答，检验定向力训练的效果。如果老年人仍然无法准确回答，不要为难他，也不要表现出失望，可以自然地说出名字，再次见面时则主动介绍对方。

2. 注意事项

定向力障碍的训练可以与日常生活活动相结合，如在墙上挂上钟表，常常告诉老年人时间与日期；将家人、朋友的照片贴在老年人看得到的地方，加深老年人对他们的记忆等。

五、失智老年人注意力障碍康复训练方法及注意事项

1. 注意力训练常用方法

根据失智老年人的兴趣爱好，安排娱乐休闲活动，如拼图、写字、下棋等，从而提高老年人的专注度。

（1）在桌面上陈列出至少5个不同特点或类别的物品，给老年人描述在规定的时间内需要找出的物品特点，确认老年人理解后，让其将物品挑选出来。

（2）挑选老年人感兴趣的书籍，让老年人尽可能长时间安静地阅读，并在阅读后根据阅读内容进行提问。

（3）在一张25个方格的表中打乱顺序填写25个数字（1~25），让老年人以最快的速度按照从大到小或从小到大的顺序指读。

2. 注意事项

活动过程中,健康照护师可做出示范,在老年人执行过程中给予语言或动作提示,将其感官都调动起来。

六、失智老年人计算力康复训练方法及注意事项

1. 计算力训练常用方法

(1)数字运算,让老年人做简单的数字加减法。

(2)钱币交换,提供一定面额的钱币,让老年人用总额相等但面额不同的钱币进行等价交换。

(3)生活场景中,可以和老年人一起购物,让其对所购物品的价格进行计算,也可以让老年人数豆子等。

2. 注意事项

(1)训练时长以老年人不感到疲劳为宜,防止失智老年人出现情绪不稳、注意力不集中的情况。

(2)开始训练时不要设置太难的题目,以免老年人自信心受挫。

七、失智老年人执行及解决问题的能力训练

可以将训练活动与日常生活相结合,如穿衣训练、洗漱自理、分蛋糕等,也可以按照老年人的兴趣安排训练,如绘画、剪纸、书法、园艺、下棋等,如图3-86所示。

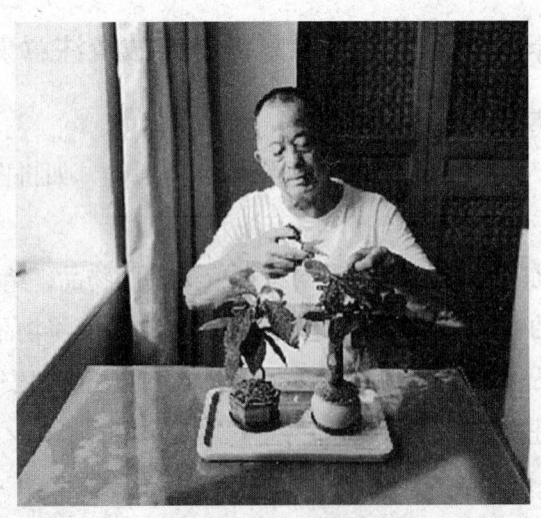

图3-86 园艺

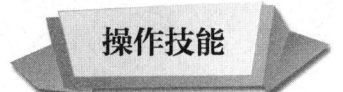

手指操训练

一、操作前准备

1. 核对照护对象信息。

2. 解释

向照护对象解释说明,以获得配合,如:"×奶奶,您好!下面我们放松一下,做一个小游戏,需要您活动活动手指关节,游戏不算复杂,请您跟着我一起做。"

3. 准备

(1)人员准备。健康照护师及照护对象。

(2)活动形式准备。团体或个人均可。

二、操作步骤

步骤一　揉捏指关节

(1)双手握拳,如图3-87所示。

(2)放开双手手指,如图3-88所示。

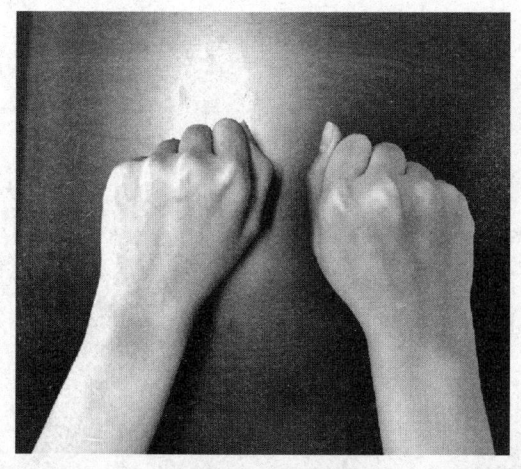

图3-87　双手握拳

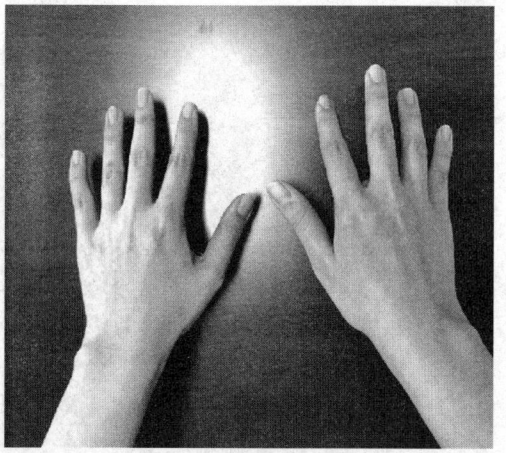

图3-88　放开双手手指

(3)用一手拇指和食指从另一手的拇指开始,逐一揉捏各手指和指关节,如图3-89所示。

步骤二　伸展手指

（1）再次用力握拳，如图3-90所示。

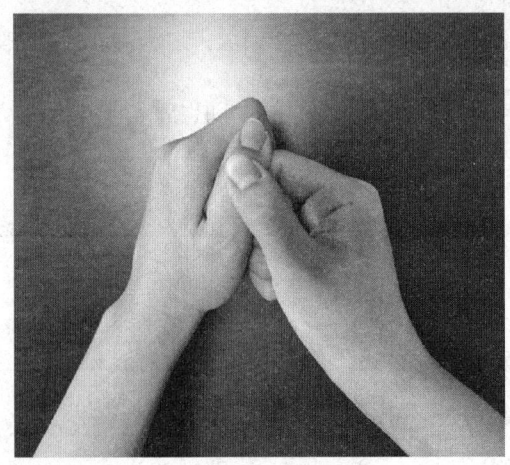

图3-89　揉捏指关节

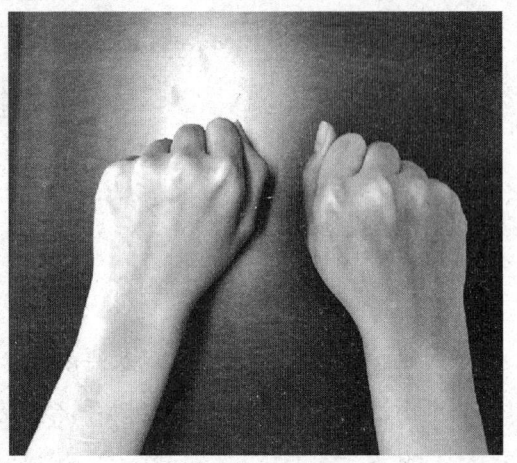

图3-90　双手握拳

（2）尽可能迅速地依次伸开小指、无名指、中指、食指、拇指，左右手交替各10次，如图3-91所示。

步骤三　按摩指端

（1）依次用食指、中指、无名指、小指点按拇指指端，刺激指端穴位，如图3-92所示。

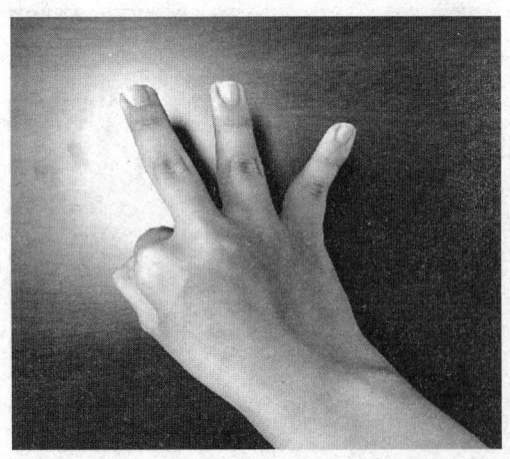

图3-91　依次伸指

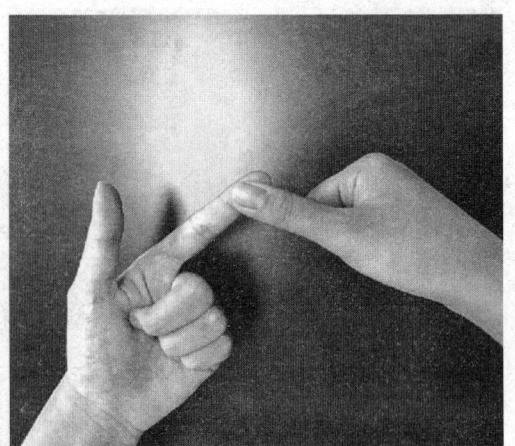

图3-92　点按指端

（2）用拇指依次按压另一只手的各指指端，刺激各指端经络穴位，如图3-93所示。

职业模块 3　　活动与康复

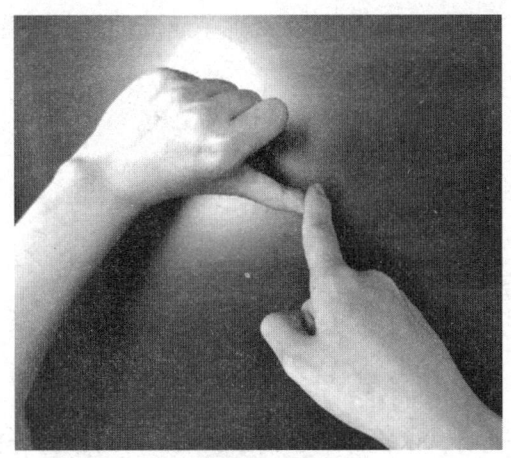

图 3-93　拇指按压指端

步骤四　五指交叉

（1）伸直手腕，如图 3-94 所示。

（2）双手五指交叉相合、分开，重复 10 次，如图 3-95 所示。

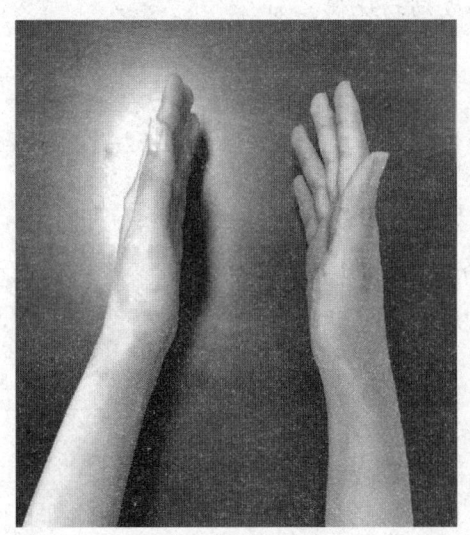
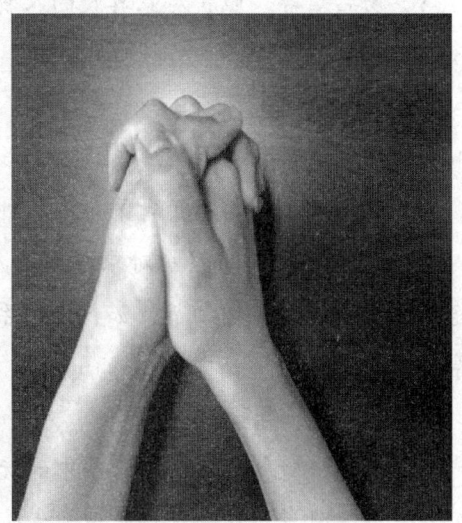

图 3-94　伸直手腕　　　　图 3-95　双手五指交叉相合

三、注意事项

1.手指的活动能够有效刺激大脑相关功能区，不仅能够促进血液循环，增加脑血管供血，也能有效锻炼照护对象的注意力和记忆力。

2.手指操的操作方法多种多样，指导照护对象练习时不要拘泥于方法步骤，只需让照护对象活动到手指关节即可。

3. 开始练习时,可以让照护对象按照指导慢慢进行,随着照护对象逐渐熟练,可以加快速度。

玩偶治疗

一、操作前准备

1. 核对照护对象信息。

2. 解释

向照护对象解释说明,以获得配合,如:"×奶奶,您好!您看今天我给您准备了一个小猫咪,您帮它把衣服穿上,好吗?"

3. 准备

(1)人员准备。健康照护师及照护对象。

(2)活动形式准备。团体或个人均可。

(3)物品准备。照护对象喜欢的人物或动物玩偶,如图3-96所示。

二、操作步骤

步骤1 介绍和讲解

(1)健康照护师向照护对象介绍各种玩偶的名字。

(2)健康照护师向照护对象介绍准备好的衣物类型、用途和穿法,注意介绍细节,如扣子的系法、魔术贴的穿法等。

步骤2 给玩偶穿衣

(1)嘱照护对象按照顺序给手中的玩偶穿上衣物。

(2)指导照护对象给玩偶梳理毛发。

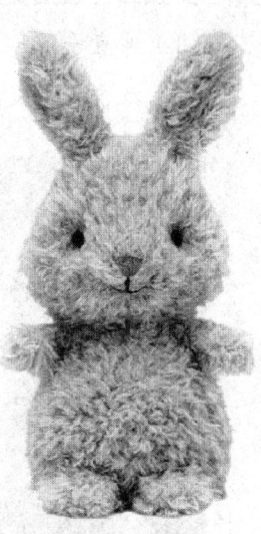

图3-96 玩偶

三、注意事项

1. 给玩偶梳理毛发、穿衣,能够唤醒照护对象与之相关的回忆,还能够训练照护对象的注意力、理解力和执行力。

2. 操作过程中,照护对象不会的时候不要批评他,而应给予指导和帮助。

3. 要适时地鼓励和夸奖照护对象,让其产生成就感和满足感。

4. 玩偶要按照照护对象的喜好选择。

朗读训练

一、操作前准备

1. 核对照护对象信息。

2. 评估

（1）照护对象的视力。

（2）照护对象的语言能力、理解能力。

3. 解释

向照护对象解释说明，以获得配合，如："×奶奶，您好！我特意带了一本您爱看的书，想听您为我读一读书里的内容。"

4. 准备

（1）人员准备。健康照护师及照护对象。

（2）活动形式准备。团体或个人均可。

（3）物品准备。照护对象喜欢的读物，尽可能选择内容简单的。

二、操作步骤

健康照护师带领照护对象一起大声朗读书中的内容，健康照护师先读，每个逗号停顿一次，让照护对象跟读，并将朗读的内容写下来，如图 3-97 所示。

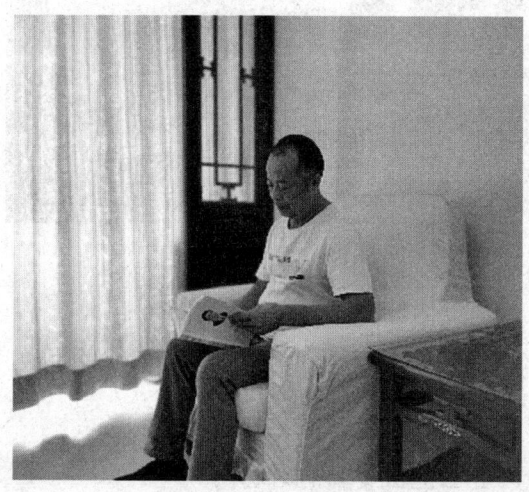

图 3-97 读书

三、注意事项

1. 朗读训练能够增加视觉和听觉刺激，训练照护对象的语言能力、理解力，锻炼专注力,通过简单语句的朗读,也能增强照护对象的自信心及满足感。

2. 在选择阅读内容前,可以先向照护对象的家属了解其阅读喜好。

3. 阅读时根据照护对象的认知功能状态选择跟读内容的长度,语速尽可能放慢。

厨房与烹饪

一、操作前准备

1. 核对照护对象信息。

2. 解释

与照护对象沟通,让其一起加入烹饪,如:"×奶奶,您女儿说您做的菜特别好吃,我们一起给家人做饭好不好?"

3. 准备

(1)人员准备。健康照护师、照护对象、家属。

(2)活动形式准备。个人。

(3)物品准备。厨房及烹饪相关用品,如图3-98所示。

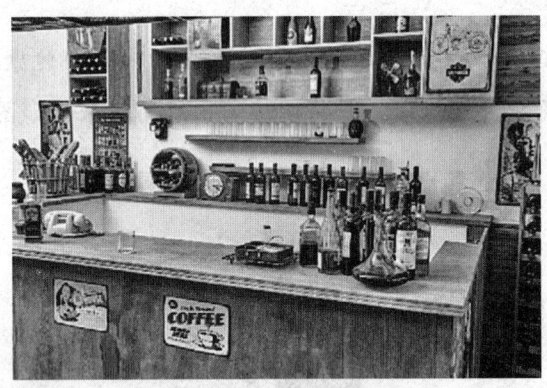

图3-98 厨房及烹饪用品

二、操作步骤

步骤1 识别食物

(1)健康照护师向照护对象展示准备好的食物。

(2)引导照护对象自己说出食物的名称。

步骤2 烹饪

让照护对象按照个人习惯自由烹饪食物,过程中视实际情况让家属给予适当的提示和帮助,并适时地夸赞照护对象。

三、注意事项

1. 参与烹饪能够让照护对象保持与周围环境和家人的紧密联系，保持照护对象对日常生活环境的认知，维持照护对象对常见用品的记忆、辨识和使用能力，提升其个人自尊感和满足感。

2. 开展此项训练须保证照护对象的安全，因此必须有家属和健康照护师陪伴在侧。

3. 按照照护对象的实际认知功能状态给其安排合适的任务，对于完全忘记烹饪方法的照护对象，可以让其参与简单的择菜、洗菜工作，只要参与其中且获得认可，对照护对象来说就是有价值的、开心的事情。

穿衣训练

一、操作前准备

1. 核对照护对象信息。

2. 评估

（1）照护对象精神意识状态，是否清醒且可完成穿衣训练。

（2）照护对象肢体功能，需要协助的程度。

3. 解释

和照护对象沟通，鼓励其完成穿衣训练，如："×奶奶，早上好。这是您的衣服，现在请您按照摆放顺序，一件一件地把这些衣服穿到您自己身上。"

4. 准备

（1）人员准备。健康照护师及照护对象。

（2）活动形式准备。个人。

（3）物品准备。照护对象的衣物。

二、操作步骤

步骤1 讲解穿衣步骤和方法

（1）在照护对象起床时，向其展示准备好的衣物。

（2）介绍衣物名称和穿衣顺序。

步骤2 穿衣

让照护对象自己穿衣，健康照护师在一旁视情况给予协助和说明，并在过程中与照护对象交流其喜欢的服饰颜色、风格等。

三、注意事项

1. 穿衣训练能够维持照护对象的基本日常生活能力，能有效锻炼其执行力、理解力。

2. 照护对象的衣服尽量选择穿脱方便、扣子少、套头式或魔术贴式的衣服。

3. 衣服大小要合体，太长、腰围太大的裤子会增加照护对象跌倒的风险。

分豆子

一、操作前准备

1. 核对照护对象信息。

2. 评估

（1）照护对象视力情况。

（2）是否能正常区分颜色，是否存在色弱、色盲等情况。

3. 解释

向照护对象解释说明，以获得配合，如："×奶奶，您好！这里有很多豆子，颜色不一样，您帮我一起把这些豆子按照颜色分好，好吗？"

4. 准备

（1）人员准备。健康照护师及照护对象。

（2）活动形式准备。团体或个人均可。

（3）物品准备。不同颜色的豆子（颜色对比要明显），如图3-99所示，若干个容器。

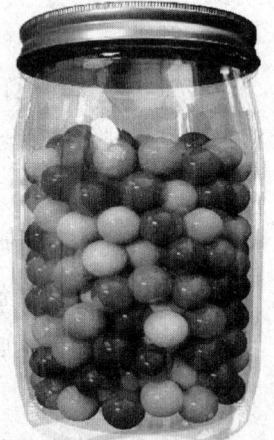

图3-99　彩色豆子

二、操作步骤

步骤1　颜色辨别

引导照护对象自己说出豆子的颜色。

步骤2　颜色分类

（1）嘱照护对象从混在一起的豆子中，挑选出某个颜色的豆子，并放到单独的容器中。

（2）对认知能力尚可的照护对象，可以让其按照颜色将所有豆子进行分类。

三、注意事项

1. 锻炼照护对象思维和记忆力，增强其专注力，在过程中让其产生成就感和价值感。

2. 豆子颜色要对比明显，便于照护对象辨别。

3. 对于不能正确辨别所有颜色豆子的照护对象，可以让其从中分出自己喜欢颜色的豆子，并将豆子放到单独的容器中，也能达到训练效果。

传球游戏

一、操作前准备

1. 核对照护对象信息。

2. 解释

向照护对象解释说明，以获得配合，如："×奶奶（爷爷），您好！现在我要带大家一起玩一个传球游戏，这个游戏很轻松也很简单，请大家一起配合我。"

3. 准备

（1）人员准备。健康照护师及照护对象。

（2）活动形式准备。团体训练。

（3）物品准备。表面不光滑的篮球或皮球一个。

二、操作步骤

步骤1　规则讲解

嘱照护对象围坐一圈，向他们讲解传球规则。

步骤2　传球练习

（1）健康照护师将球置于其中一名照护对象手中。

（2）让其抱住球停留3 s以上。

（3）嘱照护对象用手将球传递给其右手边的人，如图3-100所示。

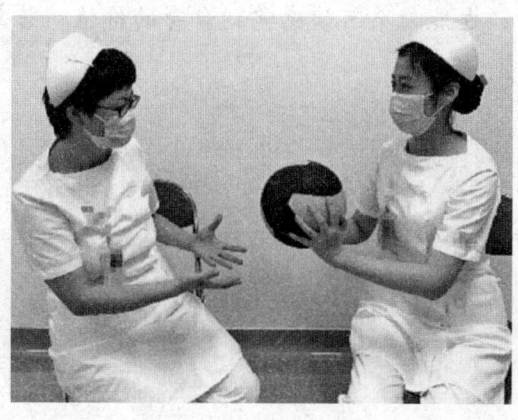

图3-100　传球

三、注意事项

1. 通过传球训练照护对象的执行力,同时促进照护对象与他人之间的沟通和交流,维持社交和沟通能力。

2. 尽量选择表面摩擦力大、大小合适照护对象抱持的球。

3. 如果照护对象将球弄掉,不要嘲笑,而应鼓励其将球拣回来,并在拣回球时给予表扬和肯定。

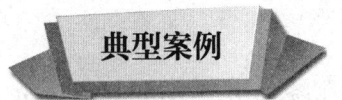

日常生活中的认知训练

一、情景描述

桑阿姨是一名认知功能障碍的患者,出门会迷路,下厨做饭也只能进行一些简单的操作,有时会忘记择菜的方法。桑阿姨年轻的时候很擅长园艺和做饭,但她女儿怕桑阿姨添乱不让她进厨房。桑阿姨每天都想出门,家人怕她走丢就把桑阿姨锁在家里,桑阿姨经常闷闷不乐,很多原来会做的一些简单日常活动,如穿衣、叠衣、收衣服也都不愿意做了。

二、案例分析

案例中家人对桑阿姨过度的照护,导致桑阿姨认知功能迅速退化。认知训练是可以在日常生活中体现的,桑阿姨喜欢园艺和做饭,家人可以让桑阿姨从事一些与她爱好相关的家务,如浇花、择菜、洗碗等,并不时地给予夸奖和鼓励,这样既能锻炼认知能力,也能让桑阿姨感觉到自身的价值。若每天都有事情做,她就不会总想着出门了。

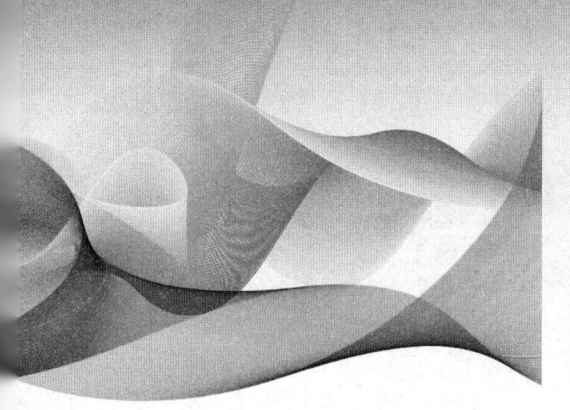

职业模块 4 心理照护

培训课程 1　心理观察

　　学习单元 1　婴幼儿语言、社会交往发育迟缓观察

　　学习单元 2　焦虑、抑郁症状观察

　　学习单元 3　心理问题评估

培训课程 2　心理支持

　　学习单元 1　合理宣泄法应用

　　学习单元 2　移情方法应用

　　学习单元 3　认知方法应用

培训课程 1

心理观察

学习单元1 婴幼儿语言、社会交往发育迟缓观察

婴幼儿智力发育的黄金期是3岁之前,语言和社会交往的能力本身就是婴幼儿智力的组成部分。近年来,我国婴幼儿语言和社会交往发育迟缓的发病率逐年上升,康复治疗给家庭、社会带来了严重的经济和精神负担。因此,在照护过程中,及早发现婴幼儿语言、社会交往发育迟缓,对康复治疗至关重要。

一、婴幼儿语言发育迟缓

1. 婴幼儿语言发育迟缓的危害

婴幼儿语言发育迟缓是指婴幼儿在发育过程中,其语言发育落后于正常发育速度,未达到与其年龄相应的水平。由于传统观念的影响,很多家长对婴幼儿语言迟缓持有等待和观望的态度,以致延误诊治。语言能力包括理解、表达、阅读、书写等多方面,语言发育迟缓会导致入学后听不懂老师讲课、学习成绩差,成年后工作表现差、与周围人关系不融洽,严重者甚至无法正常生活,并造成心理缺陷,增加犯罪率。

2. 婴幼儿语言发育迟缓的常见原因

(1)听力损伤。听觉是婴幼儿学习语言的重要途径,如果听力受损,则无法充分接受语言刺激,就会影响语言发育。

(2)社交障碍。语言是人们在生活和与人的交往过程中发展起来的,如果婴幼儿在与他人交往中忽视他人的会话,其语言发育必然会受到影响。孤独症患儿

就是这一情况的典型病例,严重的孤独症患儿不会说话,或重复说无意义的话,无法与人正常交流。

（3）智力障碍。轻度智力障碍患儿的语言发育遵循正常的程序,但发育速度慢、词汇量少、不会说复杂语句;中重度智力障碍患儿常有遗传性疾病,其神经系统发育异常。

（4）神经系统疾病。各种累及大脑语言中枢的病变,如脑炎、脑瘫、脑梗死等均可能导致不同程度的语言发育迟缓。

（5）语言环境不良。语言发展与环境有关,如果早期脱离语言环境,如家长很少跟婴幼儿说话、虐待和忽视婴幼儿,就会导致婴幼儿无法学习和发育语言。

3. 婴幼儿语言发育迟缓的预警征

（1）开口说话迟。婴幼儿一般在1岁左右会有意识地叫"爸爸""妈妈",开口说话基本上都在1.5岁左右,大部分语言发育迟缓的婴幼儿在2~3岁甚至更晚才开口说话。

（2）语言发育慢或迟滞。婴幼儿开始说话后,相比其他普通婴幼儿语言发育慢或出现停滞。例如,正常情况下婴幼儿1岁3个月时能说3~5个字,1岁6个月时能说10个字左右,2岁的时候可以唱两句以上的儿歌,而语言发育迟缓的婴幼儿的词汇量比同龄儿明显减少。

（3）语音不清。发音不准、吐字不清,例如"g""k"发成"d""t",把"哥哥"说成"的的",把"裤子"说成"兔子";"zh""ch""sh"发成"z""c""s",把"竹"说成"族",把"吃"说成"次"等。

（4）只会用单词交流不会用句子表达。此类幼儿2岁不会讲单词,3岁不会讲2个词的短句,3岁以后词汇量少、讲话过短、说错话、忽略开头和结尾等。

（5）语言交流技能较低。由于语言内容的贫乏,幼儿往往不能清楚表达自己的意图,阻碍了与他人之间的沟通。不少患儿有注意力不集中、多动、不跟小朋友玩等表现。

（6）语言理解困难和听取指令困难。有些语言发育迟缓的婴幼儿不能理解大人的词义或不会用语词表达其意思,常见的表现是不听大人指挥,你说东他往西。

如果婴幼儿出现以上情况,就要考虑语言发育迟缓的可能,需要尽快到医院专科进行评估,查找原因并及时进行早期干预,进行对照自查见表4-1。

表 4-1 婴幼儿语言发育迟缓预警征

年龄	预警征象
3 个月	逗引时不发声或不会笑
6 个月	发声少，不会笑出声
9 个月	不能咿呀发声
12 个月	不会挥手表示"再见"，不能拍手表示"欢迎"，呼唤名字时无反应；不能根据指示做出动作，例如说"指指你的脚"时没有反应
18 个月	不会有意识地叫"爸爸"或"妈妈"，不会说 10 个以上的单词，理解的词汇不到 50 个
2 岁	无有意义的语言，不会说句子
3 岁	不能与其他儿童交流，不会说自己名字

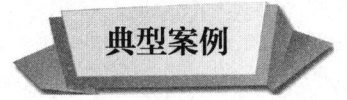

语言发育迟缓的安安

一、情景描述

安安是一个活泼爱动的 2 岁小男孩，家人平时工作忙碌，于是请健康照护师王阿姨来帮忙。王阿姨对安安非常好，无微不至地照顾他的生活。

但是，随着陪伴安安时间的增多，王阿姨发现，安安语言发育好像有问题。在跟别的孩子一起玩的时候，人家 2 岁的孩子会唱"小白兔，白又白，两只耳朵竖起来"，看到新奇的东西会问"这是什么""那是什么"，还会说"我想吃苹果""我要出去玩"等很多句子。但是安安却只会叫"爸爸""妈妈"，其他的都是用点头、摇头等肢体动作来表示，例如，他想吃橘子，就拉着王阿姨的手，指着橘子让王阿姨帮他拿，想出门，就拿着鞋子站在门口。

二、案例分析

2 岁的孩子一般都可以说出常见词语和自己的名字，能叫"爷爷""奶奶"这些常见的称呼，会说 2~3 个字构成的句子，出门会问"这是什么"，唱 2 句以上的儿歌。这些安安都不会，而且，不会说 10 个左右的词，符合婴幼儿语言发育迟缓预警征。所以，安安存在语言发育迟缓的情况。

王阿姨经过综合分析后，婉转而中肯地对安安父母说出了自己的意见，并建议带安安到医院检查以明确语言发育迟缓的原因。安安的父母非常信任王阿姨，听从了她的意见,带安安到正规医院的儿童语言专科进行检查。结果是安安的语言发育水平只有15个月,远远低于他的实际年龄。医生还指出,如果任其发展,可能会影响孩子的终身,因为,语言是人类智力的组成部分,3岁时的语言能力跟入学后的理解、阅读、表达能力密切相关。不过万幸的是,安安只是单纯语言发育落后,不是因为听力障碍、全面发育迟缓、孤独症谱系障碍等疾病所导致。最终,医生建议安安接受专业语言训练,改善家庭语言环境。

治疗3个月后,安安的语言能力有了明显的提升,常见的事物名称都能说出来,还会说"妈妈抱抱"。安安的父母特别高兴,他们非常感谢王阿姨早期发现了安安语言发育迟缓的问题。庆幸没有听信"贵人语迟"这句老话,否则会影响到以后的智力发育,就真的把孩子耽误了。

二、婴幼儿社会交往发育迟缓

1. 婴幼儿的社会交往发育进程

婴幼儿社会交往发育迟缓指婴幼儿与成人以及与其他儿童之间,会出现明显的沟通交流问题,同时伴有重复行为和语言障碍。一般情况下,正常婴幼儿的社会交往发育遵循进程,见表4-2。

表4-2 婴幼儿社会交往发育进程表

年龄	社会交往发育进程
0~3个月	尝试眼神交流、对人微笑
4个月	主动微笑,尤其是朝着人微笑,喜欢与人互动
6个月	开始认生,喜欢和人一起玩,听到别人叫自己名字时会扭头
9个月	可能会出现分离焦虑,与照顾者分开时会哭,喜欢和熟悉的人在一起
12个月	遇到新环境和陌生人时可能会害怕,会表现出一些独立的迹象,拒绝别人的帮助;能听懂"吃""拍拍手""再见"等简单的指令
18个月	父母在附近时,可以独自探索,玩一些简单的"假装游戏"或"造型游戏",例如喂玩偶吃饭或假装打电话等;希望让别人关注自己所关注的事物,例如喜欢指着天空上的飞机,并且转头看着妈妈,确认妈妈也看到了这架飞机
2岁	以自己玩耍为主,开始参与别人的游戏,例如模仿别人的动作;能遵循简单的指令,能听懂比上阶段更复杂的指令
3岁	理解"我的""他(她)的"的含义;如果日常生活中发生了重大变化,会感到不安或焦虑;开始学习"轮流玩";遵循2~3步指令,例如"走到门口,把红色的球拿回来";当朋友或家人悲伤时,能表达对他们的关心

2. 婴幼儿社会交往发育迟缓的原因

（1）先天发育因素。胎儿在母体中，受到母亲饮食营养、慢性疾病、情绪、工作环境及作息习惯等影响，导致出生后会有一些先天体征上的差别。

（2）家庭养育方式因素。父母的教养态度和方法，如过分保护、溺爱、粗暴、冷漠等，都会对婴幼儿的人际交往产生不良的影响。良好单纯的家庭人际关系有利于婴幼儿的社会交往。

（3）家庭居住环境和家庭结构的影响。现代社会的居住环境是相对独立的密闭空间，尤其是在城市，人与人之间的交往没有那么亲密；而家庭成员的互动关系，也是影响婴幼儿社会交往的重要因素。如果婴幼儿长期生活在相对密闭，且冷漠紧张的家庭环境下，将不利于婴幼儿的社会交往发育。

3. 婴幼儿社会交往发育迟缓的临床预警征

婴幼儿社会交往发育迟缓，在不同年龄段会有不同的临床表现。0～10月主要表现为与父母缺乏亲密的眼神交流；妈妈呼唤时没有明确的转头或咿呀应答；不能像正常婴儿一样咿呀发声。到了10个月时不会认人，不会对着父母笑，妈妈出门了不哭闹，妈妈回来了没有高兴的表情，也不黏家人；不会用手指指向自己想去的地方或想要的东西。

1岁以后则表现为呼唤其名字没有反应，似乎总生活在自己的世界里，可以一个人玩很长时间，不关注父母的表情，也不依恋家人；不会用手指物；得到一件玩具时不会向父母显摆或者炫耀；外出时会擅自离开家人，不懂得揣摩父母的意图；在一个陌生的环境里，不能像正常孩子一样先看妈妈和生人的眼神和表情，然后再去探索，而是一个人乱跑，不听指挥；很少做即时模仿的动作，如妈妈做虫虫飞的动作不会立即模仿；在幼儿园，不喜欢和小朋友玩耍，不遵守游戏规则，同伴关系往往比较差；不懂得尊敬老师，不遵守上课规则，上课期间随意走动或说话打闹。

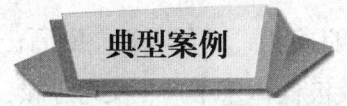

坐不住的豆豆

一、情景描述

豆豆是一个2岁半的小女孩，妈妈给她报了早教班，可是，烦恼也随之而来了。上课的时候，豆豆的规则意识很差，总是由着自己的性子想干什么就干什么，不听老师指挥。老师唱儿歌跳舞时，别的小朋友都跟着学，只有豆豆随意走动玩耍。刚开始，妈妈以为是豆豆不适应，但上了好多次课后，豆豆依旧如此。

老师仔细观察了豆豆，询问豆豆妈妈一些情况，妈妈指出豆豆5~6个月大时就不太爱笑，也很少跟妈妈对视，少有开心的表情，逗她时很少像其他宝宝一样咿咿呀呀地回应父母。1岁多时也从来不黏人，父母出门跟她说"宝宝再见"时，豆豆经常置之不理。等下班回来了，豆豆也不会跑过来表现出很开心的样子，而总是一个人自顾自地玩。带豆豆出门的时候，让她跟同龄小朋友们一起玩捉迷藏或者老鹰抓小鸡的游戏，她总是不喜欢跟别人玩，也不遵守游戏规则。

二、案例分析

本案例中的小女孩豆豆存在社会交往发育迟缓的情况。在婴儿期，她表现出的症状有与养育者缺乏亲密的眼神交流，很少在妈妈跟她互动时笑出声或出现愉悦的表情，也很少发音来回应。而在幼儿期，豆豆则表现为对亲人没有依恋，没有分离焦虑，喜欢自己玩，不喜欢跟小朋友或家人一起玩。同时，在早教课上不遵守规则，一个人乱跑，不听指挥，也很少做即时模仿的动作等。

三、孤独症谱系障碍

1. 孤独症谱系障碍的定义

孤独症谱系障碍（autism spectrum disorder，ASD），简称孤独症，又名自闭症，是一组以社交沟通障碍、兴趣或活动范围狭窄以及重复刻板行为为主要特征的神经发育性障碍。社会交往方面的障碍是ASD患儿最核心的缺陷，也是被诊断为孤独症的主要依据。

2. ASD的成因

（1）遗传基因的变异。在所有被诊断为自闭症的患者中，大概15%是单纯由基因变异引起。

（2）胎儿期的母体环境影响。母亲在怀孕期间有不良行为，例如吸烟、酗酒；感染各种孕期疾病；生产过程困难，婴儿经历脑缺氧；极低体重早产；父母孕龄过高。以上因素都会导致自闭症发病率的增加。

（3）父母的养育方式和亲子互动模式。父母极少与婴幼儿进行交流，包括在婴幼儿进行自由活动时，不停地打扰及打断；在婴儿时期，尤其是1岁前，很少陪伴婴幼儿，没有与孩子建立起亲密关系。以上因素会导致自闭症发病率的增加。

3. ASD 早期发现的重要意义

流行病学数据显示，全球范围内 ASD 的患病率均出现上升趋势，全球患病率估计在 1% 左右，多数愈后不良，成年后多不具备独立生活、学习和工作能力，给家庭带来沉重的经济和精神负担。

早期发现、早期行为干预和教育可显著改善 ASD 患儿的不良预后，因此，在照护婴幼儿的过程中，ASD 的早期发现极具意义。

4. ASD 患儿的早期预警征

目前，ASD 生物学基础尚未明确，不能通过传统医学手段如血液检查、脑电图、磁共振等检查来确诊。也就是说，目前 ASD 是一个症状学疾患，主要依据患儿日常行为协助诊断。ASD 的早期行为标志包括不（少）看、不（少）应、不（少）指、不（少）语、不当，简称"五不"行为。

（1）不（少）看。指对人尤其是对人眼部的注视减少，缺乏眼神互动，不（少）看人。

（2）不（少）应。包括呼名反应和共同注意。呼名反应是指在叫 ASD 患儿的名字时，他们通常充耳不闻，只是自顾自地干自己的事情，好像生活在自己的世界，跟外界隔绝一样，但患儿的听力却往往是正常的。共同注意是指婴幼儿同时与健康照护师共同关注他们二者之外的某一物体或者事件，这是人类学习、沟通和交流的一种重要方式。例如上课的时候，老师指着黑板说"大家看黑板"，这时所有同学都看向黑板，听老师讲课，但是，在 ASD 患儿的生活里，通常会出现这样的类似场景：

健康照护师指着小狗："宝贝，看！有只小狗，真可爱！"

ASD 患儿："……"（无应答，沉浸在自己的世界中）。

（3）不（少）指。即缺乏恰当的肢体动作。如不会点头表示要、摇头表示不要，不会用手指指物等。

（4）不（少）语。多数 ASD 患儿存在语言发育迟缓，表现为 3 个月逗引时不发音或不会笑；6 个月发音少，不会笑出声；12 个月不会挥手表示"再见"，或拍手表示"欢迎"，呼唤名字无反应等。

（5）不当。即不恰当地使用物品及感知觉异常，对某种物品表现出超过常规的兴趣，或出现刻板行为。如不会玩玩具，或在玩玩具的时候，乱拨乱摔；喜欢将玩具排成一排；长时间关注并旋转车轮，长时间看水管；不管什么天气，出门都必须戴帽子；对触觉非常敏感，不喜欢与别人发生肢体接触；也有的表现为痛觉迟钝，摔伤、流血不哭闹；长时间转圈。言语不当表现为使用难以听懂、重复、无意义的语言，如"地铁门开了，地铁门关了"等。

ASD 患儿的早期预警征见表 4-3。

表 4-3　孤独症早期预警征

年龄	预警征象
3 个月	对很大的声音没有反应，不注视人脸，眼睛不追随移动的人或物品，逗引时不发音或不会笑
6 个月	发音少，不会笑出声，没有眼神交流
9 个月	听到声音无应答，不能咿呀发声，不能区分生熟人
12 个月	呼名无反应，不黏人，大人走开不哭闹，不会伸开双臂求抱，不会用手指指物、给他人展示东西、招手等，被亲人拥抱时没有高兴的感觉，甚至拒绝肢体接触
16 个月	没有语言
18 个月	总喜欢自己玩某个玩具，对周围环境不在意
2 岁	不会玩"过家家"等想象游戏，无有意义的语言，行为刻板单一
2 岁 6 个月	不会说 2~3 个字的短语，不会示意大小便
3 岁	不能与其他儿童交流、游戏，不会说自己的名字
任何年龄	言语、社交能力退化

如果健康照护师在日常照护中发现婴幼儿出现以上 ASD 的"五不行为"和预警征象，一定要尽早与家长沟通，到正规医院的儿童康复科、儿保科或者发育行为儿科进行全面的观察和评估，以免延误诊治。

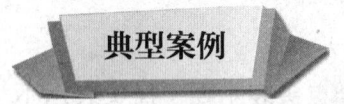
典型案例

不听话的浩浩

一、情景描述

李阿姨是 3 岁男孩浩浩的健康照护师。浩浩长相帅气，动作灵活，精力旺盛，好像有用不完的力气。表面看起来，浩浩各个方面发育都很好，但是，经过仔细观察后，李阿姨总觉得有些地方不对劲。

同年龄的孩子已经什么话都会说了，可浩浩却只会说"爸妈"和一些简单的词语，不会跟大人对话。在妈妈下班回家的时候，浩浩看起来也很高兴，跟妈妈有短暂的目光接触。但是,大部分时间浩浩都只是生活在自己的世界里,很少看人的眼睛,不喜欢跟人玩,经常自己一个人跑来跑去,玩给积木排排队游戏时,排好了会给自己鼓掌,还会不停地开关门、按电脑键盘等。大人叫他时,他就像听不到一样,自顾自地干自己的事情。当电视里播放他喜欢的广告时,即使是很小的声音,他也能听到,并从远处跑到电视前面,电视一关,他又跑走了。想要什么东西的时候,他会拉着大人的胳膊直接走过去,发出哼哼唧唧的声音,但是不看人,也不指他想要的东西。

此外,爸爸妈妈想教浩浩学点儿东西也很难,因为他总是坐不住,不配合,还不听大人话。可是,看起来他又很聪明,因为他总是能很快找到手机里的游戏,找到以前去过的地方。

李阿姨尝试着跟浩浩妈妈说起浩浩的这些表现,但浩浩妈妈却说:"这孩子很聪明,男孩子就是调皮,坐不住"。当李阿姨给浩浩妈妈说了这些相关知识以后,第二天她就带浩浩去正规医院检查,诊断结果是ASD,需要早期干预。

二、案例分析

ASD的三大主征为社会交往障碍、狭隘兴趣和刻板行为,早期行为征象有"五不"行为。浩浩这方面的表现有眼睛不看(少看)人,不喜欢跟人一起玩,听力正常却叫之不应,不听指挥,语言落后,不会用眼神、手势、食指指物来表达需求,有狭隘兴趣,如每天重复玩相同的游戏,不能换游戏,否则就大哭大闹等。

案例中的健康照护师李阿姨非常敬业,当发现她照护的孩子可能患有ASD时,积极与家长沟通,并用自己的专业知识说服了家长,挽救了一个家庭。

学习单元2 焦虑、抑郁症状观察

现代社会中,人们各方面需求增多,所面对的压力也随之增大,各种不良情绪接踵而至,研究表明,有近五成的疾病是由心理问题引起的。焦虑、抑郁是两种常见的不良情绪,健康照护师应有效识别照护对象情绪的变化,明确抑郁和焦虑状态的程度和注意事项,从而更好地确保照护对象的身心健康。

一、焦虑、抑郁常见原因

焦虑是个人对即将到来的未知危险或威胁所产生的紧张、不安、忧愁、烦恼等不愉快的情感体验。焦虑本身并无好坏之分,但焦虑过度就会引起心理或生理性疾病。同样,如果没有任何原因就无缘无故地产生过度焦虑情绪,也是一种心理或生理性疾病。抑郁是指一种情绪表达状态,往往并未达到疾病的程度,其特点是情绪低落、思维缓慢、语言减少和动作迟缓。可以分为心理学伴随症状(焦虑、自责自罪、兴趣和睡眠减少、症状晨重夜轻、饮食增加、伴自杀念头和行为等)和精神运动性症状(精神运动性迟滞或激越)。

1. 焦虑症常见原因

(1)遗传因素。如果父母都患有焦虑症,或者性格容易焦躁、担心、多疑、心神不宁,那么子女发生焦虑症的比例比一般人要高3倍以上。

(2)疾病因素。身体本身的问题也会引发焦虑,大脑神经递质如多巴胺、去甲肾上腺素、五羟色胺等物质发生变化会导致焦虑症的发生,同时也会罹患慢性疾病,例如甲状腺功能亢进、心脏病、高血压等。由于这些慢性疾病常伴有焦虑症状,所以诊断焦虑症需要先排除躯体疾病因素。

(3)环境因素。随着社会发展进步,社会工业化,人口城市化,居住方式改变,交通方式改变,各种令人感到有压力的生活事件及失落感(财务危机、工作压力、离婚、生病)都有可能诱发焦虑症。

(4)饮食因素。饮食不规律或偏食也会成为焦虑症的诱因,例如缺乏叶酸与维生素B_{12}可能会引发焦虑症状。

(5)吸烟、酗酒与滥用药物。酒精、尼古丁的依赖会引发焦虑症,约有30%的严重焦虑症患者抽烟、酗酒或滥用药物。另外,焦虑症患者对尼古丁上瘾的概率是正常人的2倍。

2. 抑郁症常见原因

(1)遗传因素。抑郁症存在家族聚集现象,与抑郁症患者血缘关系越近,其患病率就越高。但抑郁症不属于遗传性疾病。

(2)社会环境因素。人际关系紧张、经济困难、生活环境的巨大改变都会促发抑郁症。

(3)性格因素。遇事悲观、自信心差、对生活事件的把握性差、过分担心,这些性格特点会使心理应激事件的刺激加重,也是引起抑郁症的原因。

（4）疾病因素。有些躯体疾病与抑郁症有关，一些严重的躯体疾病，如脑中风、心脏病发作、激素紊乱等常常引发抑郁症，并使病情加重。

（5）气候变化因素。一些患者可能会因为气候变化，如气候寒冷，日照时间短，空气污染等，出现抑郁症症状。

二、焦虑症、抑郁症的表现

1. 焦虑与抑郁的关系

焦虑和抑郁是密切相关的两种精神病理状态。焦虑症和抑郁症同属于神经症，即一种持久的心理冲突，当事人感到痛苦，并影响其心理功能和社会功能，但没有器质性的病变作为基础。在等级制诊断系统中，抑郁症较高等级，焦虑症较低等级，诊断焦虑症必须排除抑郁症，而诊断抑郁症则无须排除焦虑症。

2. 焦虑症的表现

（1）过度担心。焦虑症最大的特点就是思虑过多，担忧时间少于3个月属于轻度焦虑症，3~6个月属于中度焦虑症，6个月以上并且影响生活和工作就可能是重度焦虑症。

（2）睡眠问题。焦虑症患者往往睡不安稳，难以入眠，睡觉翻来覆去，醒来后也难以入睡。

（3）广泛恐惧。焦虑症患者会长期地感到莫名的恐惧，但却没有具体的害怕对象，时间越长越难以控制，症状愈加严重。

（4）肌肉紧张。经常双手紧握，背部僵硬，紧捏下巴或摆弄衣角，给人以紧张不能放松的感觉。

（5）慢性消化不良。容易患胃肠易激惹综合征，对压力非常敏感，表现为胃部绞痛、腹胀、便秘或腹泻。

（6）反复倾诉。遭遇任何问题都要向身边人倾诉，喋喋不休。

（7）自我否定和怀疑。经常为了一个答案反复自我询问、自我怀疑和否定。例如："我的丈夫爱我吗？""我是没有能力的人吗？"并且在大脑中反复设想被人伤害的画面，不能自制。

（8）惊恐发作。表现为突如其来的恐惧感和无助感，常常持续几分钟，伴随呼吸困难、手脚麻木、大汗淋漓、头晕乏力。

3. 抑郁症表现

（1）消极悲观。轻度抑郁症患者往往内心感到十分痛苦，甚至悲观和绝望，对周遭不留恋，幻想以死解脱。严重者会持续产生轻生念头或者行为。

（2）思维迟缓。常常感到疲惫无力，做事缓慢，言语减少，不注重仪表，对任何事情都提不起兴趣。严重者目光呆滞，情感麻木消极，闭门不出，回避社交活动，与人交流困难。

（3）自我评价过低。心中有强烈的内疚感、自卑感、无用感、无助感，无法摆脱痛苦，严重者有疑病观念。重型抑郁症患者会影响社会功能，无法正常工作及生活。

（4）躯体症状。前期会有睡眠障碍，早醒或醒后再次入睡困难，少数会表现为睡眠过多，睡眠不深。部分出现食欲减退或食量增大，体重下降或增加。身体某个部位或脏器有不适感，如恶心、呕吐、心慌、胸闷、出汗等。

三、焦虑、抑郁程度评估方法及注意事项

照护过程中观察是否有焦虑或抑郁症状出现，最常用的是SAS、SDS自评量表。两个量表分别有20道题目，根据答题分数可以判定症状及程度。

1. 焦虑自评量表（SAS）

（1）测量表格。SAS被称为焦虑自评量表，由W.K.Zung于1971年编制，该量表已成为临床心理测量工具之一。每个项目分为四级评分，其中15个为正向评分，5个为反向评分（题目前有*为反向记分），见表4-4。

表4-4 焦虑自评量表（SAS）

焦虑自评量表（SAS）					
姓名　　性别　　年龄　　文化　　职业　　日期　　编号					
提示语：下面有20条文字，请在相对安静环境下，仔细阅读每一条，理解其含义，然后根据您最近一星期的实际感觉，在右侧适当的数字上画"√"。					
程度	没有或偶尔	有时	经常	总是如此	工作人员评定
1. 我觉得比平常容易紧张或着急	1	2	3	4	1□
2. 我无缘无故地感到害怕	1	2	3	4	2□
3. 我容易心里烦乱或觉得惊恐	1	2	3	4	3□
4. 我觉得我可能将要发疯	1	2	3	4	4□
*5. 我觉得一切都很好，也不会发生什么不幸	4	3	2	1	5□
6. 我手脚发抖	1	2	3	4	6□
7. 我因为头痛、颈痛和背痛而苦恼	1	2	3	4	7□

续表

程度	没有或偶尔	有时	经常	总是如此	工作人员评定
8. 我感觉容易衰弱和疲乏	1	2	3	4	8□
*9. 我觉得心平气和,并且容易安静地坐着	4	3	2	1	9□
10. 我觉得心跳得很快	1	2	3	4	10□
11. 我因为一阵阵头晕而苦恼	1	2	3	4	11□
12. 我有晕倒发作,或觉得要晕倒似的	1	2	3	4	12□
*13. 我吸气呼气都感到很容易	4	3	2	1	13□
14. 我的手脚麻木和刺痛	1	2	3	4	14□
15. 我因为胃痛和消化不良而苦恼	1	2	3	4	15□
16. 我常常要小便	1	2	3	4	16□
*17. 我的手脚常常是干燥温暖的	4	3	2	1	17□
18. 我脸红发热	1	2	3	4	18□
*19. 我容易入睡并且一夜睡得很好	4	3	2	1	19□
20. 我做噩梦	1	2	3	4	20□

(2)表格适用对象。适用于具有焦虑症状的成年人,主要用于疗效评估,不能用于诊断。

(3)量表使用方法及填表注意事项。题目中有二十条文字,健康照护师需帮助照护对象仔细阅读每一条,理解其含义,每条文字后都有四级评分,分别表示没有或偶尔、有时、经常、总是如此。然后根据照护对象最近一星期的实际情况,在分数栏1~4分中适当的分数下画"√",评定结束后再次检查评定结果。

(4)量表评分方法。"SAS"的主要统计指标为总分。在由自评者评定结束后,将20个项目的各个得分相加,再乘以1.25后取整数部分,就得到标准分。标准分越高,症状越严重。按照中国常模结果,总分低于50分者为正常;50~59者为轻度焦虑,60~69者是中度焦虑,69分以上者是重度焦虑。

2. 抑郁自评量表(SDS)

(1)测量表格。SDS被称为抑郁自评量表,由W.K.Zung于1965年编制,该量表已成为临床心理测量工具之一。本量表含有20个反映抑郁主观感受的项目,每个项目按症状出现的频度分为四级评分,其中10个为正向评分,10个为反向评分(题目前有*的为反向记分),见表4–5。

表4-5 抑郁自评量表(SDS)

抑郁自评量表(SDS)					
提示语：下面有20条文字，请在相对安静环境下，仔细阅读每一条，理解其含义，然后根据您最近一星期的实际感觉，在右侧适当的数字上画"√"。					
实际感觉	没有或偶尔	有时	经常	总是如此	工作人员评定
1. 我感到情绪沮丧	1	2	3	4	1□
*2. 我感到早晨心情最好	4	3	2	1	2□
3. 我要哭或想哭	1	2	3	4	3□
4. 我夜间睡眠不好	1	2	3	4	4□
*5. 我吃饭像平时一样多	4	3	2	1	5□
*6. 我的性功能正常	4	3	2	1	6□
7. 我感到体重减轻	1	2	3	4	7□
8. 我为便秘感到烦恼	1	2	3	4	8□
9. 我的心跳比平时快	1	2	3	4	9□
10. 我无故地感到疲劳	1	2	3	4	10□
*11. 我的头脑像往常一样清楚	4	3	2	1	11□
*12. 我做事情像平时一样不感到困难	4	3	2	1	12□
13. 我坐卧不安，难以保持平衡	1	2	3	4	13□
*14. 我对未来感到有希望	4	3	2	1	14□
15. 我比平时更容易激怒	1	2	3	4	15□
*16. 我觉得决定什么事很容易	4	3	2	1	16□
*17. 我感到自己是有用的和不可缺少的人	4	3	2	1	17□
*18. 我的生活很有意义	4	3	2	1	18□
19. 假若我死了别人会过得更好	1	2	3	4	19□
*20. 我仍旧喜爱自己平时喜爱的东西	4	3	2	1	20□

（2）表格适用范围。适用于具有抑郁症状的成年人，可以评定抑郁症状的轻重程度及其在治疗中的变化，特别适用于发现抑郁症患者。

（3）填表注意事项。SDS由20个问题条目组成，健康照护师需帮助照护对象仔细阅读每一条，理解其含义，每个问题后都有四级评分，分别表示没有或偶尔、有时、经常、总是如此。然后根据照护对象最近一星期的实际情况，在分数栏1~4适当的分数下画"√"，评定结束后再次检查评定结果。

（4）量表评分方法。"SDS"的主要统计指标为总分。在由自评者评定结束后，将20个项目的各个得分相加，再乘以1.25后取整数部分，就得到标准分。标准分越高，症状越严重。按照中国常模结果，总分低于53分者为正常，其中53~62分为轻度抑郁，63~72分为中度抑郁，72分以上为重度抑郁。

3. 照护焦虑、抑郁患者注意事项

（1）密切观察自杀先兆症状，如焦虑不安、失眠、沉默少语或心情骤然开朗、烦躁、拒食、卧床不起等。此期间不能让照护对象单独活动，而应第一时间报告家人及专业医生。同时充分转移照护对象注意力，及时摆脱刺激源，并遵医嘱服药。

（2）饮食上多吃富含钾的食物，如胡萝卜、甜菜、香蕉、瘦肉等，多食用粗粮和蛋白质，避免摄入咖啡因、烟草等上瘾物质。

（3）增加运动，建议从较低运动量开始，逐步增加运动量和强度。

（4）多与照护对象家属沟通，制造和谐的家庭氛围，鼓励照护对象外出活动，增进社会交往。病情发生反复时，及时与医生及家属沟通，配合治疗。

（5）防止不良情绪传染。健康照护师要管理好自身情绪，帮助照护对象配合医生进行科学治疗，切忌自主停药，并注意有效的自我调节，防止被动传染不良情绪。

学习单元3　心理问题评估

心理问题也称心理失衡，不同于生理疾病，它是由人的内在精神因素引发的一系列问题，并不包含各种神经症和精神疾病。由于外部环境的急速变化，导致人群中焦虑、抑郁、恐惧、偏执、强迫等心理问题激增，鉴别照护对象是否患有心理、神经或者精神疾病是对每一位健康照护师的基本要求。本单元主要介绍简易心理评估工具的使用方法，以及如何根据测量结果提出就医建议。

一、简易心理评估工具 SCL-90

1. 定义

SCL-90的全称为90项症状清单，又名症状自评量表，由德若伽提斯（L.R.Derogatis）于1975年编制。本量表共有90个项目，涉及感觉、情感、思维、意识、行为直至生活习惯、人际关系、饮食、睡眠等，并采用10个因子分别反映

10个方面的心理症状情况，见表4-6。

表4-6　90项症状自评量表

症状自评量表SCL-90

指导语：以下表格中列出了有些人可能存在的症状或问题，请仔细阅读每一条，然后根据该句话与您自身实际情况相符合的程度（现在或最近一个星期），选择一个与自我感觉相对应的数字填写在每一选项后面的答案框中。如阅读有障碍请求助健康照护师阅读并解释，但其不参与选择选项。

1—从无　2—很轻　3—中等　4—偏重　5—严重		
序号	问题	选项
1	头痛	
2	神经过敏，心中不踏实	
3	头脑中有不必要的想法或字句盘旋	
4	头晕或晕倒	
5	对异性的兴趣减退	
6	对旁人责备求全	
7	感到别人能控制您的思想	
8	责怪别人制造麻烦	
9	忘性大	
10	担心自己的衣饰是否整齐及仪态是否端正	
11	容易烦恼和激动	
12	胸痛	
13	害怕空旷的场所或街道	
14	感到自己的精力下降，活动减慢	
15	想结束自己的生命	
16	能听到旁人听不到的声音	
17	发抖	
18	感到大多数人都不可信任	
19	胃口不好	
20	容易哭泣	
21	同异性相处时感到害羞、不自在	
22	感到受骗，中了圈套或有人想抓住您	
23	无缘无故地突然感到害怕	
24	自己不能控制地大发脾气	
25	怕单独出门	

续表

序号	问题	选项
26	经常责怪自己	
27	腰痛	
28	感到难以完成任务	
29	感到孤独	
30	感到苦闷	
31	过分担忧	
32	对事物不感兴趣	
33	感到害怕	
34	您的感情容易受到伤害	
35	旁人能知道您的私下想法	
36	感到别人不理解您、不同情您	
37	感到人们对您不友好、不喜欢您	
38	做事必须做得很慢以保证做得正确	
39	心跳得很厉害	
40	恶心或胃部不舒服	
41	感到比不上他人	
42	肌肉酸痛	
43	感到有人在监视您、谈论您	
44	难以入睡	
45	做事必须反复检查	
46	难以做出决定	
47	怕乘电车、公共汽车、地铁或火车	
48	呼吸有困难	
49	感到一阵阵发冷或发热	
50	因为感到害怕而避开某些东西、场合或活动	
51	脑子变空了	
52	身体发麻或刺痛	
53	喉咙有梗塞感	
54	感到前途没有希望	
55	不能集中注意力	
56	感到身体的某一部分软弱无力	

续表

序号	问题	选项
57	感到紧张或容易紧张	
58	感到手或脚发重	
59	想到死亡的事	
60	吃得太多	
61	当别人看着您或谈论您时感到不自在	
62	有一些不属于您自己的想法	
63	有想打人或伤害他人的冲动	
64	醒得太早	
65	必须反复洗手、点数	
66	睡得不稳、不深	
67	有想摔坏或破坏东西的想法	
68	有一些别人没有的想法	
69	感到对别人神经过敏	
70	在商店或电影院等人多的地方感到不自在	
71	感到任何事情都很困难	
72	一阵阵恐惧或惊慌	
73	感到在公共场合吃东西很不舒服	
74	经常与人争论	
75	单独一人时神经很紧张	
76	别人对您的成绩没有做出恰当的评价	
77	即使和别人在一起也感到孤单	
78	感到坐立不安、心神不定	
79	感到自己没有什么价值	
80	感到熟悉的东西变得陌生或不像是真的	
81	大叫或摔东西	
82	害怕会在公共场合晕倒	
83	感到别人想占您的便宜	
84	为一些有关性的想法而很苦恼	
85	您认为应该因为自己的过错而受到惩罚	
86	感到要很快把事情做完	
87	感到自己的身体有严重问题	

续表

序号	问题	选项
88	从未感到和其他人很亲近	
89	感到自己有罪	
90	感到自己的脑子有毛病	

2. 使用方法

（1）在开始评定前，先由健康照护师把总的评分方法和要求向照护对象交代清楚，然后让其作出独立的、不受任何人影响的自我评定，并用铅笔填写，以便于改正。此表的每一个项目均采取 5 级评分制，1 分表明没有，自觉无该项症状；2 分表明很轻，自觉有该项症状，但对受检者并无实际影响或影响轻微；3 分表明中度，自觉有该项症状，对受检者有一定影响；4 分表明偏重，自觉常有该项症状，对受检者有相当程度的影响；5 分表明严重，自觉该症状的频度和强度都十分严重，对受检者的影响严重。

（2）需要注意的是，这里所指的"影响"，包括症状所致的痛苦和烦恼，也包括症状造成的心理社会功能损害，"轻""中""重"的具体定义，则应由照护对象自己去体会，不必做硬性规定。对于文化程度低的照护对象，可由健康照护师逐项念给他听，并中性地、不带任何暗示和偏向地把问题本身的意思告诉他。评定的时间范围是"现在"或者是"最近一个星期"的实际感觉。评定结束时，由本人或健康照护师逐一查核，凡有漏评或者重复评定的，均应提醒照护对象再考虑评定，以免影响分析的准确性。

3. 记分方法

SCL-90 的统计指标主要为两项，即总分和因子分。

（1）总分为 90 个项目单项分相加之和，能反映其病情严重程度。总均分等于总分除以 90，表示从总体情况来看，该受检者的自我感觉位于 1~5 级间的哪一个分值程度上。阳性项目数为单项分≥2 的项目数，表示受检者"有症状"的项目数是多少。阴性项目数为单项分=1 的项目数，表示受检者"无症状"的项目数有多少。阳性症状均分为（总分－阴性项目数）/阳性项目数，表示受检者在"有症状"项目中的平均得分。

（2）因子分。测验包含 10 个因子，即 90 个项目分为 10 大类。每一类因子反映受检者某一方面的情况。因子分即是这一类因子分数和与因子数目的比值，见表 4-7。

表4-7 90项症状因子分统计表

因子分统计表									
项目	评分	项目	评分	项目	评分	项目	评分	项目	评分
躯体化（12）		强迫症状（10）		人际关系敏感（9）		抑郁（13）		焦虑（10）	
1		3		6		5		2	
4		9		21		14		17	
12		10		34		15		23	
27		28		36		20		33	
40		38		37		22		39	
42		45		41		26		57	
48		46		61		29		72	
49		51		69		30		78	
52		55		73		31		80	
53		65				32		86	
56						54			
58						71			
						79			
总分		总分		总分		总分		总分	
敌对（6）		恐怖（7）		偏执（6）		精神病（10）		其他（7）	
11		13		8		7		19	
24		25		18		16		44	
63		47		43		35		59	
67		50		68		62		60	
74		70		76		77		64	
81		75		83		84		66	
		82				85		89	
						87			
						88			
						90			
总分		总分		总分		总分		总分	

结果处理									
因素	躯体化	强迫症状	人际关系敏感	抑郁	焦虑	敌对	恐怖	偏执	精神病性	其他
分÷项										
阳性项：（ ）	（ ）	（ ）	（ ）	（ ）	（ ）	（ ）	（ ）	（ ）	（ ）
阳性项目总数：										

4. 结果评估

（1）各因子名称、所包含项目及简要解释

1）躯体化。包括1、4、12、27、40、42、48、49、52、53、56和58，共12项。该因子主要反映主观的躯体不适感，包括心血管、胃肠道、呼吸等系统的主诉不适，以及头疼、背痛、肌肉酸痛和焦虑等其他躯体表现。

2）强迫症状。包括3、9、10、28、38、45、46、51、55和65，共10项，与临床强迫症表现的症状、定义基本相同，主要是指那种明知没有病，但又感觉如脑子"变空""记忆力不好"等。

3）人际关系敏感。包括6、21、34、36、37、41、61、69和73，共9项。主要是指某些个人不自在感和自卑感，尤其是在与他人相比较时更突出。自卑、懊丧以及在人际关系中明显相处不好的人，往往是这一因子获得高分的对象。

4）抑郁。包括5、14、15、20、22、26、29、30、31、32、54、71和79，共13项。它反映的是与临床上抑郁症状群相联系广泛的概念，抑郁苦闷的感情和心境是代表性症状，还以对生活的兴趣减退、缺乏活动愿望、丧失活动力等为特征，并包括失望、悲观以及与抑郁相联系的其他感知及躯体方面的问题。该因子中有几个项目包括了死亡、自杀等概念。

5）焦虑。包括2、17、23、33、39、57、72、78、80和86，共10项。它包括一些通常在临床上明显与焦虑症状相联系的精神症状及体验，一般是指那些无法静息、神经过敏、紧张以及由此而产生的躯体征象，那种游离不定的焦虑及惊恐发作是本因子的主要内容，还包括一个反映"解体"的项目。

6）敌对。包括11、24、63、67、74和81，共6项。主要是从思维、情感及行为三个方面来反映受检者的敌对表现，其项目包括从厌烦、争论、摔物直至争斗和不可抑制的冲动爆发等各个方面。

7）恐怖。包括13、25、47、50、70、75和82，共7项，与传统的恐怖状态或广场恐怖所反映的内容基本一致。引起恐怖的因素包括出门旅行、空旷场地、人群、公共场合及交通工具等，此外还有反映社交恐怖的项目。

8）偏执。包括8、18、43、68、76和83，共6项。偏执是一个十分复杂的概念，本因子只是包括了一些基本内容，主要是指思维方面，如投射性思维、敌对、猜疑、关系妄想、被动体验与夸大等。

9）精神病性。包括7、16、35、62、77、84、85、87、88和90，共10项。其中有幻听、思维播散、被控制感、思维被插入等反映精神分裂样症状的项目。

10）其他。包括19、44、59、60、64、66及89共7个项目，主要反映睡眠及饮食情况。

（2）量表未提出分界值，按SCL-90全国常模结果，总分超过160分，或阳性项目数超过43项，或任一因子分超过2分，可考虑筛选阳性，需联系专业心理医生做进一步检查。

5. 量表使用注意事项

（1）实施量表检测时应事先取得照护对象同意，并做好沟通解释工作。

（2）需选择相对安静的环境进行检测，把量表前面的提示语阅读完毕就可以开始。如果照护对象有阅读障碍，健康照护师可以念给对方听，但不要影响其结果选择。

（3）做量表时间并无限制，如时间过长，可以适当进行项目解释。

（4）量表检测项目并不全面，在鉴别躁狂症或精神分裂症等精神病症状时会受到一定限制。

（5）各选项筛选阳性只说明可能有心理问题，并不说明一定有心理问题。要做出准确的诊断，必须进行专业心理医生面谈并参照相应的诊断标准。

（6）在检查测试结果时，提前核对15题、59题，如果这两项任一单项因子分≥2，应立即通知家属，进行24 h陪护，并请求心理医生诊断，必要时送往精神专科医院。

二、根据测量结果提出就医建议

此测验量表如有总分超过160分，或任一项目因子分数超过2分，均要引起家属重视，需要进一步观察，并根据照护对象近期情绪表现，联系专业心理医生进行诊断。

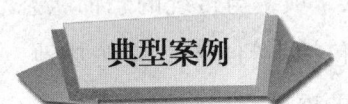

一个难以入睡的女性

一、情景描述

吴女士，65岁，高中学历，企业退休职工。患有高血压和糖尿病。

主诉：最近一段时间，晚上经常睡不着觉，一天到晚昏昏沉沉，打不起精神，看孩子做家务没有力气，不想说话也没有出门愿望，感觉老伴不关心自己，容易和老伴拌嘴，食欲变差，体重减轻得快。

初始评估与印象：155 cm 左右，身材偏瘦，面目白净，齐耳短发，两鬓有白发。做测评时话语不多，态度严肃认真，道德感强烈，生活动力不足，焦虑抑郁状态。

近期重要生活事件：三个月前，老伴没有与自己商量就被返聘到一个单位上班，感觉他比年轻时候还忙碌，对自己视而不见，一句话不合就朝自己发脾气。外孙一月前胳膊脱臼，自己一个人抱着孩子去医院，很无助，整夜整夜睡不着，感觉自己一辈子从没为自己活过，永远都是照顾别人，没有人理解自己，生活没意思。

临床诊断：轻度抑郁症。

二、案例分析

吴女士悲观失望，意义感下降，睡眠不好，做事情缺乏愉悦感。通过心理咨询，建议采用 SCL-90 量表测评，测验结果及综合分析如下。

1. 得分

总分：169；阳性项目数：42；阳性症状均分：2.69。

因子分：（1）躯体化：2.60。（2）强迫：1.50。（3）人际关系：1.21。（4）抑郁：3.45。（5）焦虑：1.50。（6）敌对：1.00。（7）恐怖：1.24。（8）偏执：1.25。（9）精神病性：1.32。（10）其他：2.44。

2. 综合分析

该测验结果总分 169>160；躯体化、抑郁、其他项目的因子分均超过 2 分，揭示有阳性意义。其中抑郁分最高，显示患者对事物的兴趣下降，感觉苦闷和担忧，活动减慢，精力降低。其他因子显示，患者常想到死亡的事，胃口、睡眠较差，有早醒的现象。躯体化的项目显示，患者常感到头痛、腰痛、心慌、发热等症状。根据以上分析，患者存在抑郁的倾向并伴有一些躯体化症状，建议进一步检查，一定要关注患者是否有自杀的念头。

3. 处理

（1）多陪伴，多安慰。

（2）遵医嘱服用药物。

（3）定期进行专业心理疏导。

（4）鼓励其多运动，放松心情。

（5）定期复查。

培训课程 2 心理支持

健康照护师不仅负责照护对象的身体健康，同时也担负着心理健康的责任。心理支持是指健康照护师运用一些劝导、启发、鼓励、宣泄等方法，帮助照护对象发挥潜在能力，克服情绪上的困难，从而促进心身康复。健康照护师在面对照护对象情绪不佳时，可以采用观察情绪、摆脱固化思维、情绪转移、愤怒表达等方法帮助照护对象摆脱负面情绪。

学习单元1 合理宣泄法应用

一、合理宣泄法概念

合理宣泄是心理学中提倡的心理防御机制之一。合理宣泄法是指在安全正确的场所，进行合理、适当的负面情绪宣泄，达到心理平衡、情绪通畅的减压目的。此方法原则上要求不违法、不违反道德规范，不伤害自己和他人，不影响他人正常工作和生活。

二、引导照护对象进行合理宣泄

1. 观察情绪

（1）引导照护对象观察自己的面部表情。面部表情被称为"内心的镜子"，在不同的情绪状态中，面部会呈现出不同表情。悲伤时，额眉下垂，眼角下塌，面部无力下垂，眼向下望的同时口角下拉，可能伴流泪；厌恶时，额眉内皱，肌肉紧张，双眼眯起，鼻头皱起，口微张，牙齿紧闭，嘴角上拉；嫉妒时，头稍倾斜，眼向侧方用力偷看，鼻唇沟下部弯曲，口闭紧；愤怒时，额眉皱起，与上眼睑距离更近，眼睛怒视，鼻翼扇动，鼻孔张大，咬牙切齿，面色变红；快乐时，额头平展，眼睛微亮，且面颊上提，嘴角拉伸上翘；惊恐时，额眉平直，眼睛张大，额头些许抬高或有平行皱纹，上眼睑上抬，口微张，双唇紧张，随着恐惧加剧，口角后拉，双唇紧贴牙齿，面色变白。

（2）引导照护对象观察自己身体状态。除面部表情外，还可以引导照护对象从自己的身体状态觉察自身情绪的变化。在紧张时，呼吸变得急促，心跳加快，双手微潮，不由自主地做出搓手、搓脸，捂嘴等动作，如图4-1所示，坐下时双腿也会频繁抖动。可以根据这些肢体动作和生理反应，对情绪做出清晰的认识，意识即改变的第一步。

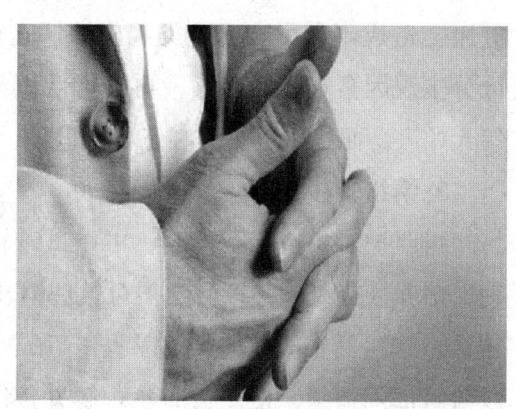

图4-1 身体状态

2. 引导照护对象摆脱固化思维

照护对象的成长环境不尽相同，性格和思维模式也存在天差地别，他们的某个观念一旦形成，如拒绝思考和改变，便会形成固化思维，即缺乏对事情思考的独立性和敏感度，以固化偏激的思维思考别人，从而滋生负面情绪。健康照护师要做的就是帮助照护对象认识这些固化思维，并摆脱掉不良负面情绪的影响，从而促进照护对象的身心健康，让一切往良性方面发展。

（1）非黑即白。非黑即白是一种典型的固化思维方式，持这种思维方式的人，看待问题带有非常强烈的、情绪化的认知，眼睛里只有好与坏，简单直观地对待人、事、物，意识不到好与坏之间会有过渡地带。有这种思维倾向的人，需要丰富自己的阅历，增长自己的知识，承认和接受世事无绝对，在评价自己和他人时，不要做出极端化评论。

（2）以偏概全。用片面的观点看待整体问题，因为一次偶尔的不如意就全盘否定自己，从而引发怨恨、愤怒、敌对等情绪，认为自己一无是处、毫无价值。这种固化思维极易造成消极情绪，要想改变则需要调整认知，用全面长远的眼光看问题，不要对任何事物妄下结论。

（3）应该思维。有一类人习惯从理想角度出发，认为自己想做的事情肯定成功，别人对自己的帮忙理所应当，这种思维方式不仅会对别人造成强迫，也会给自己制造失望、沮丧、愤怒等负面情绪。对于存在应该思维的人来说，需要重新认识自己的愿望，敢于承认自己的偏颇，做任何事情都不要强求。

（4）习惯性自责。有很多人在做错事情后习惯于自责，适度自责可以使人成长、进步，但是如果过度自责，或是习惯性地把一些与己无关的错误归结于自身，就会造成一种自我攻击，引发一些懊悔、内疚、沮丧等负面情绪，长期下去，对健康会造成不利影响。这类人应该矫正归因方式，对事情进行客观理性的分析，区分主观因素和客观因素，再进行认识和总结，这样既不会伤害到自己，也不会怨天尤人，而是以坦然的心态看待世界，使内心逐渐恢复平静。

3. 情绪转移

当照护对象情绪不佳时，可以试着转移他的注意力。带领其积极参加社交活动，培养社交兴趣，教会照护对象理解和关心他人，只有爱和付出的能力提高了，才会感知生活在充满爱的世界里；引导照护对象选择合适的倾诉时机进行倾诉，以疏解郁闷情绪，使照护对象理解并接纳自身的情绪，并给其一些有参考价值的建议，避免情绪过度积累导致情绪糟糕的体验。

4. 心理暗示

心理暗示是指接受外界或他人的愿望、观念、情绪、判断、态度影响的心理特点。健康照护师通过积极有效的心理暗示，改变照护对象的不良状态，如曹操的"望梅止渴"就是运用了心理暗示法。

5. 运动调节

运动是治愈心理问题的良药。引导照护对象进行适当的运动，如静坐（见图4-2）、打太极、做瑜伽、骑自行车、爬山、游泳等都是很好的情绪调节方式。陪伴照护对象选择一项运动，并且帮助其坚持下去，以得到意想不到的收获。

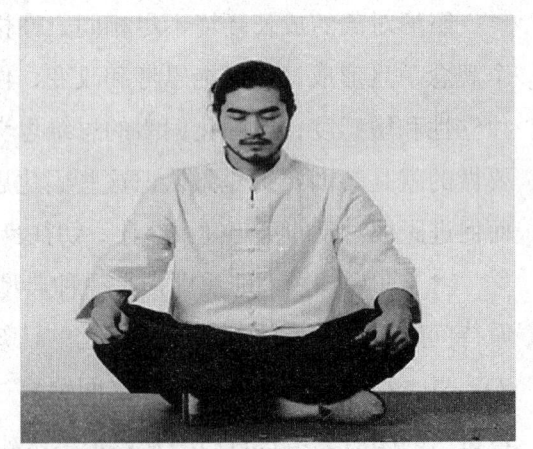

图4-2 静坐

6. 适当改变环境

照护对象生活的环境与情绪也有密切的关系，环境可以改变人，可以让一个人变得开心，也可以让一个人变得焦虑。健康照护师在发现照护对象情绪低落时，可以引导照护对象去他想去的地方，呼吸一下新鲜空气，去见想见的人，倾诉烦恼，改变生活的节奏，迎接一个新的自我，也许情绪就会发生全新的改变。

7. 负面情绪宣泄

负面情绪对身体健康有着严重的影响，长期被压抑的负面情绪会带来生理的变化，这些变化会增加日后患上严重疾病的概率，如心脏病、动脉硬化等。对待负面情绪，一味压抑并不科学，健康照护师应该协助照护对象用理性、恰当的方式表达愤怒，给照护对象的情绪找到一个出口，学会适时合理表达负面情绪，从而保持身心健康。

（1）帮助照护对象分散注意力。当发现照护对象脸部发红，呼吸急促，愤怒的情绪即将爆发，此时可以先教其做深呼吸，从1到10数学在心里默念，再找个合适的地方摔打枕头或撕纸片等，或者带领其去一个无人的地方大声喊叫，这些方式都可以有效分散照护对象的注意力、帮助其宣泄负面情绪。

（2）引导照护对象关注自己的愤怒。健康照护师可以引导照护对象关注自己的感受，例如叫他说出"你这样做让我心里感觉不舒服，我感觉很气愤，很痛苦……"。告诉照护对象表达愤怒时，要管理好自己的激动情绪，更不要使用攻击性语言，否则不会对问题产生实质性帮助。

（3）引导照护对象不带威胁地说出自己的诉求。诉求即是表达照护对象自身的愿望，表达诉求时应使用简短明确的语言，切勿含糊不清。为了引起惹恼照护对象的人的重视，可以引导照护对象补充说明这件事持续的后果，例如："你这样不尊重我，我很生气，以后就减少我们不必要的来往。"让惹恼照护对象的人意识到事情的严重性，从而不会敷衍应对以导致事态持续发酵。

（4）引导照护对象学会有效沟通。提醒照护对象表达愤怒时切勿自顾自地说个没完，而是要给对方一个发言和思考的时间，让照护对象询问对方："你明白我的意思吗？""你知道问题出在哪吗？""你愿意做出改变吗？"抛出问题，促成一个双向的互动，这样的沟通才会有积极作用。

（5）大声喊叫法。引导照护对象通过大声喊叫来发泄自己的负面情绪，但最好选择一个不会打扰别人的地方，也可以在山上、公园或者是噪声很大的地方。

（6）跳一段疯狂的舞蹈。可以帮助照护对象找一段快节奏的音乐，引导照护对象自编一段舞蹈，舞蹈是否好看不重要，重要的是让照护对象感到开心。

（7）唱一首熟悉的歌。引导照护对象唱一首自己熟悉的歌曲，哪怕跑调也没关系，告诉其开心是最重要的。

三、健康照护师自我防护

负面情绪可以传染。作为健康照护师,可以适时适当地表达自身想法,引导照护对象及其家庭成员努力消除自己的负面情绪,不断给家庭成员带来温暖和快乐。在照护对象及其家庭成员情绪不高时,应尽量保持平静理智的心态,使自己不被卷入对方的不良情绪中。

健康照护师要学会管理好自身情绪,学会自我放松、自我转移、适时发泄,及时把自身不良情绪化解掉,在健康照护的工作中体验自身价值,收获工作的幸福和快乐。

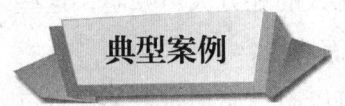

典型案例

产后抑郁症

一、情景描述

林女士,26岁,研究生学历,外企员工,产后四个月。

主诉:自从结婚后就经常陷入痛苦、自责,陷于与婆婆的琐事纠缠中无法自拔。后悔结婚,痛恨生小孩,认为这些事绑住了自己的腿脚。经常感到事事不如意,没有生活下去的勇气和信心。爱人生活工作能力差,每天只知道打游戏,从不帮自己分担家庭事务。无法早睡早起,生活作息混乱,总想发脾气,控制不住自己的情绪。

初始评估与印象:身高165 cm左右,长相清秀,说话爱皱眉,爱读书和运动,对自己要求高。有想法但内动力不足,内心冲突,处于焦虑、抑郁状态。

近期重要生活事件:产后四个月,焦虑失眠,不想照顾小孩,因与婆婆产生矛盾想提前上班,但婆婆和爱人不同意,因为断奶问题与婆婆大吵一架。单位近期招录了一批新职员,自己没有安全感,认为可能某一天会被淘汰。想换一个大房子,但资金不够周转,感觉自己很失败,人生处处不如意。孩子湿疹和黄疸严重,一直退不下去,心中焦急,各种药物和物理治疗均不见效。认为没有人能够真正帮助自己,感到很无助,很愤怒。

临床诊断:产后抑郁症。

二、案例分析

林女士有强烈的情绪表现,通过心理咨询和各种量表测评,显示其有焦虑失眠、心境低落、无精打采、疲惫感、脾气暴躁易激惹等一系列症状,对生活失去信心。

处理措施:

1. 多陪伴,多安慰。
2. 遵医嘱服用药物。
3. 定期进行专业心理疏导。
4. 鼓励其多运动,放松心情。
5. 定期复查。

学习单元 2 移情方法应用

一、移情法的概念

移情法包括移情与反移情,是精神分析学派创始人弗洛伊德提出的,反映了咨询师与来访者之间的情感互动。随着心理学尤其是精神分析理论的本土化,移情应用到了社会工作、师生、医护、家政、企业管理等领域,提高了各领域的服务质量与水平。

1. 移情与反移情

(1)移情。移情是指来访者将自己过去对生活中某些重要人物的情感投射到了咨询师身上的过程,这个重要的人物可能是其父母、爱人、子女、朋友、老师等。弗洛伊德认为移情是全部人际关系,即移情不仅仅存在于精神分析治疗之中,也存在于人们生活中的各个角落,只要和人打交道,就会产生移情。移情的内容可以涉及"性爱移情""对父母移情""对兄弟姐妹移情""社会文化移情"等方面。在健康照护领域内,照护对象也可以在被照护过程中将自身过往经历和需求投射到健康照护师身上,移情即是照护对象将自己过去对生活中某些重要人物的情感投射到健康照护师身上的过程。

移情按性质分类可分为正向移情和负向移情。正向移情是照护对象对健康照护师的喜爱和依赖,想与健康照护师建立超越专业关系之外的"朋友、亲人、情人"等多重关系；负向移情表现为照护对象对健康照护师的敌意、对抗、激动或者愤恨情绪。

移情有直接移情和间接移情两种形式，直接移情是直截了当地向健康照护师表达自己的体验，如"与你聊天我感到特别愉快和舒服，你让我想起了我的闺蜜……"；间接移情则是间接地表达自己的感受，如"感觉到你对我的态度真好，让我感到很放松"等。

（2）反移情。反移情是指咨询师在治疗过程中对来访者进行的情感反应，也可以说是咨询师对来访者产生的移情。在健康照护过程中，就是健康照护师把早年对父母的感觉、想法和情绪或其他重要人物的情感等投射到照护对象身上。反移情也是无意识的产物。

反移情按性质分类可分正向反移情和负向反移情，正向反移情是健康照护师对照护对象积极的情感反映，与照护对象高度共情，对照护对象带有过度肯定、嘉奖和鼓励的态度；负向反移情是健康照护师对照护对象消极的情感反映，如健康照护师对照护对象缺少认同，或是因为照护对象的敌意与不配合，导致健康照护师无法接纳照护对象，或是其对过去某一特定事物的负面情绪转移到照护对象身上，对照护对象出现厌恶、憎恨或愤怒的情绪。

2. 健康照护师对照护对象的移情及影响

健康照护师的反移情，即健康照护师对照护对象的移情是正常的与普遍存在的，但是如果健康照护师不能很好地认识并处理这种情感，就会严重影响工作效果与品质。

移情与反移情的产生，是健康照护师与照护对象产生感情的过程，健康照护师不一定是主动的，有时候是在对照护对象感情（移情）回应的过程中产生的，是无意识的产物，是在不知不觉中发生的。如照护对象把健康照护师当成自己的父母、儿女或老师，并且把这种感情投注到健康照护师身上去，健康照护师对这种情感会产生潜意识的回应。部分健康照护师因为照护对象的境遇会产生一定的同理心，即健康照护师唤醒自己的内心体验去理解照护对象的内心体验，如照护对象父母离异，只跟着父母一方生活，有种被父亲或母亲抛弃的痛苦或焦虑，而健康照护师小时候父母也离异，也有这种感觉，就出现了一致性的移情。

（1）健康照护师对照护对象移情的积极影响。健康照护师在职业道德与价值观的正确引导之下，利用好在照护过程中的相互移情，可能为健康照护师开展的针对性照护工作提供较好的工作契机。通过自身的感受来了解照护对象的情感状态和不理智的情绪，能使健康照护师感受到照护对象内心深处的情感状态，在具体的照护工作中就能建构双方的积极情感反应和良好行为互动，出现"痛着你的痛、爱着你的爱、悲伤着你的悲伤"这种感觉。无论是照护婴幼儿、老年人还是照护患者，都能发自内心地用耐心、爱心、慈悲心去工作，做到"老吾老以及人之老，幼吾幼以及人之幼"，使照护对象得到很好的照护，使健康照护师的工作效果与品质得到显著提高。

（2）健康照护师对照护对象移情的消极影响。在照护过程中，健康照护师对照护对象的移情表现形式主要有以下三种：对照护对象过分热情和关心、对照护对象过分敌视和厌恶、对照护对象产生紧张情绪。这三种形式在本质上都表达出了健康照护师对照护对象心理、行为的自我防御。健康照护师也有自身的问题和心理需求，在成长过程中也有过解不开的心结，在工作中若没有坚持健康照护师职业伦理和价值观的正确引导，健康照护师和照护对象都将受到消极影响。

1）健康照护师负向移情带来的消极影响。负向移情引发双方之间建立较差的情感关系与工作关系，在健康照护师与照护对象内心世界极度相似的情况下（如不满、拒绝、厌恶、反感、敌对、憎恨等负向情绪），健康照护师将会面临无法解决的自身情感纠葛，在真实的工作关系中不仅无法照顾好照护对象，还可能攻击（伤害）照护对象，如保姆或育儿师殴打婴幼儿、喂食婴幼儿安眠药，有些家政人员虐待老年人等。这些事件可能是其他原因造成的，但也不排除负向移情带来的情绪冲动并付诸行动。

2）健康照护师过度亲切、热情所带来的消极影响。健康照护师对照护对象过度亲切、热情也可能带来消极影响。健康照护师可能会借照护对象来满足自己的心理需求和自我成就感等，例如在照护婴幼儿时，有些健康照护师会对婴幼儿产生过分的关爱，把自己当成婴幼儿的妈妈，这样做的消极影响有三点。

①溺爱孩子。如果健康照护师溺爱孩子且与家长教育理念不一致，不仅会影响家长对孩子的正常教育，可能还会使孩子不听家长的话或变成两面派。

②心理创伤。打破健康照护师与照护对象关系的界限，可能带来心理伤害。当婴幼儿无意识地回应健康照护师的情感，把健康照护师看得比妈妈还亲的时候，可能会引起孩子妈妈的焦虑，同时，健康照护师在完成照护工作后，需要离开这个家庭，这会给孩子造成一定的心理创伤，严重的还可能导致孩子出现哀伤反应，这对孩子未来的心理健康产生负面影响。

③过于压抑。如果健康照护师对孩子要求过严，孩子可能会过于压抑，因而

变得内向、敏感。健康照护师过多地卷入照护对象的个人世界（包括内在的或外在的世界）中，可能会对照护对象本人或家庭造成困扰，给照护对象带来消极的心理影响。

3）健康照护师与照护对象相互移情不一致时，可能会带来消极的影响。健康照护师与照护对象对立的情感关系，可能会对二者之间人际关系产生不良影响，直接影响健康照护师的工作品质与工作的持续性等。健康照护师是正向移情（热情、爱怜和关怀）的，被照护对象是负向移情（敌视、厌烦和憎恨）的，健康照护师越表现出热情、关爱可能越激起照护对象的不满甚至憎恨，当他们不得不保持照护关系时，可能会给照护对象带来消极影响。例如，如果孩子的父母感觉健康照护师非常敬业，对健康照护师很满意，照护关系就会保持下去，但若孩子对健康照护师非常反感甚至惧怕，则可能会给其带来心理创伤，从而影响孩子的健康成长。

二、移情法的应用与注意事项

1. 移情法的应用——健康照护师对移情的识别与管理

健康照护师移情及其相应行为的出现，主要是由健康照护师无意识的情感反应所引起的，不仅是健康照护师个人过往经历的一种投射，也是作为一个专业人员综合素质的体现。健康照护师有效识别与应对自身移情，不仅能提高自身素质，还能提升自己的工作品质与价值，对照护对象的身心发展有重要的意义。

（1）识别照护对象的移情。照护对象表达自己的情感并非都是移情，只有当照护对象把自己以前的情感反应转移到健康照护师身上，把健康照护师作为过去情感对象的替代，对其抱有超出照护关系的情感时，才是移情的表现。健康照护师应准确识别哪些是移情、哪些是正常的感情，从而更恰当地管理双方的情感与行为，做好照护工作。

健康照护师首先要从照护对象的移情反应来识别。在接受来自照护对象的移情反应时，从照护对象的情感信息中识别自己对对方的情感，及时洞察自己的状态，是否有对照护对象产生了反移情的情感现象和具体行为，理清哪些是自己的问题，哪些是自己内心的情结投射到照护对象身上的问题。例如，当健康照护师照护老年女性，总是觉得她挑剔和刁难自己时，就要检验自己是否有婆媳关系问题，把自己对婆婆的情绪投射到照护对象身上了。其次，还可以从个人人格的角度去识别。人格具有稳定性，当健康照护师在照护过程中，若发现面对某个照护对象自己的行为与情感产生异常时,就要检查是否对照护对象产生了移情。最后,可以从职业道德角度去识别,一个模范遵守职业道德的健康照护师,总是对某个照护对象表现得刻薄、刁钻,甚至以照护对象的痛苦为快乐时,则很可能对照护对象产生了负面移情。

(2)公私分明地管理自己的移情。健康照护师在照护过程中应该做到公私分明,坚决把自己的工作和生活分开,既不让过往经历影响自己工作及与照护对象的专业关系,也不让工作影响到自己个人的正常生活。例如,健康照护师意识到与照护对象存在同感时,应避免对照护对象过度共情,以保持自我感情的适度投入。

(3)定期检测反移情。定期进行反移情检测与管理,可以让无意识的反移情意识化,并理清情感的来源,明确把握哪些是自己的,哪些是照护对象诱发的。若实在理不清,并感觉影响自己生活与工作时,应向专业的心理咨询师求助。

2. 注意事项

(1)有意识地识别移情。健康照护师与照护对象的关系也是人际关系的一种,人际关系是一种心理关系,情感关系是其中的一种,因而识别什么是情感关系,什么是移情很重要,要注意有意识地加以识别。

(2)不是所有移情与反移情都是消极的。

(3)转介工作。如果不能有效地管理移情带来的消极影响,建议取消这一照护工作,将其转给适合的健康照护师。但在转介之前,要做好照护对象的心理工作,避免照护对象产生被抛弃的心理或其他心理伤害。

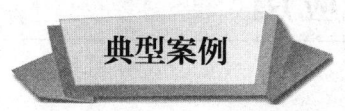

典型案例

小陈对李阿姨负向移情的识别与管理

一、情景描述

小陈,女,34岁,健康照护师,从事相关工作5年。小陈照护李阿姨有4个月左右。李阿姨今年76岁,性格温和,与老伴相依为命,独生女儿在国外工作。

一年前,李阿姨因车祸受伤,不能独立行走。小陈初次见到李阿姨就有一种熟悉感,还伴有一定的敌意,但小陈确定以前从没见过李阿姨。她在照护李阿姨时，总是不自觉地想与李阿姨作对。例如，原本小陈的厨艺挺好，但在给李阿姨做菜时，就总是做得很难吃，李阿姨想吃水饺，她就放李阿姨不喜欢的馅料或做得很咸；李阿姨想吃米饭，她就做得不是太软就是太硬。看到李阿姨吃不下饭，小陈暗自开心。

二、案例分析

四个月过去了，小陈慢慢察觉到自己在照护李阿姨过程中存在反常现象。

第一，违背了健康照护师的职业道德。在长达5年的健康照护师职业中，自己模范地遵守了职业道德，对每一位照护对象都悉心照护，还被评为优秀健康照护师。

第二，不符合自己的人格特点。自己本是一个正直、热心、与人为善的人，现在却总是和李阿姨过不去，而且变得刻薄与刁钻。

顺着对李阿姨有熟悉感的线索，小陈经过几天的反思与回忆，发现李阿姨与自己小姨的婆婆有几分相似。小陈想起自己5岁那年，父母出外打工，把自己寄养在小姨家，小姨的婆婆做什么事情都偏向自己的孙子孙女，不管谁对谁错，只要孩子们闯祸或打闹，小姨的婆婆总是责骂自己。原来自己把对小姨婆婆的敌意投射在李阿姨身上了，对李阿姨出现了负向移情。

小陈识别出自己对李阿姨的负面移情后，开始消除对李阿姨的敌意，正式开始与其建立良好的工作关系与人际关系，为李阿姨提供了优质的照护服务。

学习单元3　认知方法应用

一、认知方法的概念

认知方法是一类通过改变人的认知（想法、念头、看法），进而改变和影响人的情绪与行为的方法。

认知是人们对客观世界的认识过程，包括感知、记忆和思维，因此能认识世界上的万事万物，从远到天边到近在眼前，从事物的表面到事物的本质。但由于文化、知识水平以及所处环境的差异，人们对事物存在不同的理解与看法，从而滋生了不同的情绪，影响了人们的行为方式。因此，只有改变人们的认知，才能改变人们的情绪与行为。

认知方法目前尚没有一个统一的概念，但都聚焦在改变错误的认知方面，先后出现了艾利斯合理情绪疗法、贝克的认知行为疗法和钟友斌的认知领悟疗法等。

二、认知方法的应用

1. 合理情绪疗法

合理情绪疗法是美国心理学家阿尔伯特·艾利斯于20世纪50年代创立的。通俗地说，合理情绪疗法就是让人们变换角度思考问题，看到事物的不同方面，改变不合理信念。如图4-3所示，有些人看到的是花瓶，有些人看到的是两个人，即所处角度不同，看法也会不同。

合理情绪疗法在现实生活中是十分实用的，健康照护师在理解了合理情绪

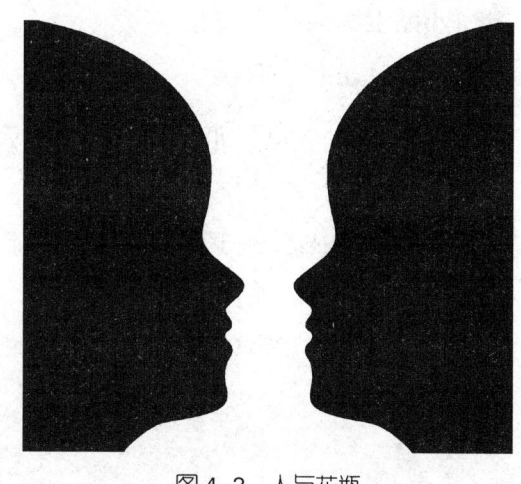

图4-3 人与花瓶

调节法后能够巧妙地调节自己与照护对象的情绪，从而使自己与照护对象的身心更加健康。

（1）ABC理论。艾利斯认为，人们的情绪不是客观事物本身引起的，而是由人们对这一事物的看法、信念引起的，而不合理的信念往往使人们陷入情绪障碍之中。ABC理论是合理情绪理论的核心，A代表诱发性事件，B代表个体对这一事件的看法、解释、评价及信念，C代表因此事件而引起的情绪反应和行为结果。合理的信念是产生相应情绪的基础。例如，对一幅抽象派油画，有人看了十分欣赏，会产生愉快的情绪；有人看了则感到这只是一些颜色和线条，既不产生愉快感，也不厌恶。抽象画是事件A，但引起的情绪反应C是不同的，这是由于人们对画的认知评估（看法与信念）B不同所致。

（2）不合理信念的特征

1）绝对化。绝对化是指人们以自己的愿望为出发点，对某事物怀有认为其必定会发生或不会发生的信念，经常与"应该""必须"连在一起，如"我必须获得成功""我对他很好，他也必须对我好""生活应该是很容易的""我绝对不能失败"等。常有这类信念的人，非常容易陷入不良情绪之中，因为客观事物的发生、

发展是不以人的愿望为转移的。例如一位健康照护师，她对身边的每个人都很好，她就觉得每个人也必须对她好，否则她就会十分伤心。

合理情绪疗法可以帮助人们识别与改变绝对化的极端思维方式，帮助人们学会以合乎情理的方法去看待自己和周围的人与事物，以减少人们陷入情绪困扰的泥潭。

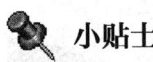 小贴士

心理练习：绝对化要求与改变

拿出一支笔和一张纸，请写上以下内容：

我应该……

（例如，我应该很优秀）

1.
2.
3.
4.
……

然后大声读出每一个句子，每读一句"我应该……"，就自我反问一下"为什么？"你可能回答：我父母说我应该这样；因为我要求十全十美；我怕不这样做不好……

这些答案背后可能显示出了人们的信念与看法，还可能体现了人们所认为的缺点。想想看，当人们用"我应该……"时，实际上是说"我做得不对"或"我做得不好"，以前"我做得不对"或"我做得不好"，现在"我做得不对"或"我做得不好"，将来还会"做得不对"或"做得不好"。

现在，重写刚才读的句子，不同的是，每个句子都以"我希望我可以……"开头。

这样开头是不是改变了绝对化的思维，带来了新的希望？健康照护师经常这样练习，举一反三，不仅能改变自己的绝对化思维，还可熟能生巧，潜移默化地影响照护对象。

2）过分概括化。这是一种以偏概全的不合理思维方式。一方面，表现为对自身的不合理评价。做错了一件事就认为自己一无是处，一件事没做好就感觉自己很笨，以某一件或几件事来评价自己的整体价值，其结果往往导致自责自罪、自卑自弃，从而产生焦虑和抑郁等情绪。另一方面，表现为对他人的不合理评价。别人稍有一点不好就认为他坏透了，完全否定他人，一味责备他人，从而产生敌意和愤怒等情绪。例如，孩子学习不好，就觉得他一无是处；一个人脾气直率就觉得他没有修养。

3）糟糕至极。这是一种把事物的可能后果想象得非常糟糕，甚至是灾难性结果的不合理信念。如大学生毕业论文受到指导老师批评后，就坚信"自己的人生已经失去了意义"，甚至担心因此不能毕业，最后导致抑郁而跳楼自杀。某人失恋后就认为"自己再也不会幸福了"，几次求职失败后就恐慌"自己今后再也找不到工作了"等。艾利斯指出，糟糕至极是一种不合理的信念，因为对任何一件事情来说，都有可能发生比之更好的情形，没有任何一件事情是百分之百糟透了的。如果一个人沿着这条思路想下去，就可能把自己引向极端的不良情绪状态之中。

（3）合理情绪调节法的应用。理性情绪调节法认为，人们的情绪障碍由人们的不合理信念所造成，帮助求治者以合理的思维方式代替不合理的思维方式，以合理的信念代替不合理的信念，从而最大限度地减少不合理信念给情绪带来的不良影响，达到调节情绪的目的。在合理情绪调节过程中，与非理性的信念进行辩论是实现情绪改变的重要一环，并能获得良好的疗效。依据ABC理论所建立的合理情绪调节法可以用"ABCDE"五个英文字母作为其整体模型，即：A（Activating events）诱发性事件；B（Believes）由A引起的信念（对A的评价、信念等）；C（emotional and behavioral Consequences）情绪和行为的后果；D（Disputing irrational believes）与不合理的信念进行辩论；E（new emotive and behavioral Effects）通过调节达到新的情绪及行为的治疗效果。例如你遇到了一个熟人，你们擦肩而过时你跟他打了招呼，他却没有回应，这是事件A；如果你认为这是"他不搭理你、不和你说话了"，这是信念B；你会很生气，可能一段时间消极情绪都过不去，这是情绪C。但是你若换个想法，如"他可能正在想其他事情，没有注意到我"时，可能就不生气了，这是新的信念及达成的结果E，即从C达到E，中间有与不合理信念辩论的过程D。

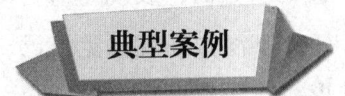

"ABCDE"模型应用

一、情景描述

一天,一位刚升级当妈妈的女士参加一个同学聚会,刚一进门,同学们就突然放声大笑起来。

二、案例分析

这个场景就是引发事件(A),由此可能引发她的种种想法(B):

——她们在取笑我?

——她们在背后非议我?

——我身上有什么不恰当的地方吗?

——她们有什么事背着我?

……

诱发的情绪:疑虑、郁闷、自责、气愤(C)。

冷静下来,认真思考一下刚才自己的感受,对事情的经过进行一定的分析与判断,发现自己的念头中有很多不合理的因素,对这种想法进行驳斥(D):

——他们都比较善良,不会取笑我。

——我很好,没有不妥当的地方。

——我进门时正赶上她们说笑话。

——也许她们在搞怪,一个特殊的欢迎礼,正好让我赶上了。

……

然后,不良情绪消失(E)。

2. 认知行为疗法

认知行为疗法是阿伦·贝克在合理情绪疗法的基础上提出的一种有结构、短程、认知取向的方法,主要针对抑郁症、焦虑症等心理疾病和不合理认知导致的心理问题。他认为改变功能失调的情绪与行为,最直接的方式就是改正不正确的功能及失调的思维。

(1)理论观点。认知调节法的基本理论观点认为,人的情绪来自人们对客观事情的信念、评价、解释等，而不是来自事情本身。例如，一个人一直认为自己不够好，连父母都不喜欢自己，因此做什么事都没有信心，很自卑，心情也很不好。治疗的方案就是帮助他重新构建认知结构，重新评价自己，重建对自己的信心，改变认为自己"不好"的认知。

（2）自动思维。遇到事件后的头脑里出现的想法称作自动思维，分为恰当的自动思维和不恰当的自动思维，不同的心理疾病有不同的自动思维。恐惧症患者常会认为外界或他人是危险的，是具有伤害性的，因此"他会伤害我"是恐惧症患者的自动思维。如一个孩子看到陌生人，脑子里自动跳出"他会伤害我"的想法，甚至脑海中还会呈现出被伤害的画面，这种想法会让他非常害怕，产生恐惧情绪。抑郁症患者大多对自己、对现在和未来都持消极态度，认为将来没有希望，因此"自己是失败者"是多数抑郁症患者的自动思维。焦虑症则对现实中的威胁持有偏见，面对问题，只强调不利因素，因而对没有发生的事情充满恐惧不安，"会有不好的事情发生"是焦虑者的自动思维。常见的自动思维有以下几种。

1）主观臆想。缺乏根据的主观想象，如某人因一件事情未做好，便推想所有的人都会因此看不起他。

2）一叶障目。只看细节或一时的表现就做出结论，如某学生在一次考试中有一题答不出，事后一心只想着未答的那道题，并感到这场考试全都失败了。

3）乱贴标签。即片面地把自己或别人公式化，例如妈妈因婴儿没有母乳这件事怪罪自己，并认为自己是个"坏母亲"。

4）绝对化思维。认为不白即黑，不好即坏，要求十全十美，例如某位大学生有一次考试未达到预定目标，便认为自己是个失败者。

（3）核心信念。核心信念是支持每个自动思维的核心部分，类似于世界观、人生观等，是人们指导和推动生活的动力。核心信念被人们认定是绝对的真理，认为事情本该如此。大多数人会维持比较正向的核心信念，如"我是有价值的"，那么在遇到问题时自动思维就是"我可以的""我能做好"等。负向核心信念大多数和早年的成长经历有关，有心理苦恼的人多有负向的核心信念，例如，如果一个人的核心信念是"我是没有能力的"，负向核心信念有关的某些信息，即使有积极的意义，他也倾向于做出消极解释，会持续相信和维护这一信念。

三、注意事项

1. 认知方法的有限性

认知方法可以有效解决照护对象一般的心理问题,也可以协助心理医生照护产后抑郁症、焦虑症等患者,帮助和监督他们完成家庭作业,但是,这一方法不是对所有心理与行为障碍者都有效果。

2. 处理好自动思维和核心信念的关系

不合理的认知方式或自动思维来源于其深层的核心信念。如果把心理活动比喻成一棵大树,那么核心信念就是树根,自动思维就是树叶。核心信念的形成与个人早年经历有关,一旦形成后,会潜移默化地影响人们的思维与行为。但是,由于这种影响太深,一般不会轻易被人们意识到,所以生活中经常会听到"当局者迷、旁观者清"的说法。健康照护师在照护过程中,要帮助照护对象处理好自动思维与核心信念的关系。

3. 改变自动思维,必须从改变核心信念入手

(1)认知行为治疗需要在具体事件中识别不合理认知,在具体事件中替代不合理认知,在具体事件中改变核心信念,所以具体事件很重要。

(2)不合理的认知是日积月累形成的,要改变它们也需要不断地、潜移默化地加以修正,所以认知行为法不是单纯地改变认知,而是在具体事件中去体会和修正认知。

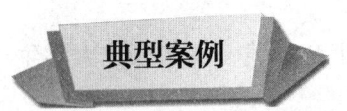

艾丽的产后抑郁症

一、情景描述

艾丽,女,32岁,工商管理类研究生毕业,某企业高管。5个多月前生子,生产后因月子餐及养育孩子的理念与婆婆发生冲突。现在母乳不足,孩子身体也比较弱。从孩子出生开始,艾丽就经常生闷气,感觉一切都变了,老公总是围着孩子转,与婆婆有冲突时不护着自己,孩子也总是哭闹,哄不住。艾丽心情低落,纠结不安,不想吃饭,不想带孩子,觉得自己很笨,什么事情都做不好,每天都想哭,晚上睡眠不好,很是痛苦,感觉自己活得很失败,甚至觉得死了更好。

二、案例分析

心理医生依据症状评估方法与SDS抑郁自评量表相结合进行评估,诊断为产后抑郁症。采取药物治疗和心理治疗。

运用认知行为疗法,重新构建艾丽的认知结构,恢复她对自己的信心,从而改变抑郁状态。每周心理医生为其做一次心理治疗,并布置相应的家庭作业。健康照护师需要协助心理医生和艾丽做好家庭作业。

在照护艾丽过程中,健康照护师应在医生治疗和艾丽自我探索的基础上,协助她完成以下三个方面的家庭作业:第一,协助她做好识别自动思维;第二,协助做好核心信念的真实性检验;第三,协助做好替代性思维(换个想法或换个角度)。

1.识别自动思维

协助艾丽完成表4-8。

表4-8 自动思维识别

情境(事件)	想法(自动思维)	情绪及轻重程度
导致不愉快情绪的真实事件	a.写下的自动化思维 b.为自动化思维的相信程度评分:0~100%	a.表明不愉快的情绪 b.为情绪的程度打分:0~100%
孩子一直哭闹,哄不住	a.我很笨 b.80%	郁闷90% 沮丧80%
老公回到家总是围着孩子转,没有以前关注我	a.他不爱我了 b.80%	郁闷80% 失落70%
……	……	……

2.真实性检验

认识并矫正消极的自动化思维,最有效的方法是检验支持和不支持某种错误假设的证据。艾丽生产后觉得老公不爱自己了,家人也围着孩子转,自己搞不定孩子,认为"自己笨""家人都看不起我",因而感到非常抑郁。实际上,她成功地做过很多事,研究生毕业,并曾经是企业经理。用下面的检查证据表来检验假设,这一过程不仅能帮助艾丽认识事实,还能让其发现自己对事物认识的歪曲和消极片面态度,见表4-9。

表4-9 检查证据

消极的自动化思维	支持的证据	反对的证据
老公不爱我了	老公回到家总是围着孩子转，没有以前关注我	他每天为我做爱吃的饭 他在帮我带孩子 他每天辅助我练瑜伽 ……
我真笨	我的孩子总是哭闹，哄不住	我很爱孩子 没有足够奶水不是我的错 研究生毕业，优秀的企业高管 ……
……	……	……

通过完成这一家庭作业，让照护对象认识到原来的信念是不符合实际的，并能自觉地加以改变。

3. 替代思维

替代思维就是用积极的思维替代消极的负面自动思维，健康照护师应协助照护对象完成"替代思维"这一家庭作业，具体做法见表4-10。

表4-10 替代思维

事件	自动思维	反应	替代思维	反应
孩子一直哭闹，哄不住	我真笨	郁闷、沮丧（程度）80%	奶水不够	郁闷、沮丧（程度）30%
老公围着孩子转，没有以前关注我	老公不喜欢我了	郁闷、失落（程度）80%	他在帮我带孩子，是减轻我的压力	郁闷、沮丧（程度）0
……	……	……	……	……

在这一过程中，健康照护师协助照护对象用积极自动思维代替消极自动思维，把"我很愚蠢"代替为"我会变得聪明些的"，把"我从不知道如何讲话"代替为"我能够思考并表述清楚"，把"我没希望了"代替为"只要努力，我会改变的"，把"我太软弱了"代替为"我会坚强起来的"。

当艾丽能自觉用积极自动思维代替消极思维，就代表艾丽重建了对自己的信心，从而改变抑郁状态。